Video-Atlas of VATS Pulmonary Sublobar Resections

电视胸腔镜亚肺叶切除术

技术图解与操作视频

原著 [西] Carlos Galvez　[西] Sergio Bolufer
[西] Santiago Figueroa　[西] Andrés Obeso
主译 王光锁　副主译 王　健

中国科学技术出版社
·北　京·

图书在版编目（CIP）数据

电视胸腔镜亚肺叶切除术：技术图解与操作视频 /（西）卡洛斯・加尔维斯 (Carlos Galvez) 等原著；王光锁主译 . -- 北京：中国科学技术出版社，2025. 10.
ISBN 978-7-5236-1300-9

Ⅰ. R655.3-64

中国国家版本馆 CIP 数据核字第 20255PQ238 号

著作权合同登记号：01-2024-6308

策划编辑 黄维佳 刘 阳
责任编辑 韩 放
装帧设计 佳木水轩
责任印制 徐 飞

出　　版 中国科学技术出版社
发　　行 中国科学技术出版社有限公司
地　　址 北京市海淀区中关村南大街 16 号
邮　　编 100081
发行电话 010-62173865
传　　真 010-62179148
网　　址 http://www.cspbooks.com.cn

开　　本 710mm × 1000mm 1/16
字　　数 258 千字
印　　张 17
版　　次 2025 年 10 月第 1 版
印　　次 2025 年 10 月第 1 次印刷
印　　刷 北京博海升彩色印刷有限公司
书　　号 ISBN 978-7-5236-1300-9/R・3466
定　　价 198.00 元

译者名单

主　译　王光锁

副主译　王　健

译　者　（以姓氏笔画为序）

丁光贵　丁培堃　万　军　王　健　文玉欣

任康奇　孙学峰　李志凯　李国锋　李泽遥

李慧敏　邱章文　陈　林　饶展鹏　洪英财

凌协安　黄同海　彭　彬

内容提要

本书引进自 Springer 出版社，是一部系统介绍电视胸腔镜亚肺叶切除术操作技巧的实用著作。书中各章均以某一肺段解剖学 3D 重建及其支气管镜解剖结构开篇，然后细致介绍执行该手术的主要步骤，并配合视频和照片说明。本书更侧重于手术技术，重点描述了每个单独的肺段切除术及各种组合操作技术，不仅介绍了成功开展亚肺叶切除术的各种技巧及关键提示，还通过视频对解剖变异的情况进行了具体说明。本书内容实用，重点突出，配套视频丰富，操作阐释简洁，对初学者和资深胸外科医生都适用，可为读者提供卓有成效的借鉴参考资料，帮助其学习及改进他们在亚肺叶切除术中的技术。

补充说明　书中参考文献条目众多，为方便读者查阅，已将本书参考文献更新至网络，此外本书还配有视频，读者可通过扫码关注出版社“焦点医学”官方微信，后台回复“9787523613009”，即可获取参考文献下载及视频在线观看链接。

主译及副主译简介

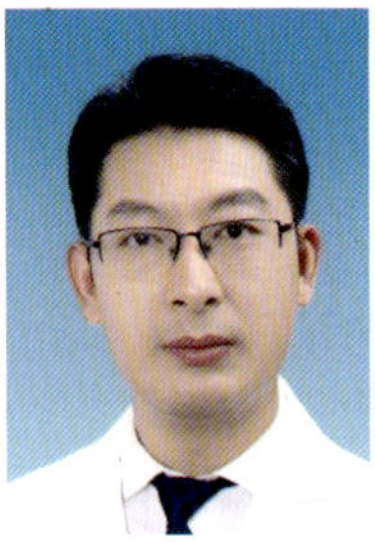

主译　王光锁

外科学博士，暨南大学、南方科技大学教授，博士研究生导师、博士后合作导师，哈佛大学医学院访问学者。深圳市人民医院副院长、胸外科主任，深圳市呼吸疾病研究所副所长，广东省人工智能辅助治疗基地主任，广东省胸外科质控中心副主任，深圳市保健会诊专家，深圳市医学重点学科、广东省临床重点专科、广东省高水平医院登峰科室学科带头人。主持海外高层次人才孔雀计划项目、省自然科学基金项目等省部级课题 9 项，学术成果在 *Molecular Cancer* 等权威期刊上发表。主编或参编中英文专著 8 部，以第一作者或通讯作者身份发表 SCI 论文 30 余篇。

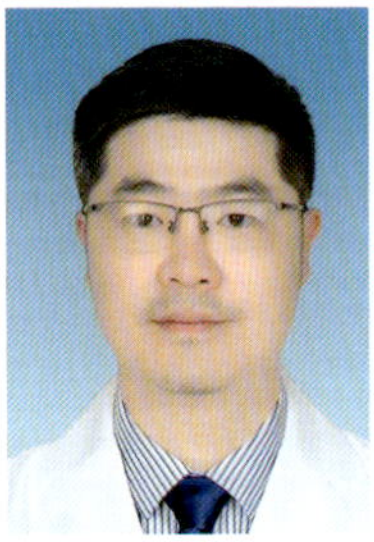

副主译　王　健

胸心外科学博士，暨南大学副教授，深圳市人民医院胸外科主任医师、胸外科教学主任、医疗组组长，重点学科介入微创治疗亚专科负责人。从事胸外科临床工作 20 年余，多次赴国内外顶级医院交流学习，积累了丰富的临床经验，并掌握胸外科医疗技术最新发展动态。擅长肺部各类小结节及肺癌、食管癌、纵隔肿瘤、胸壁肿瘤等各类胸部疾病的微创治疗，肺隔离症、胸部畸形、气胸、肺大疱、手汗症等胸部良性疾病的微创手术，晚期胸部肿瘤的个体化综合治疗。参与国自然面上项目 1 项，主持广东省科技计划研究项目 1 项，参加注册临床研究（GCP）多项。以第一作者或通讯作者身份发表 SCI 论文 10 余篇。

原书序

很荣幸为这部 *Video-Atlas of VATS Pulmonary Sublobar Resections* 作序，Galvez 博士、Bolufer 博士、Figueroa 博士和 Obeso 博士担任本书的主编。

值得庆幸的是，在过去几年，确诊或疑似肺癌的患者可以更早获得胸外科医生的帮助。这意味着确诊时肿瘤平均尺寸更小，肺叶切除术可能不再是必需的。在日本开展的一项Ⅲ期随机试验比较了在<2cm 的 N_0 期肿瘤中施行肺叶切除术与肺段切除术的情况，其结果显示，后者在存活率和术后并发症方面并不逊色于前者，但同时观察到更多的漏气病例 [1]。外科手术技术对手术结局至关重要，因此本书探讨了所有亚肺叶切除术的不同技术，包括肺段切除术的一些特殊组合。本书内容组织有序，有助于快速查阅手术流程。

我熟知四位主编是西班牙胸外科领域的标杆人物，他们都是资深且正当壮年的胸外科医生。他们在亚肺叶切除术领域经验丰富，这些经验已在多个西班牙国家和国际会议上展示。他们利用高清多媒体工具，将特定手术中专业知识的精华部分汇聚于视频、图集之中。这不仅适合初学者参阅学习，也适合高级别外科医生借鉴参考。

本书介绍了每个肺段的解剖 3D 重建与影像学相关性、支气管镜解剖结构、手术步骤，以及各类肺段切除术及其变化的提示与技巧。

本书可作为胸外科医生的实用多媒体参考书。我相信您会喜欢！

Laureano Molins

Thoracic Surgery

Barcelona, Spain

参考文献

[1] Suzuki K, Saji H, Aokage K, Watanabe SI, Okada M, Mizusawa J, Nakajima R, Tsuboi M, Nakamura S, Nakamura K, Mitsudomi T, Asamura H; West Japan Oncology Group, Japan Clinical Oncology Group. Comparison of pulmonary segmentectomy and lobectomy: safety results of a randomized trial. J Thorac Cardiovasc Surg. 2019;158:895-907.

译者前言

在医学技术日新月异的今天，微创手术以其创伤小、恢复快、并发症少的优势，正逐步成为外科手术领域的主流趋势。其中，电视胸腔镜技术作为微创外科的杰出代表技术，尤其在肺部手术领域展现出了非凡的潜力和广阔的应用前景。鉴于此，我们深感有必要将国际前沿的电视胸腔镜亚肺叶切除术的先进理念与技术，系统地引介给国内广大胸外科医生及医学同仁，以推动我国胸外科微创手术技术的整体进步。

有幸获得 Springer 出版社的授权，引进并翻译了这部有关电视胸腔镜亚肺叶切除术操作技巧的权威著作。本书不仅是一部详尽的技术指南，也是胸外科医生们提升手术技艺、探索手术边界的宝贵资源。本书的独特之处在于其结构的严谨与内容的丰富。每一章均始于特定肺段的解剖 3D 重建及其支气管镜解剖结构的深入剖析，这种直观且精准的方式，为读者构建了一个清晰、立体的手术视野。随后，通过细致入微的步骤描述，配合精心挑选的高清视频与照片，力求将复杂的手术过程化繁为简，让读者仿佛置身于手术台前，亲身体验每一个关键操作环节。值得一提的是，本书不仅详尽阐述了各个单独肺段切除术的操作细节，还深入探讨了多种组合操作技术的可能性与技巧，满足了不同病情、不同手术需求下的实践需求。同时，对于手术中可能遇到的解剖变异情况，本书通过视频形式进行了直观展示和详细解说，帮助读者在遇到复杂情况时能够迅速做出判断并采取相应的措施。

值此付梓之际，我们衷心感谢所有参与本书翻译、审校及出版的工作人员所付出的辛勤努力。愿本书能够成为广大胸外科医生案头的必备参考书，为他们在探索医学高峰的征途中提供有力的支持与帮助。

深圳市人民医院副院长、胸外科主任
深圳市呼吸疾病研究所副所长

目　录

第一篇　一般注意事项与技术方面

第二篇　右肺亚肺叶切除术

第三篇　左肺亚肺叶切除术

第一篇
一般注意事项与技术方面
General Considerations and Technical Aspects

第 1 章　亚肺叶切除治疗非小细胞肺癌的适应证

Indications for Sublobar Resection in the Treatment of Non-Small Cell Lung Cancer (NSCLC)

Ulas Kumbasar　Frank C. Detterbeck　著

根据肺癌研究组织（Lung Cancer Study Group，LCSG）在 20 世纪 80 年代进行的随机对照实验，传统观点认为肺叶切除是治疗 I 期非小细胞肺癌（non-small cell lung cancer，NSCLC）的金标准[1]。然而，发展至今，情况已发生了许多新的变化。CT 筛查使得许多惰性表现的早期肿瘤被检测出来；越来越多伴有并发症的老年人被诊断出早期肺癌。肺叶切除用于治疗早期肺癌这一长期遵照的准则愈发受到质疑。

本章讨论的重点聚焦于楔形或肺段切除是否能替代肺叶切除治疗 I 期 NSCLC。其他治疗方式如立体定向放疗或热消融不在此讨论。亚肺叶切除可以初步分为选择性的（如患者可采取任何切除方式只要肿瘤特征适合行亚肺叶切除）或姑息性的（如采取肺叶切除有高风险的患者）。尽管这种分类标准不是很明确，但为医生提供了一个有用的思路。

针对选择性亚肺叶切除主要考虑的是长期预后是否相似、短期预后是否影响较小（如围术期并发症率和死亡率、生活质量、肺功能）。针对一般情况较差的患者采取妥协性切除，如果短期预后有较大获益那么尽管会损害远期预后仍是可以接受的。然而，切除范围的选择需要平衡好每一位患者潜在的收益和损害。

一、选择性亚肺叶切除

（一）短期和中期预后

一些大型的随机对照试验证实了在健康人群中肺叶切除和亚肺叶切除的并

发症率和死亡率并无差异[1-4]。一些非随机对照研究报道了亚肺叶切除死亡率略低但差异很小，无统计学差异[5-10]。在健康人群中，肺叶切除术和亚肺叶切除术之间的大型随机对照试验的并发症率也相似[2-4]。非随机对照研究显示肺叶切除较亚肺叶切除≥3 级并发症率略高，但临床意义不大[5, 6, 11]。

生活质量（quality of life，QOL）研究证实开胸手术与 QOL 短期损害临床高度相关，这种情况在相当一部分患者中得到改善但仍长期持续[5]。电视胸腔镜手术（video-assisted thoracic surgery，VATS）可以减少术后短期 QOL 损害并在数个月后完全缓解[5]。由于 VATS 和开胸手术对照混淆因素影响，亚肺叶切除是否有 QOL 获益仍不清楚[4, 12, 13]。VATS 对比开胸手术，可显著减少疼痛并能更快更完全的康复，而在亚肺叶和肺叶之间对比，这种差异并不显著[5]。

在健康人群中对比肺段切除和亚肺叶切除术后≥6 个月肺功能检测结果有轻微差异。在主要涉及单段切除对比亚肺叶切除的研究中，FEV_1 的差异为 7%，而在其他涉及多个肺段切除（如左肺上叶固有段或舌段切除对比肺叶切除），差异为 4%。有限的数据表明楔形切除 FEV_1 几乎没有损失（如在保护肺功能方面楔形切除较肺叶切除相对有优势）[5]。

（二）磨玻璃结节的长期预后

越来越多的以磨玻璃成分为主的肺癌被检测到并且其表现更惰性。这便提出了一个问题，针对这种肺癌，更小的干预是否合适？

薄层 CT（约 1mm 层厚）检查是评估磨玻璃结节（ground glass nodule，GGN）的必要方法。磨玻璃征是指一块密度增加的模糊区域但是并不掩盖正常的肺纹理结构。实性成分在肺窗上会掩盖正常的肺纹理，实性成分与肿瘤大小比率（consolidation to tumor ratio，CTR）用于描述实变的程度。这需要与薄层 CT 纵隔窗上观察到的实性区域进行区分。

一些研究也有所涉及何时对磨玻璃结节进行干预是一个重要问题[14]。临床和基因数据显示磨玻璃结节分为多种不同类型。约 2/3 的磨玻璃结节 5～10 年内无任何进展，对于已证实为肺癌并伴有其他磨玻璃结节的患者也是如此[14, 15]。与“传统的”（实性、毛刺状）肺癌相比，那些有进展的肺癌表现出更多的惰性行为，这与观察结果一致，即 GGN 与导致侵袭性癌症的“传统的”肺癌遗传途径不同[16]。前瞻性试验表明，等待实性成分（≥2mm，纵隔窗）或实变区域（≥6mm，肺窗）的发展或生长是安全的，并不会增加肿瘤进展风险或损害可治疗性。需要进行干预的磨玻璃结节患者＜10%[14, 17, 18]。

如果患者切除 GGN 是合适的，那么肺段切除是肺叶切除合理地替代方案。根据 JCOG0802 随机临床对照试验发布的结果[19]，共纳入 1106 例 cⅠ$A_{1\sim2}$ 期肺癌患者，CTR＞0.25（中位实性成分直径 12.5mm，51%CTR=1）。肺段切除术的 5 年无复发生存率（recurrence-free survival，RFS）为 88%，肺叶切除术为 87.9%（HR=0.998；95%CI 0.753～1.323）。奇怪的是，尽管肺段切除术的局部复发率（10.5% vs. 5.4%，P=0.0018）高于肺叶切除术（中位随访 7.3 年），但 OS 分别为 94% 和 91%（P=0.008）[19]。一些非随机研究比较（non-randomized comparison，NRC）对混杂因素进行了调整，报告了相似结果[20-27]。长期预后的其他重要证据应很快会从一项单臂前瞻性研究（JCOG1211）中获得，该研究对≤3cm 且 CTR 为 0.25～0.5，以及较大直径（2～3cm）磨玻璃为主的肿瘤进行肺段切除术。

支持楔形切除的证据较少。JCOG0804 是一项Ⅱ期研究，主要纳入楔形切除（或肺段切除）治疗小的、大部分是磨玻璃的肿瘤（≤2cm，CTR≤0.25），发现 5 年 RFS 为 99.7%[28]。更早的一项主要是以楔形切除治疗相同标准肿瘤的前瞻性研究，也证明 5 年的优良结果，但是，10 年随访切缘复发占 19%[29]。

（三）小的实性结节（≤2cm）的长期预后

最近发布了一项关于 pIA1、2 期非小细胞肺癌（CALGB，2007—2017 年，n=697）[30] 行亚肺叶切除（58% 楔形）与肺叶切除的随机对照研究。术中需要确认 pN_0 状态并要求切缘≥2cm。亚肺叶切除对比肺叶切除在总生存期（5 年，80% vs. 79%）、肺癌累积死亡率或复发率（5 年，25% vs. 26%）都是近似的。该研究的细节（如切缘、节点的评估）目前尚未发表。据推测，这些肿瘤大部分都是实性的。

如何解释和应用 CALGB 试验的结果仍在探讨中，目前还没有相关的参考出版物。显然，它为支持运用更多地亚肺叶切除提供了数据。虽然 JCOG 的试验结果与其他涉及磨玻璃肿瘤的研究基本一致，但 CALGB 的研究提出了一些需要理解的潜在不一致。CALGB 研究与早期的 LCSG RCT[1] 并不一致。更令人惊讶的是，CALGB 研究比 LCSG 研究纳入了更多的楔形切除。一种可能的解释是，CALGB 的研究涉及了更小的肿瘤，而增加使用 CT 会检测出更大比例的侵袭性较低的肿瘤。初看，JCOG 和 CALGB 的研究均支持亚肺叶切除，但 CALGB 研究中较高的复发率和癌症死亡率使人们对其结果是否能一致看待感到不确定。这是否意味着亚肺叶切除术可以被广泛应用，或者我们需要仔细了解其结果适用于哪些肿瘤？在实际应用中，实现 N_1 和 N_2 淋巴结清扫与术中确认 N_0 状态是比较困难的，其结果可推广到现实世界吗？所有的随机对照试验（LCSG、JCOG、CALGB）都表明在有限切除的情况下，至少会导致更多的局部复发的趋势，但是为何 OS/RFS 没有反映出来（挽救性切除术仅在少数患者中可行）？

（四）选择性亚肺叶切除的决策制订

总之，有大量证据支持对主要以磨玻璃结节为主要成分的肺癌使用亚肺叶切除（前提是认为有必要进行干预）。这包括来自随机对照试验的数据。对于磨玻璃型肺癌行楔形切除是否充分，仍存在一些问题。

然而，亚肺叶切除术在围术期的发病率和死亡率方面几乎没有什么优势。单肺段切除在保留肺功能方面可能有少量的临床获益。QOL 似乎不太可能（虽然没有得到充分的研究）受到切除范围的影响；相比之下，VATS 比开胸手术有明显的 QOL 获益。

因此，肺段切除术对于磨玻璃型肺癌，似乎是一种合理的选择。重要的是，可以实现完整的切除，肺段切除术不需要从 VATS 改为开胸入路。有学者质疑可能会损害长期预后（如切缘不足）或短中期的劣势（如漏气时间延迟、中转开胸），因而建议放弃肺段切除而选择肺叶切除。磨玻璃型肺癌行楔形切除术的支持率不高，然而，在某些情况下其可能是合适的，如多灶性磨玻璃腺癌肺组织的保存。

对于≤2cm 的实性肿瘤，新的数据表明在特殊情况下考虑亚肺叶切除可能是合理的。例如，肿瘤位于外周并有足够的切缘；术中需要广泛的淋巴结清扫和确认 N_0 状态。如果不能满足这些标准，应转做肺叶切除，因为在这一类肿瘤中亚肺叶切除术的短期获益少，且 5 年复发率和肺癌死亡率为 25%。

二、妥协性亚肺叶切除

妥协性亚肺叶切除术本质上涉及一种权衡，即接受一定程度的长期生存率，以获得短期利益。很难确定一个涉及多个相关因素的判断标准。但还是需要一个思路框架来指导决策。

（一）老年患者

1. 短至中期结果

围术期的发病率和死亡率随年龄的增长而增加。然而，老年患者行亚肺叶切除术的获益是有限的。如前所述，在涉及一般患者的随机对照试验中，我们发现亚肺叶切除术和肺叶切除术之间的发病率和死亡率没有差异。CALGB RCT 的子集结果显示≥70 岁患者行亚肺叶切除没有获益[2]。在一个调整后的非随机对照试验中，Strokes 等研究发现，随着年龄的增长，90 天死亡率略有增加，但亚肺叶切除术和肺叶切除术之间的差异不大（差异分别为 0.2%、1%、0.7% 和 2.2%，分别对应 66—70 岁、71—75 岁、76—80 岁、≥81 岁的患者，其临床意义微弱）[7]。

在发病率方面，老年患者的多数并发症率都是较小的（如房颤、低血压、尿路感染和伤口感染）。严重的并发症率为 10%～15%，除少数特殊并发症外，亚肺叶切除术和肺叶切除术之间几乎没有区别[2]。

因此，现有证据表明，老年患者亚肺叶切除术相较肺叶切除术围术期并无明显获益。然而，有很多数据表明，VATS 与开胸术相比有明显优势，其在老年患者中获益更多[20, 31, 32]。因此有能力使用 VATS 切除远比切除范围重要。

一般而言，接受亚肺叶切除术与肺叶切除术的患者的疼痛和 QOL 相似[5]；无老年患者的具体数据。同样，有证据表明，在老年患者中，VATS 有优于开胸术的益处并具有临床意义[20]，这使得该入路比切除范围更重要。

2. 长期结果

目前还没有关于老年患者切除范围的影响的 RCT 数据。调整后的 NRC 一致显示肺叶切除术后临床相关的总生存率和肺癌特异性生存率（5%～10%）更优[10, 20, 33]。这些 NRC 并未提示肺叶切除术比亚肺叶切除术的优势与有限切除术的类型、特殊年龄组或较低肿瘤分期有关。在一个 NRC 中，采样≥9 个淋巴结的患者亚组中（原始样本的 5%），亚肺叶切除术（主要是楔形）后未出现较低的生存率[34]。然而，其他探索了淋巴结切除范围的研究认为亚肺叶切除较肺叶切除的生存率更差。总之，大量数据显示，在老年患者中，肺段切除术与肺叶切除术有临床相关的长期生存受损，而这种损害并没有因年龄、肿瘤分期、亚肺叶切除类型或淋巴结评估程度而明显减少。

（二）肺储备受限的患者

1. 短至中期结果

尽管肺储备下降的患者术后短期并发症率和死亡率增加，但报告的结果（选择做切除手术的患者）是可以接受的。此外，VATS 还显著改善了肺储备减少的影响[35-39]。对于严重肺损害患者（以下标准被列为手术切除的禁忌证），VATS 肺叶切除术 30 天死亡率为 2%～3%，开胸肺叶切除术死亡率为 3%～8%[20]。肺功能受损患者 VATS 肺叶切除术后肺并发症发生率为 10%～20%，开胸手术为 20%～40%[20]。有限的数据表明，肺段切除术与肺叶切除术之间的短期结果差异不大[20]。

在肺储备严重受限的患者中，各种切除术式（包括肺叶切除术）对 FEV_1 的影响减弱，而在相当大比例的患者中，FEV_1 没有变化，甚至得到改善[20]。考虑到这种不确定性和有限的数据，尚不清楚亚肺叶切除术是否比肺叶切除术有肺功能获益。有限的数据表明，对于肺储备有限的患者，对手术后长期 QOL 的平均影响很小，即一些患者变得更好，一些变得更差，还有许多患者 QOL 没有变化[20]。尚未证实更小的切除范围比肺叶切除有 QOL 获益，其数据有限[20]。

2. 长期结果

肺功能储备受损的患者术后长期生存率与复发率和切除范围的关系，由于混杂因素，尚未解释清楚[20]。未经调整的数据显示肺段 / 楔形切除与肺叶切除术没有明显差异[20]。

在身体状况受限的患者中，谨慎的选择手术术式至关重要，但标准尚不明确。尽管肺功能测试有限，但这些患者仍可以获得良好的短期预后和长期预后，但他们可能在其他方面相对较为强健[20]。

（三）妥协性亚肺叶切除术的决策

对于身体不那么健壮的患者，需要注意降低急性围术期的发病率和死亡率。然而，在老年患者和那些肺功能储备有限的患者中，报告结果显示发病率和死亡率是可接受的。亚肺叶切除术并无获益，VATS 较开胸术则有明显获益。因为这些患者是通过筛选的，如果临床判断他们是合适的手术候选人，无论患者年龄增长或肺功能严重受限，都能完成切除手术。支持亚肺叶切除术的论点非常薄弱，即对围术期并发症的担忧使得医生更倾向非手术治疗而不是亚肺叶切除术。同样，支持亚肺叶切除术可获得更好的中期 QOL 和肺功能的数据也较弱。

对于老年患者，肺叶切除术较亚肺叶切除术长期结果更好。这在肺储备有限的患者中不太清楚，因为数据有限、混杂因素，但似乎并无差异。这可能表明，更大的竞争性死因在逻辑上减少了肺叶切除术与亚肺叶切除术之间的任何潜在差异的影响。从这种观点看来，老年患者通常有合理的预期寿命，而严重的并发症更有可能潜在缩短寿命。

三、技术问题

（一）解剖位置

楔形切除术通常适用于肺外 1/3 的肿瘤。当肿瘤位于中央或靠近肺段间边界时，即便进行肺段切除术有时也很难获得足够的切缘。然而，没有研究评估

NSCLC 的长期预后与其解剖位置的相关性。对单个患者的切除范围进行规划时，必须考虑到最终出现切缘不足或需要转行肺叶切除术的可能性。

一个基于 CT 的模拟模型估计，25%～33% 的 1～2cm 肿瘤可以接受肺段切除（定义为切缘距离肺段间平面≥2cm；如果包括双肺段切除术，则增加到约 50%）[40]。

（二）切缘

有证据表明，亚肺叶切除术保证切缘距离非常重要，尽管数据存在一些差异（可能是由于其他混杂因素）。研究表明，拐点约为 1cm，切缘距离＜1cm 约有 25% 的局部复发率，而＞1cm 的复发率约为 10%[5, 41–46]。其他研究也有相似的结论，切缘距离与肿瘤直径比值（M/T）＜1 的局部复发率约为 20%，≥1 的复发率约为 10%[5, 47–53]。切缘距离似乎对磨玻璃型肺癌的影响不大[43, 46]。

（三）气腔播散（STAS）

“气腔播散”（spread through air space，STAS）指的是显微镜观察到的肺癌病灶附近的肿瘤细胞（平均距离为 1～1.5mm）[54–57]。STAS 与多种不良预后因素相关；STAS 是否是一个独立的不良预后因素尚未明确[57, 58]。在许多研究中，STAS 预示着更差的 RFS 和更高的复发率[46, 54–56, 59–65]。亚肺叶切除术和肺叶切除术后都是如此，但肺叶切除术的研究较少，在一些调整一些混杂因素后的研究中，肺叶切除术患者的统计学差异未能保持[5]。

一项研究[53]在广泛调整混杂因素后发现，STAS 阴性患者行肺叶切除术和亚肺叶切除术的累积复发率（cumulative incidence of recurrence，CIR）没有显著差异，而在阳性患者中，亚肺叶切除术比肺叶切除术有更高的复发风险（5 年 CIR，39% vs. 16%；$P<0.001$）。然而，目前尚不清楚在发现 STAS 时转为肺叶切除术是否可以减轻 STAS 的负面影响，可用的间接数据显示了不一致的结果[53, 65–67]。

四、结语

大量证据表明，cⅠA 磨玻璃型肺癌患者的肺段切除术与肺叶切除术后的长期生存率相当。虽然短期发病率和死亡率没有差异，但当单个肺段切除时，肺功能检查有轻微的临床相关获益。

亚肺叶切除术对 cⅠ≤2cm 肿瘤的作用正在被发掘。术中需要通过 N_1 和 N_2 淋巴结清扫仔细确定 N_0 状态。这究竟适用于哪些肿瘤尚不清楚，但最近的随机对照试验数据表明，肺段切除术是肺叶切除术的一种可替代方法。相反的，较小的切除范围似乎并无短、中期获益。

妥协性亚肺叶切除术本质上包括权衡、判断和仔细选择。报告的数据表明，肺段切除术的短期好处普遍被高估。证据不支持老年患者行肺段切除术，即与肺叶切除术相比，短期获益少，长期生存率降低。在极端年龄（80—90 岁）时，这一点可能不那么清楚。

对于潜在限制生命的严重并发症患者，肺叶切除术的获益较少。证据没有明确表明肺段切除术比肺叶切除术的围术期并发症低；然而，也没有证据表明长期预后有所下降。对围术期风险的担忧表明非手术治疗比亚肺叶切除术更值得考虑。

还需要考虑其他因素。对于实性肿瘤，有证据表明切缘＜1cm 或 M/T＜1 与更高的复发风险显著相关。STAS 的存在是否会影响肺段切除术和肺叶切除术的选择尚不清楚。特别是对于年龄较大或肺储备有限的患者，VATS 比开胸手术有明显获益。最后，肺叶切除术和多节段切除术（如 LUL 固有段）之间可能几乎没有区别；间接数据表明，短期、中期或长期的结果与肺叶切除术相比，既没优点，也没缺点。

毫无疑问，随着越来越多的较小的磨玻璃型肺癌被诊断出，肺段切除术的优势正在增加。我们需要接受这一事实，手术技术很重要。然而，我们需要依据临床证据适当地应用。临床判断是至关重要的，但必须综合考虑到现有的证据及对具体患者和肿瘤的评估。

关键信息

1. 现有证据表明，磨玻璃为主型肺癌肺段切除术与肺叶切除术后的长期预后相似。
2. 健康患者，肺段切除术和肺叶切除术后的围术期发病率和死亡率相同。
3. 在健康患者中，如果广泛的淋巴结清扫符合 N_0 状态，对于≤2cm 的实性肿瘤，亚肺叶切除是一种合理的选择。
4. 在老年患者中，证据大多表明，与肺叶切除术相比，肺段切除术后的短期发病率 / 死亡率差异很小，但长期预后有所下降。
5. 在仔细选择的严重并发症患者中，亚肺叶切除术与肺叶切除术的短期和长期预后没有明显差异。缺乏普遍适用的选择标准，仔细关注围术期过程是很重要的，但一个简单的手术（楔形或肺叶切除术）可能比一个更复杂的肺段切除术更有利。采用 VATS（vs. 开胸手术）的方法尤其重要。
6. 有证据表明，对于实性肿瘤，切缘＜1cm 或 M/T＜1 与复发风险升高显著相关。
7. 现有的数据还不确定更大范围的切除（如肺叶切除）是否可以改善 STAS 的负面预后影响。

第 2 章　解剖和影像对应关系*

Anatomical and Radiological Correlation

Juan Arenas-Jiménez　著

安全、合适地完成亚肺叶切除的必要前提是熟悉肺部解剖。与解剖性肺叶切除相比，亚肺叶切除术对外科医生来说有两个挑战：其一，病变通常很小，因此不能在手术中触摸到，必须在充分掌握解剖知识的基础上合理规划手术入路和切缘距离；其二，肺段水平的解剖变异是常见的，最重要的是，肺段之间的解剖边界经常不确定，外科医生必须在手术过程中辨别、确定并建立边界 [1, 2]。

在这个视频图集的其他章中，您可以发现几种方法和讨论如何在手术中建立肺段间平面。在本章中，我们将回顾肺的支气管血管解剖和肺段水平上最常见的变异。此前一篇报告分析了 320 例患者的 85 种左肺动脉解剖变异类型，而其仅是针对叶间部分的动脉 [3]。因此，尽管一些解剖模式和变异重复，但我们必须考虑到个体的解剖结构可能是独特的，术前评估必须包括肺的解剖分析，以更好的规划手术，避免手术并发症。

一、术前影像学技术

计算机断层扫描（computed tomography，CT）可用于明确肺解剖结构。最先进的技术允许在几秒内对整个胸部进行 CT 检查，避免偶然出现的干扰评估的呼吸伪影。由于肺的主要成分是空气，在大多数 CT 窗范围内表现为黑色，它作为一种“自然”对比，便于观察密度更高的结构，即使不需要注射静脉对比剂 [4]，仍能观察到如血管、支气管壁和组织病理改变。虽然在没有静脉对比剂的情况下也能辨认血管，但通过外周静脉注射碘对比剂可以更好地区分血管，主要是

*. 本章配有视频，可根据文前“补充说明”获取观看链接。

在各个结构较为密集的肺门区域，精确区分边界。

为了获得最佳的 CT 影像，需要注意以下一些方面。

1. 如前所述，患者在扫描过程中充分配合，保持深吸气，避免呼吸伪影。

2. 减少扫描厚度，尽管没有明确规定，根据我们的经验，1～2mm 是比较合适的，对于最终图像，应允许重建切片之间的一些重叠从而获得足够的多平面成像。

3. 碘对比剂注射和延迟扫描时间影响对血管的观察。注射速率越高，血管内的密度就越高，从而使 3D 重建技术能够更好地自动检测和勾画血管结构。一种方法用于右上叶血管有局限性，因其内侧可能被更密集的上腔静脉伪影所掩盖[5]。另一种选择是使用延迟扫描，以避免这些伪影，同时仍然保持肺血管解剖显像。这些延迟的图像是否适合使用软件进行充分的 3D 重建，这取决于软件的能力。

信息学及医学影像分析的发展，创造了可以彩色 3D 重建肺段不同结构（肺、支气管、动脉和静脉）的工具，给外科医生术前提供了详细的解剖信息（图 2-1 和图 2-2）。有各种各样的软件工具，包括那些在工作站运行由 CT 扫描仪制造商设计的或内部设计的[6]3D 重建软件，如免费开源的 OsiriX 软件[7,8]、美国和欧洲官方认证的医疗设备，通过 FDA 和 CE 批准标记。本书不对每种工具的优缺点进行讨论。这些软件都需要运用 DICOM 格式文件（“医学数字成像和通讯”），作为医学影像信息沟通和管理的标准。当然，在不久的将来，应该开发更加便利的软件，可以一键式甚至自动分割重建目标解剖结构和整个肺部[9]，或许能广泛使用已经运用在其他身体部位的导航系统[10]、成像系统扮演帮助外科医生安全和高效完成手术的核心角色[11]。

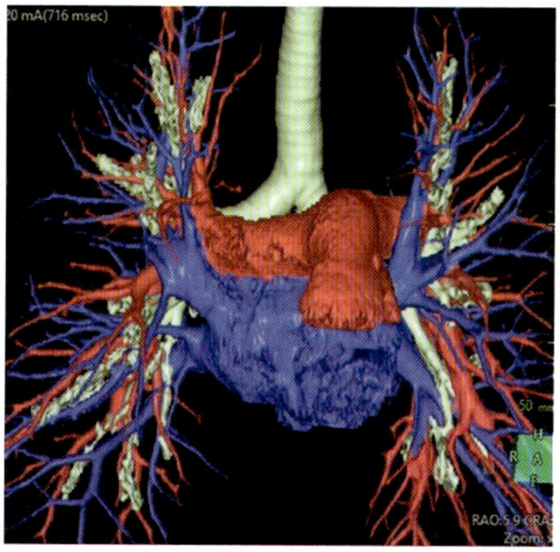

▲ **图 2-1** 自动 **3D** 重建，显示有不同颜色标记的支气管、动脉和静脉

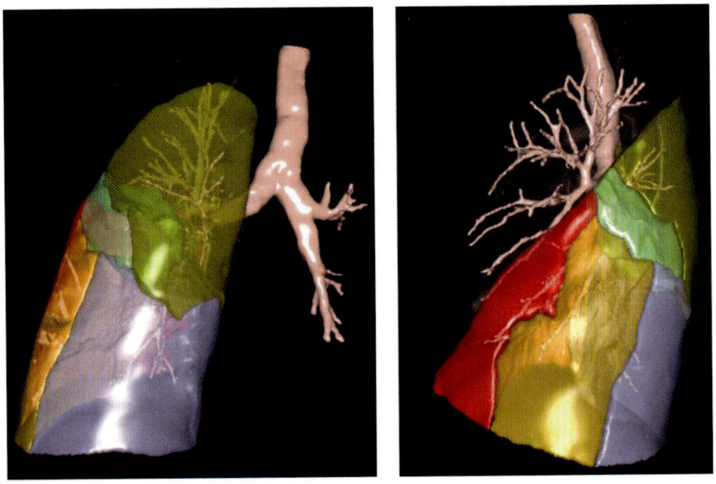

▲ 图 2-2 使用软件由 CT 影像创建左肺肺段解剖结构，在左下叶的第 6 段下方可见一个星段

二、了解 CT 上的肺段解剖

即使使用 3D 重建，肺段解剖的理解和识别也依赖于薄层 CT 上对每个节段的主要解剖标志的辨认。一项比较 3D 重建与薄层多平面重建（multi planar recon straction，MPR）的研究发现，MPR 对评估右上叶较小分支的贡献更大 [12]。根据我们的经验，使用 5～10mm 最大强度投影图像的 MPR 可以在轴向或其他目标方向辨认血管结构。

虽然有各种各样的形态，我们可以把肺段大致看作是肺的一个锥体状的部分，在其顶端有支气管和动脉结构。

对于边界的划分，第一步是通过向各个层面上下滚动观察轴，识别不同的支气管结构。这样我们可以很容易地识别出支气管异常分支。

动脉比支气管拥有更复杂的分支模式，通常一个肺段有多个动脉分支，可以通过追溯相关的主要动脉起源来识别，位置通常靠近伴行的支气管 [13]。

虽然静脉解剖学上更复杂，但它们是识别肺段边界的关键，所以必须辨别打算切除的肺段的静脉和被保留的相邻肺段的静脉 [2, 14-16]。有肺段内和肺段间静脉，后者是进行肺段切除的重要标志 [2]，有时作为解剖平面到达肺门，方便施行肺段切除术 [17]。对于动脉，可以从连续的轴向 CT 图像上由肺静脉向外跟踪识别。在视频 2-1 中，可以看到已划分好肺段的完整 CT。

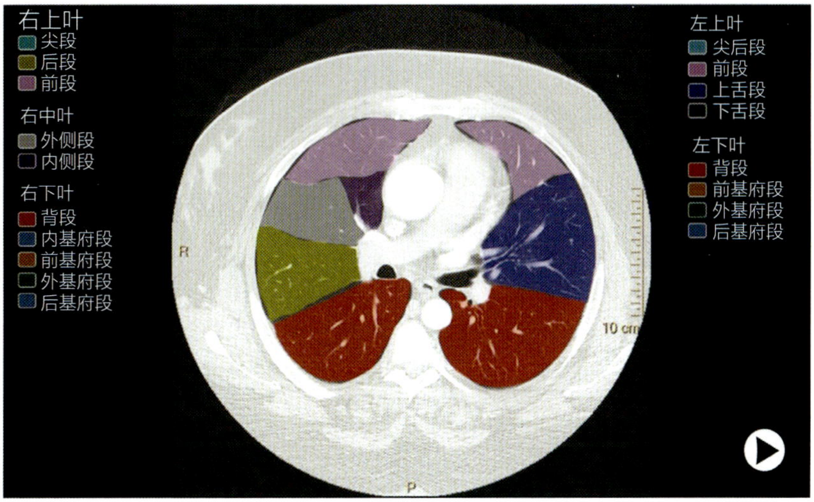

▲ 视频 2-1 胸部 CT 肺窗的连续图像展示了用颜色区分的肺段
（▶ https://doi.org/10.1007/978-3-031-14455-4aa）

三、肺叶分段解剖

在采用肺段解剖的分类方案之前，术者必须意识到，支气管肺段的分类和命名在其历史文献中存在差异和争议[14, 18–20]。这是由于一些肺段的大小变化（如左下叶内侧段经常缺如或体积小），经常出现的共同分支（如左上叶的尖后段），以及在支气管造影、支气管镜检查和手术时不同的解剖视角，导致把左上叶前段当作第 2 段（B^2），而不是后段（后者称为 B^3）[18]。现今后一种混淆仍然存在，我们发现最近出版的专著或影像学出版物仍使用这种命名[21]，尽管大部分外科医生都认为 B^2 和 B^3 分别是后支和前支。这在治疗带有其他机构医疗报告的患者时很重要，因为其命名方式可能不同。在本人看来，应当避免对上叶的前后段进行编号；相反，建议使用描述来防止错误。在这个视频中，后段和尖后段分别为 B^2 和 B^{1+2}，以及前段命名为 B^3。

正常情况下，右肺有 3 个肺叶，左肺有 2 个肺叶。斜裂将左肺分为上叶、下叶，右肺分为上叶、中叶和下叶，右肺水平裂分隔了上叶和中叶。这些肺裂被上部表面延伸过来的脏胸膜所覆盖并在肺门处返折。然而，约 1/3 的右斜裂，1/5 的左斜裂和 62%～74% 的水平裂是发育不完全的[22, 23]。附属裂主要在内基底段和前基底段之间观察到（下附属裂，图 2-3），分隔第 6 段和第 10 段（上附属裂），分隔舌段和固有段（水平附属裂）[21–23]。

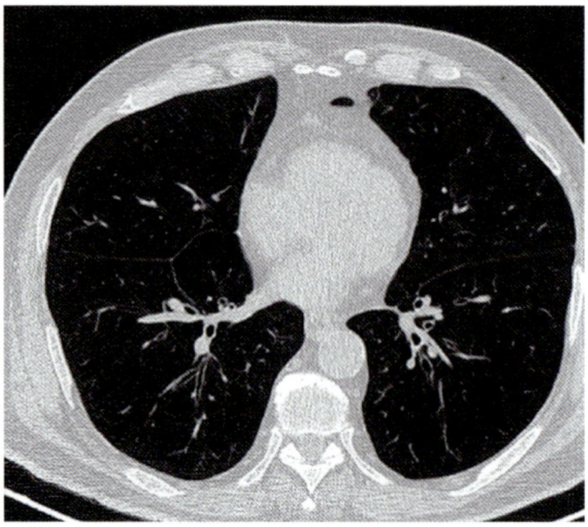

▲ 图 2-3　副斜裂将右下叶第 7 段和第 8 段分开，本例中第 7 段在右下肺静脉前方（Ⅰa 型）

接下来，我们将回顾各肺段最常见的解剖特征及变异分布，包括气管、动脉和静脉解剖。B 表示支气管，A 表示动脉，V 表示静脉，后面的数字表示对应的肺段，以及偶尔数字后也会有一个字母表示亚分支。命名法和最常见的解剖学表现参照经典的解剖学出版物和最近出版的影像学出版物[24–33]。根据文献记录，最常见的解剖特征与它们各自出现的频率范围总结在表 2–1 和表 2–2。

四、右上叶

右上叶（right upper lobe，RUL）支气管也被称为“动脉上支气管”[14, 21, 31]，通常发出 3 支肺段支气管，即尖支（B^1）、后支（B^2）和前支（B^3）（图 2–4）。

常见的远端亚分支包括 B^{1a}（尖 – 尖）和 B^{1b}（前），B^{2a}（后 – 尖）和 B^{2b}（后），B^{3a}（前支 – 后亚支）和 B^{3b}（前支 – 前亚支）。

高达 48% 的病例中可以看到一个分叉[30, 31]，在这种情况下，一些患者可能有一个尖亚支（B^{1a}）起源于后段支气管，前亚支（B^{1b}）起源于前段支气管（B^3）。

出现气管性支气管概率高达 2%，这是一种气管远端的变异[4]。它可能连通整个右上叶（所谓真性气管性支气管），也可能连通一个或两个肺段（最常见的“移位型气管性支气管”），或肺的一小部分通气（“多余的”），成为一个盲端支气管。最常见的类型是移位型气管性支气管（图 2–5）为尖段通气[34]。在这种情况下，影像科医生和外科医生都必须意识到异常静脉引流的可能性，即上肺静脉的分支在肺动脉后面走行[35]。其他的变异包括气管性支气管直接从右主支气管发出。

表 2-1 右上叶、右下叶支气管、动脉、静脉分支最常见的解剖特征分布频率

右上叶	支气管	3 个分支 B^3、B^2、B^1	30%～44%
		2 个分支，B^{1+3}、B^{1+2} 或 B^{2+3}	29%～48%
		4 个分支	1%～12%
	动脉	起始自动脉干上部 ± 其他分支的 A^1	约 100%
		起始自动脉干上部的返支动脉 ± 其他分支的 A^2	约 80%
		起始自动脉干上部 ± 其他分支的 A^3	约 100%
		带有右下叶或中叶的共分支	约 13%
	静脉	中央型和前型	70%～88%
		前型	9%～22%
		中央型	7%～8%
右下叶	支气管	星段	20%～56%
		B^{7a} 型	22%～75%
		B^{7ab} 型	15%～58%
		B^8 和 B^{9+10}	80%～94%
		B^{8+9} 和 B^{10}	8%～15%
		B^8、B^9 和 B^{10}	4%～6%
	动脉	A^6 一个单分支	约 80%
		A^6 两个分支	约 20%
		A^6 三个分支	＜3%
		A* 星段的单分支	＞90%
		A^{7+8}	29%～60%
		A^8 和 A^{9+10}	约 90%
	静脉	由 V^6 和基底段静脉形成的下肺静脉	＞80%
		V^6 进入上肺静脉	＜2%
		右中叶静脉进入下肺静脉	2%～8%

表 2–2　左上叶、左下叶支气管、动脉、静脉分支最常见的解剖特征分布频率

左上叶	支气管	$B^{1\sim3}$ 和 B^{4+5}	约 84%
		B^{1+2}、B^{3} 和 B^{4+5} 同步分离	约 16%
	动脉	3 支动脉供应 S1～3	50%～62%
		2 支动脉供应 S1～3	18%～32%
		4 支动脉供应 S1～3	15%～22%
		叶间舌段动脉	64%～77%
		纵隔舌段动脉	9%～30%
		纵隔舌段动脉和叶间舌段动脉	12%～27%
		单舌段动脉	62%～89%
	静脉	半中央型 V^{1+2} 和 V^{3}	66%～98%
		舌段静脉进入左心房或下肺静脉	2%～11%
左下叶	支气管	B^{6} 单干支	约 99%
		星段	约 24%
		B^{8} 和 B^{9+10}	52%～80%
		B^{8+9} 和 B^{10}	4%～18%
		B^{8}、B^{9} 和 B^{10}	13%～16%
		B^{7} 存在	约 8%
	动脉	A^{6} 单分支	66%～80%
		A^{6} 两个分支	20%～27%
		A^{8} 和 A^{9+10}	52%～74%
		A^{8+9} 和 A^{10}	16%～42%
		A^{8}、A^{9} 和 A^{10}	4%～10%
	静脉	由总基底静脉和 V^{6} 形成的下肺静脉	80%～88%
		V^{8} 和 V^{9+10}	24%～48%
		V^{8+9} 和 V^{10}	28%～34%

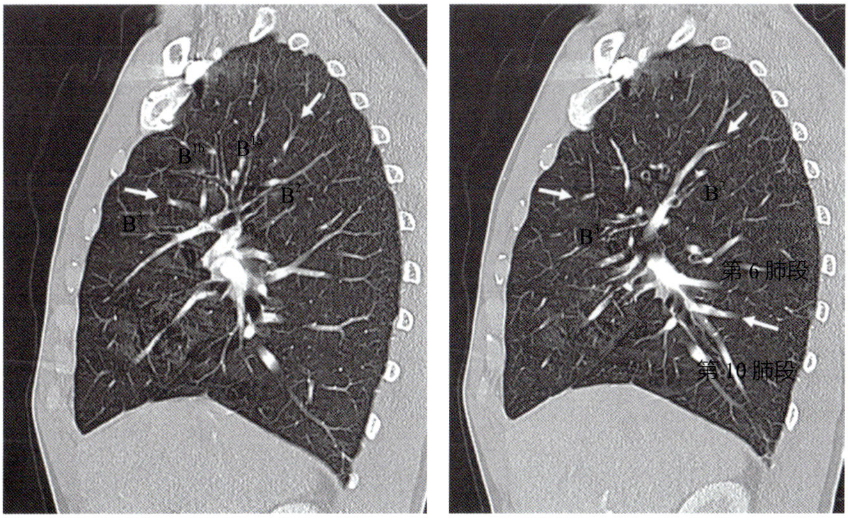

▲ 图 2-4 右肺矢状面重建显示右上叶段支气管，S^3+S^1 肺段、S^1+S^2 肺段、S^6+S^{10} 肺段的肺段间静脉用白箭标出

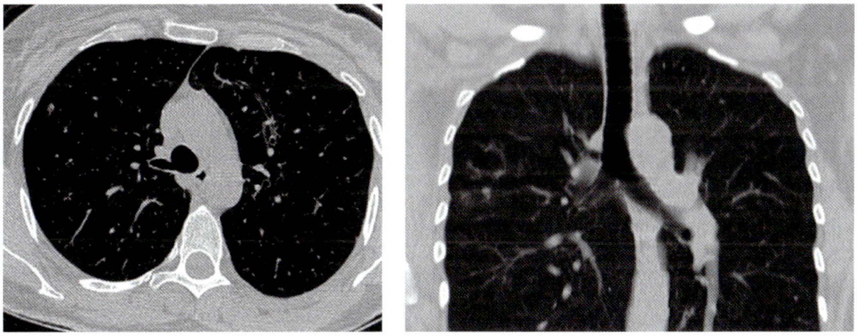

▲ 图 2-5 气管性支气管，“移位型气管性支气管”，灌注尖段

右上肺的动脉供应变异较多 [12] 且经常包含纵隔干，也称为“上干”或“前干”，伴有一支或多支从叶间动脉发出的叶裂动脉（图 2-6），这些叶裂动脉是右肺动脉远端向上干的延伸，在叶裂中走行。

前干发出尖段和不同组成部分的后段和前段 [32]，最常见的是后段的返支动脉。根据 Lee 等报道 [29]，尖段动脉最常起源于前干，而后段和前段起源于前干和叶裂动脉。星段动脉从所有的这些分支发出并在相关支气管的内侧伴行 [29]。

一项研究表明，右上肺出现叶裂动脉的概率为 88.6%[13]，单支动脉的概率为

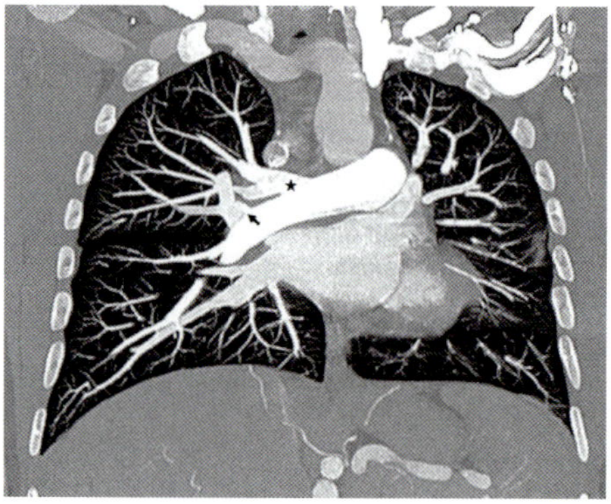

▲ 图 2-6 MIP 冠状重建图显示前干（五角星）和下裂动脉（箭）

70.5%（向前 63.6%，向后 29.5%），2 支动脉的概率为 15.9%，3 支动脉为 2.3%。

更为重要的是，他们也观察到存在后斜裂动脉同时供应右上肺和下肺背段，概率为 9.1%;4.5% 的病例观察到供应右上肺的前斜裂动脉和右中肺动脉共干 [13]。

右上肺的静脉引流也较为复杂 [17]。右上肺静脉位于叶间裂，也叫叶间静脉，在汇入左心房前走行于动脉前方（图 2-1）。中叶静脉常常在汇入心房前汇入此静脉。

在右上肺静脉的分支中，我们首先发现起源于 V^{1b} 的前静脉，在右上肺支气管前方下行，并从纵隔侧汇入上肺静脉 [17]。

接着，由 V^{2a} 起源的中央静脉在右上肺中心，从 B^2 和 B^3 之间汇入上肺静脉（图 2-7）。

肺段间静脉包括尖肺段与前肺段间的 V^{1b}，尖肺段与后肺段间的 V^{2a}，前肺段与后肺段间的 V^{2c}。

肺段间和表面静脉的引流和命名可能存在许多变化，但可以根据手术重要性分为 4 组：

最常见的类型是“前与中间型”，出现概率为 81%～88%，可以进一步亚分类为 Ⅰab（当 V^1 发出的静脉分支进入前支静脉），或者 Ⅰb（当 V^{1b} 是前支静脉发出的唯一分支而 V^{1a} 汇入中央静脉）。

12% 的概率出现“前支型”，即 V^1 和 V^2 汇入前支静脉。

7% 为“中央型”，即 V^1 和 V^2 汇入中央静脉。

最终，我们可以发现 V^2 的分支叫作“V^2 终端”或“下静脉” [17, 25]，走行于后段的下表面。

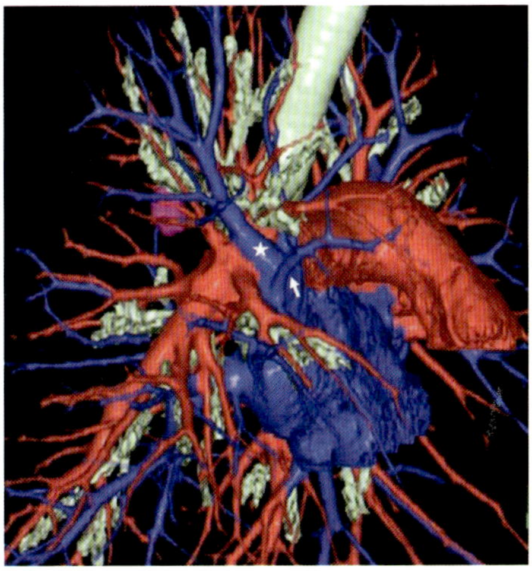

▲ 图 2–7 蓝色的右上肺静脉引流示意显示一支主要的中央静脉（五角星），中叶静脉向前汇入右上肺静脉（箭）

具有手术意义的变异是后段静脉走行于中间支气管后方并直接汇入心房（图 2–8）。

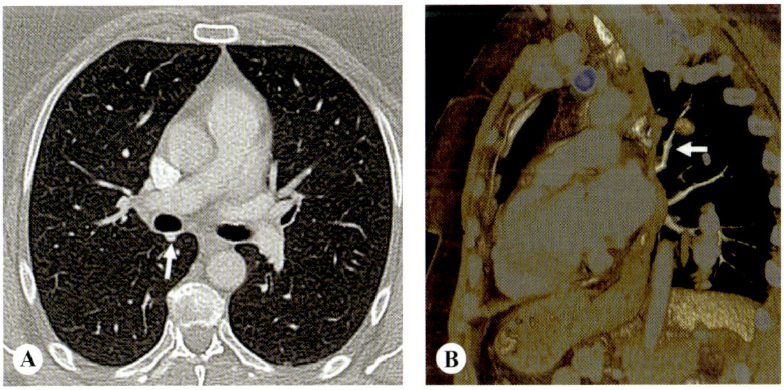

▲ 图 2–8 一支后叶静脉独立汇入左心房（图 **B** 中的箭），在横断面上看到其走行于中间支气管的后方（图 **A** 中的箭）

至于 V^3，变异太多难以归类总结。通常，叶间静脉的第一支向前走行为 V^{3b}。

五、中叶

中叶支气管由中间支气管向前发出并分为外侧支（B^4）和内侧支（B^5），无公认的常见变异[14, 21, 26, 31]。

两种最常见的动脉分支模式是直接源自下肺动脉干的 2 支动脉（最常见，图 2–9）或只有单独的中叶动脉干[26]。

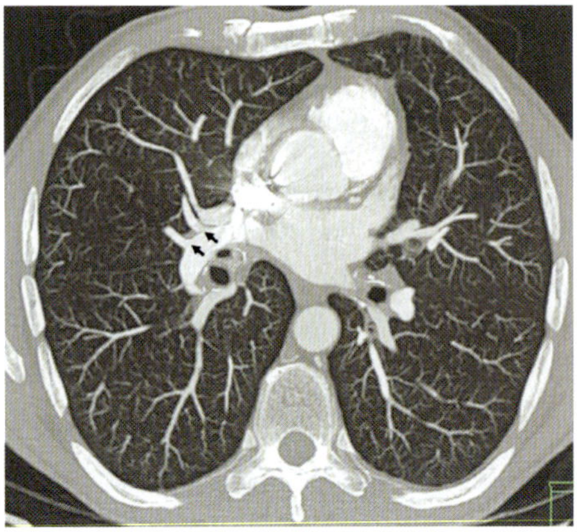

▲ 图 2–9 叶间动脉向中叶发出的两条动脉（箭）

最常见的静脉引流模式为单独一支汇入右上肺静脉（图 2–7），尽管其也可直接汇入左心房或下肺静脉[36, 37]。另一种为两分支模式，随机组合汇入心房、上、下肺静脉[25]。

六、右下肺

1. 右下肺的支气管解剖存在大量变异

(1) 右下肺第一个段为背段（B^{6}），由中叶支气管的尾端向后发出[8]。大部分患者背段只有一个干，偶尔有多于 1 个的情况。

(2) 一个比较常见的变异是“星段”，B^{6} 与 B^{10} 间产生的独立肺段，出现概率为 20%～56%[21, 26, 38]。

(3) 内基底段（B^{7}）也存在一些解剖和分支变异，根据其与基底段肺静脉间的关系，在前方的为 B^{7a}，在后方的为 B^{7b}。

① 最常见的类型为 B^{7a} 型，只有 B^{7a} 一支（图 2–3），概率为 75%[26]。

② 接下来为 B^{7ab} 型：B^{7a} 和 B^{7b} 分别走行于基底段肺静脉的前方与后方。

③ B^{7b} 型只有 B^{7b} 一个分支，整个段在静脉后方。

④ 最后一种为 B^{X} 型，B^{7} 由 B^{8+9} 或 B^{10} 发出。

(4) 前基底段（B^{8}）、外基底段（B^{9}）、后基底段（B^{10}）支气管可分为 3 型。

① 最常见的是 B^{8} 和 B^{9+10}。

② 其次是 B^{8+9} 和 B^{10}。

③ 最少见的是分叉出独立 3 支。

2. 动脉解剖通常与气管近似 [26]

(1) S6 的动脉可以是单根（最常见），双根或少见的 3 根。

(2) 星段大多数情况是单根供血，2 根较少见。

(3) S7 的动脉变异与支气管变异类似。

(4) 最后，S8 至 S10 肺段的动脉最常见的类型是分叉型（图 2–10），其中最常见的组合类型是 S8 肺段、S9+S10 肺段 [25]。

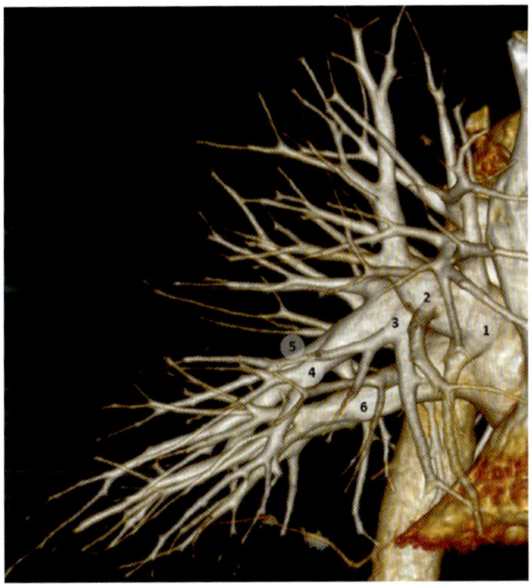

▲ 图 2–10　**3D 重建显示右中与右下肺血管结构**

1 和 2 为中叶的内、外静脉，3 是中叶的动脉干，可以看到基底干及前基底段分支，4 后基底段分支 5，6 为右下肺静脉

3. 静脉引流变异类型表现如下

(1) 背段静脉大多为单支（图 2–11 和图 2–12），也可能 2 支 [28, 37, 38]。有报道称存在罕见变异，V^{6} 汇入上肺静脉走行于中间支气管后方。

(2) 星段静脉可能汇入 V^{6} 或 V^{10}。

(3) S7 肺段的静脉引流在小静脉中变异。最具有手术意义的变异是 V^{7b}，为 S7 肺段与 S10 肺段的肺段间静脉。

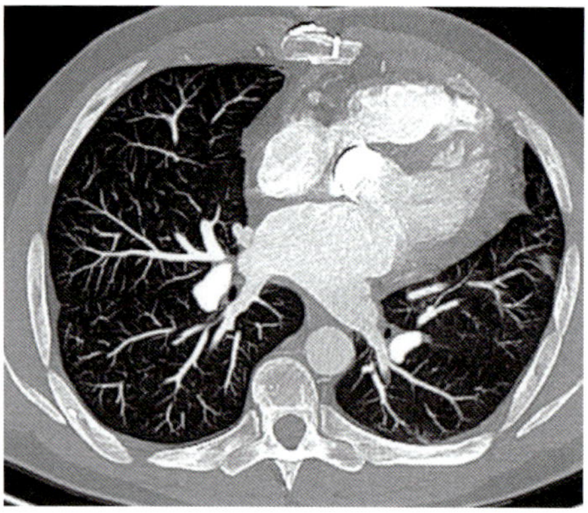

▲ 图 2-11　双侧可见背段的单支肺静脉

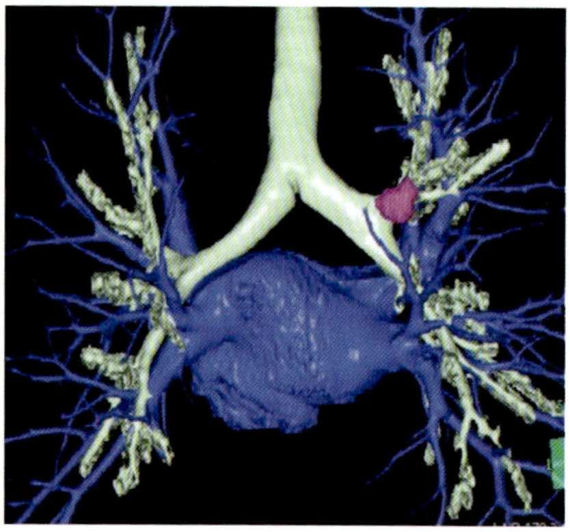

▲ 图 2-12　从后方看双侧下肺静脉

(4) S8 至 S10 肺段静脉通常是分叉的（97%）。

① 相较于 V^9+V^{10} 与独立的 V^8，V^8+V^9 与独立的 V^{10} 出现频率更高。

② 分开的类型如 V^8+ V^9+ V^{10a} 和独立的 V^{10b} 出现频率高于 V^8+ V^{9a} 和 V^{9b}+V^{10}

③ V^8、V^9 和 V^{10} 分成 3 支并各自独立引流的情况较罕见。

七、左上肺

1. 左上肺支气管 [14, 21, 29, 31] 可以有多种分支变异，根据 CT 表现 [29] 可以分为 4 种类型

(1) B^3 作为第一分支，向下是 B^{1+2c}（外侧支），然后是 B^{1+2a}（尖支）和 B^{1+2b}（后支）共同干，占 44%（图 2-13）。

(2) B^3 和 B^{1+2c}、B^{1+2a} 和 B^{1+2b} 的共干同步出现，占 30%。

(3) 三分叉模式占 16%，B^{1+2}、B^3 和舌段支气管同步出现。

(4) B^{1+2c} 作为第一支在尾端出现，然后是 B^3、B^{1+2a} 和 B^{1+2b} 的共干。

2. 左上肺动脉通常 4 支（约 50%），也有 3 支、5 支、6 支的情形 [13]

(1) 固有段由 3 支动脉组成占 50% 的情形（图 2-14），接下来是 2 支和 4 支 [13]，可以是 A^{1+2} 和 A^3，或者 A^{1+2ab}、A^{1+2c} 和 A^3[3]。

(2) 舌段动脉为单支的占 77%，独立 2 支的占 23%（图 2-14）。重要的是，16%～20% 的舌段动脉直接从纵隔发出。舌段动脉和固有段分支共干的情形占 20%[13]。

(3) 一项研究表明 [3]，舌段动脉的分支由更低的动脉（A^8 或 A^{8+9} 的共干）发出的情况占 30% 左右。

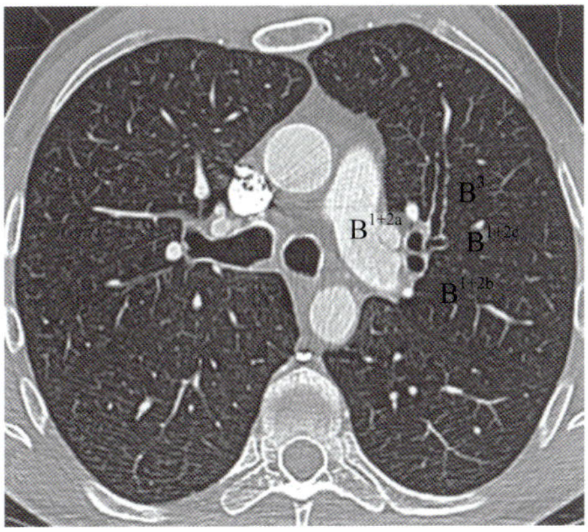

▲ 图 2–13 固有段的气管分支，即前支（B^{3}）、外侧支（B^{1+2c}）、尖前支（B^{1+2a}）和尖后支（B^{1+2b}）

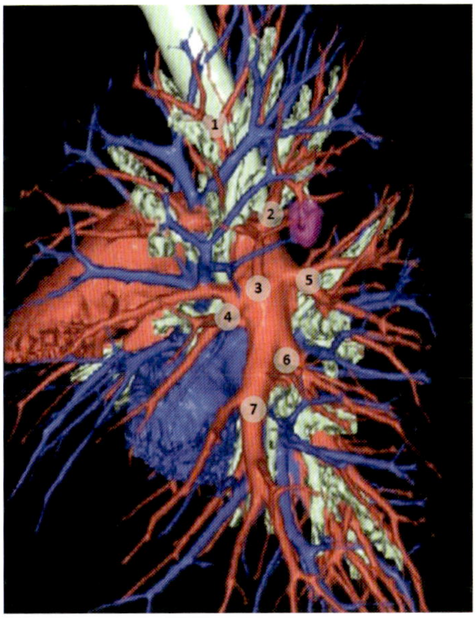

▲ 图 2–14 左肺的动脉解剖

1、2、3 是固有段动脉分支，4 是舌段动脉分支，5 是背段动脉，6 是 S9+S10 肺段的动脉分支，7 是前基底段分支

(4) 最后，7% 的患者存在上肺的后斜裂动脉与下肺的背段动脉共干 [13]，极少由 A^{3a} 发自 A^{8}。

3. 左上肺的静脉引流最常见的模式为半中央型，包括 V^{1+2} 和 V^{3}（图 2–15），

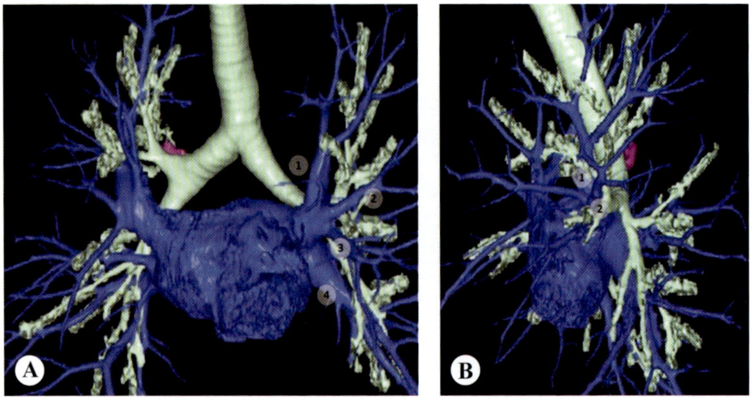

▲ **图 2-15　从前侧（A）和后侧（B）观察左肺的静脉解剖，V^1 和 V^2（1）加入 V^3（2）和舌段静脉（3）、左下肺静脉总干（4）**

然后是“中央型”，包括 V^1 和 V^{2+3}[29]。在大多数患者中，外侧的 V^{2c} 静脉可以作为前段与后段的分界（图 2-16）[29]。

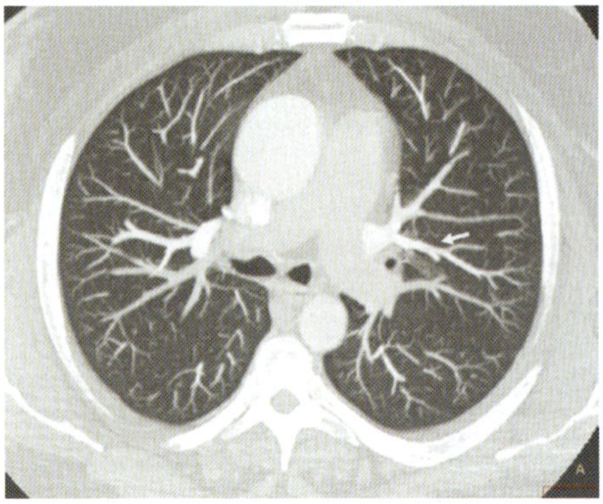

▲ **图 2-16　左上肺静脉**

上肺静脉的外侧支（V^{2c}）（箭）分隔前段与后段，且可见前段静脉

八、左下肺

1. 左下肺的气管解剖与右侧类似，但有一些变异 [14]

(1) 第一支是 B^6，接下来是基底干，通常分 2 支，最常见的是 B^8 和 B^{9+10}。

(2) 内基底段大多情形下缺失，如果存在（7.9%），通常较细小并在基底段分支的最上面 [27]。

(3) 右肺中描述的星段在左肺表现为侧向或背外侧的分支，出现频率更低（图 2–2）[21, 27]。

2. 左下肺的动脉解剖通常包括 1 支背段动脉和 2 支 S^8 和 S^{9+10} 的基底动脉干（图 2–14）

(1) 当 S7 肺段存在时，有一只细小的动脉伴随支气管。

(2) A^6 为单支（73%）[27]，然后是频率稍低的 2 支（常见）和不常见的 3 支（罕见）。如前所述，A^6 可能由左上肺的后段支发出 [13]。

(3) 最常见的基底段动脉模式包括两干：前内支和后基底支（A^8 和 A^{9+10}，或 A^{8+9} 和 A^{10}）。有手术意义的变异包括 A^8 发自舌段动脉，还有一种较罕见的情况，S8+S9 肺段分支在心包内与左肺动脉近端合并，并在左下肺静脉与左肺静脉之间向下延伸 [27]。

3. 肺静脉的解剖，V^6 通常为单干（图 2–11），与基底干共同汇入左下肺静脉 [27, 28]

(1) 最常见的基底段静脉模式为 V^8 和 V^{9+10}（图 2–17），然后是 V^{8+9} 和 V^{10}。

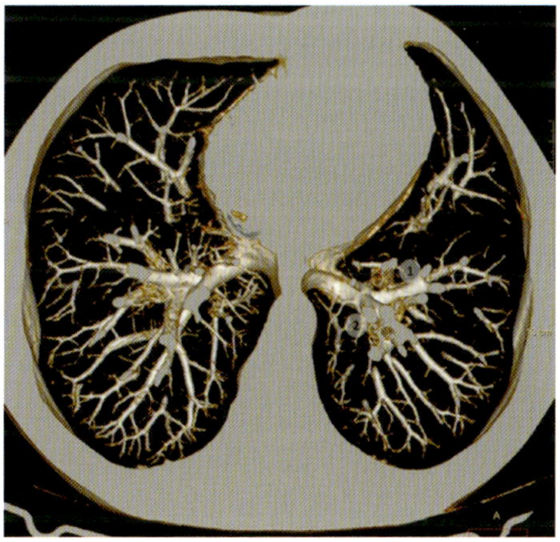

▲ 图 2–17 从下方观察下肺的静脉解剖，可以看到单干进入左心房，左下肺基底段静脉 V^8（1）和 V^{9+10}（2）

(2) 一项研究表明 [27]，15.8% 的肺段间静脉 V^{9b}（分隔 S9+S10 肺段）缺失，2.4% 的患者的 V^9 完全缺失或极小。

(3) 在 5% 的患者中，舌段静脉汇入左下肺静脉 [27]，也有报道非常罕见的所有左肺静脉在心包外共干 [39]，在术前了解该解剖知识非常重要。

第 3 章　支气管镜解剖*

Bronchoscopic Anatomy

Christopher Di Felice　Prince Ntiamoah　Thomas R. Gildea　著

气管和支气管解剖学的专业知识对于成功处理无数的胸部良性和恶性疾病至关重要。例如，过去十年来肺癌手术的进步为微创技术打开了大门[1]，如视频辅助下亚肺叶切除术。在这种情况下，有一个先决条件，仔细检查气道解剖以制订手术计划。

将 Jackson-Huber 分类和 Boyden 分类用于指导支气管解剖结构的解读[2, 3]。在检查过程中，应密切关注最容易受到解剖变异影响的肺段支气管[4]。支气管镜检查的任务是正确识别重要解剖信息并多进行学科沟通。

本章将为读者提供了对气管支气管解剖学的全面回顾。

一、气管解剖

成人气管是一个管状结构，开始于环状软骨的远端边缘，终止于主隆嵴。气管前部由 18～22 个马蹄形不完全软骨环组成。气管的后膜（也称为气管膜部）由平滑肌排列组成。气管从前颈部（第 6 颈椎）陡峭地进入后纵隔的尾部，最后到达隆嵴（第 4 或第 5 胸椎），在此分裂为主支气管[5]（视频 3–1）。

气管的平均长度为 10～13cm（男性略长于女性）。每 1cm 的气管约包括 2 个气管环。气管的内径为 12～18mm，外径为 21～27mm。因气管环间的非软骨弹性组织伸长或缩短[5]，气管的高度在呼吸过程中发生变化。横断面直径＞25mm，矢状面直径＞27mm 视为异常增大，称为气管肥大[6]。

近端（颈部）气管的血供来源于甲状腺下动脉的气管食管分支。远端（胸椎）

*. 本章配有视频，可根据文前“补充说明”获取观看链接。

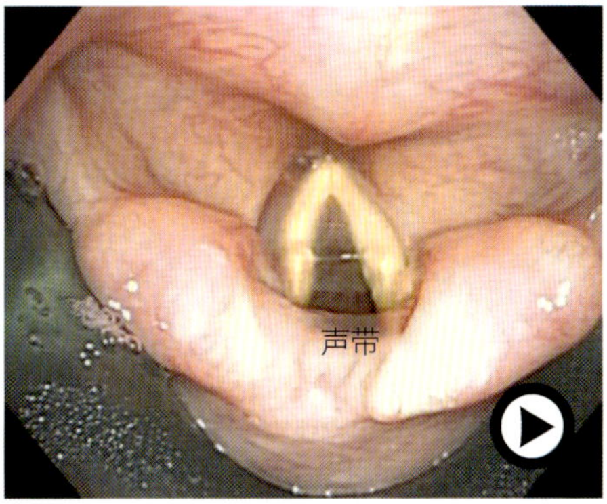

▲ 视频 3-1　气管解剖
（▶ https://doi.org/10.1007/978-3-031-14455-4bb）

气管和主隆嵴的血供来自降主动脉产生的支气管动脉[5]（图 3-1）。

气管性支气管是气管解剖学的一种不寻常的变异。这些支气管起源于气管、隆嵴或主支气管，并向上叶区域发展。不同位置的发病率不同，范围为0.1%～2%。气管性支气管有两种类型，即额外型气管性支气管和移位型气管性支气管。如果存在右上叶尖段、后段和前段支气管，则认为气管支气管为额外型气管性支气管。移位型更常见，包括异常支气管和右上叶支气管（RUB）缺失的一个分支。真正的气管性支气管是指从气管发出的任何支气管。它通常从右侧气管壁距离隆嵴 2～6cm 内距离发出并供应整个 RUB 或尖段（图 3-2）。从气管中产生的单支 RUB 被称为猪型支气管[7]。

二、右支气管树解剖

右主支气管（right main bronchus，RMB）起源于气管分叉处，止于RUB开口。RMB 相对于远端气管形成了一个约 15° 的角度，使得与左主支气管相比，其走行更垂直。右主干平均长 2～2.5cm，其直径略大于左主干[8]。RMB 前邻右肺动脉，上邻奇静脉，下邻右上肺静脉。一条来自胸降主动脉的单一右支气管动脉供应右主支气管[5, 9]（图 3-1）。具体见图 3-3 右侧支气管树解剖示意。

RUB 和 RMB 由一个次级隆嵴（RC1）分隔。RUB 走行较短的过程（1～2cm），之后分叉为尖段、后段和前段（图 3-4 和视频 3-2）。中间支气管（bronchus intermedins，BI）是 RMB 在 RUB 下方的延续 2～2.5cm。

右中叶支气管（middle lobe bronchus，MLB）和下叶支气管（lower lobe

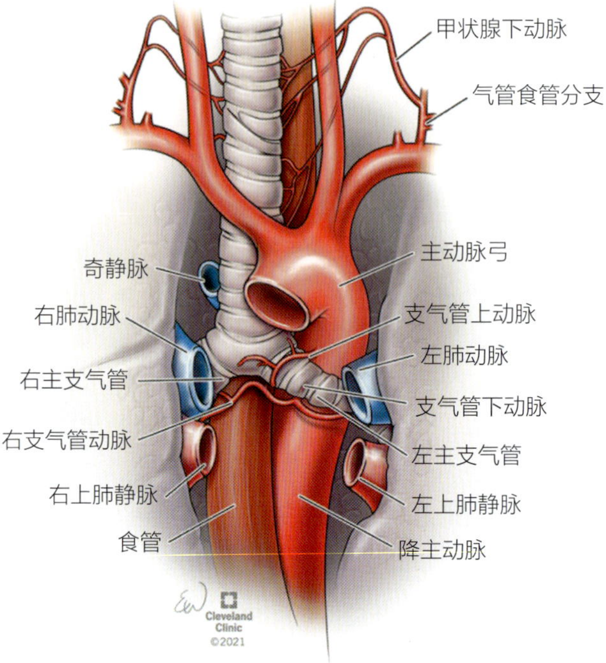

▲ 图 3-1　气管和支气管循环示意

经许可重绘，Cleveland Clinic Center for Medical Art & Photography ©2021，版权所有

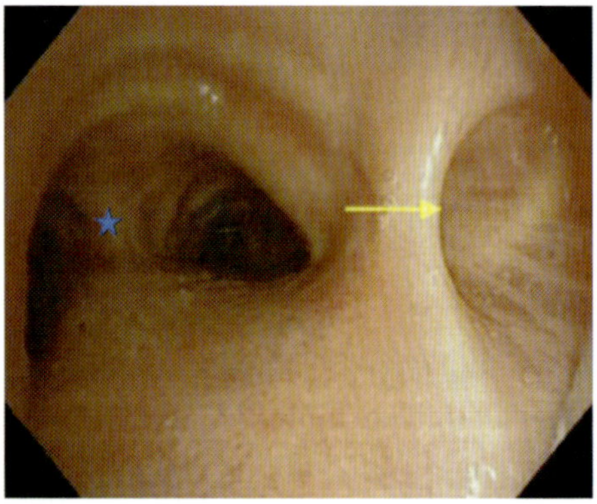

▲ 图 3-2　气管支气管（箭）与主隆嵴（五角星）

bronchus，RLB）被在 BI 末端的次级隆嵴（RC2）分开。MLB 分叉为内侧和外侧段[8]（图 3-5 和视频 3-3）。

右支气管树的一种罕见的变异是副心支气管，这是一种起源于 RMB 或 BI

内侧壁的多余气道。报告发病率为 0.1%～0.5%。支气管的长度为 1～5cm，沿着尾部方向向心脏延伸。大多数心脏支气管终止在盲端袋中，少数止于退化组织或通气小叶[10]（图 3–6）。

右下叶由四个基底段和一个背段支气管组成。背段支气管与 MLB 直接交叉，在分叉上、外侧和内侧亚段前水平走行（图 3–7）。RLB 包括内基底段、前基底段、外基底段和后基底段[7]（图 3–8 和视频 3–4）。表 3–1 总结了右侧支气管树的肺段解剖。

三、左侧支气管树解剖

左主支气管（left main bronchus，LMB）从远端气管分支，角度约为 45°，与 RMB 相比走行更水平。左主干的平均长度为 4～5cm，其直径较右主干略窄[8]。主动脉弓位于 LMB 的前方，而食管和胸降主动脉位于 LMB 的后方。由降主动脉产生的支气管上、下动脉供应 LMB[5, 9]（图 3–1）。图 3–3 为左侧支气管树解剖结构的示意。

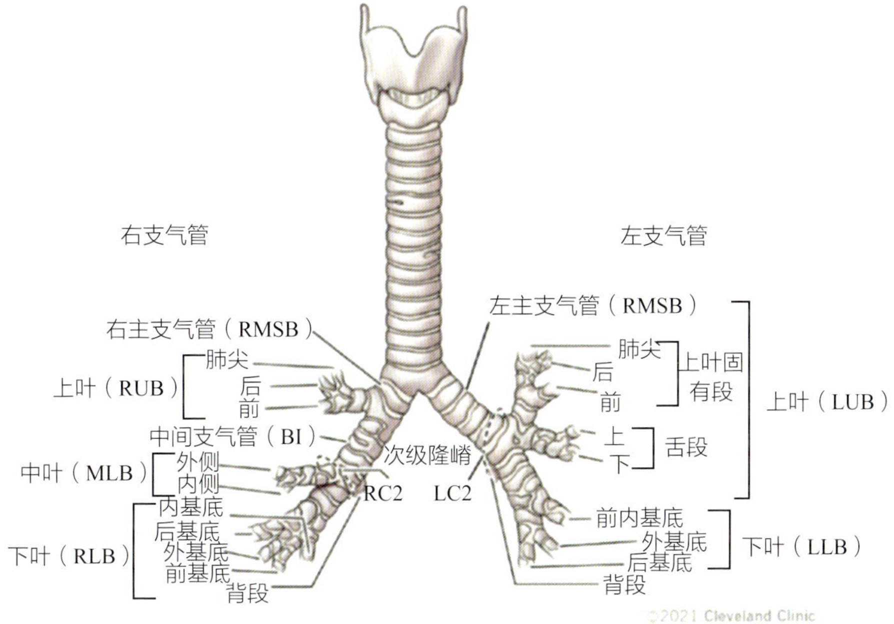

▲ 图 3–3 左右支气管解剖示意

经许可重绘，Cleveland Clinic Center for Medical Art & Photography ©2021，版权所有

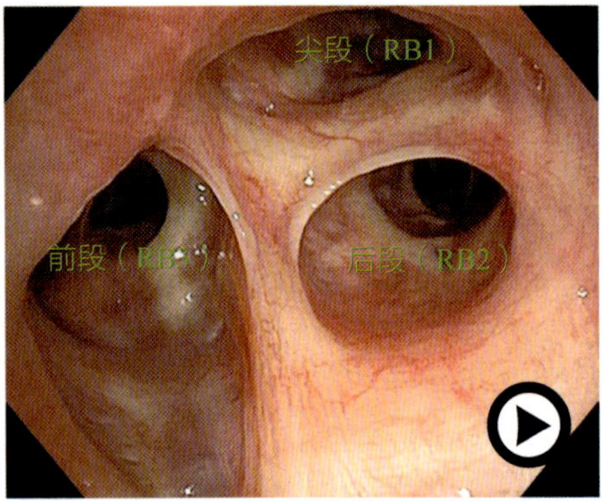

▲ 图 3-4　右上肺叶解剖
（可参见视频 3-2，▶ https://doi.org/10.1007/978-3-031-14455-4bc）

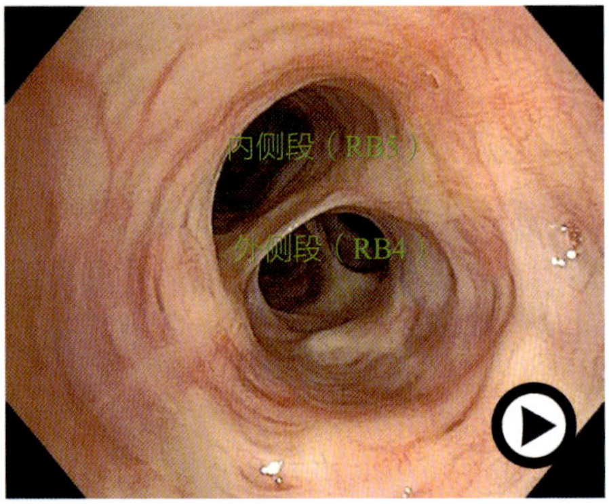

▲ 图 3-5　右中肺叶解剖
（可参见视频 3-3，▶ https://doi.org/10.1007/978-3-031-14455-4bd）

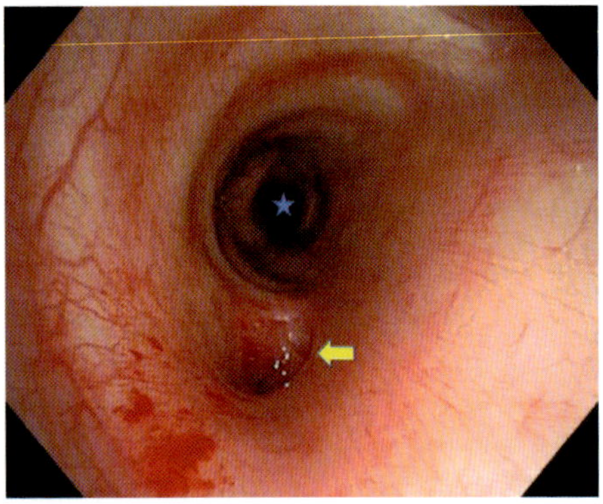

▲ 图 3-6　心脏支气管（箭）与右下叶支气管（五角星）

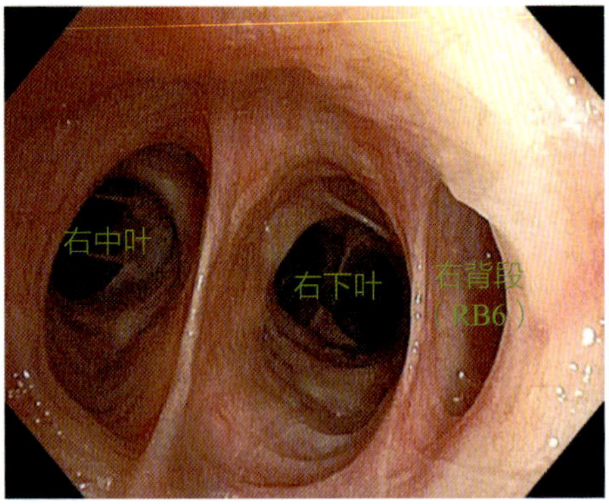

▲ 图 3-7　右侧背段

左上叶（left upper lobe，LUB）和左下叶（left lower lobe，LLB）支气管在第 6 胸椎水平处从 LMB 分叉（视频 3-5）。在 LMB 的末端处的次级隆嵴（LC2）将 LUB 和 LLB 分隔开。LUB 进一步分为上、下两部分（图 3-9）。这两个部分由一个次级隆嵴（LC1）隔开。上部分（也称左上叶固有节段）包括前段和尖后段（图 3-10）。下部分通常称为舌段支气管，分为上、下舌段[7]（图 3-11）。

LLB 由四个基底节段和一个背段支气管组成。在进入左下叶后可立即观察到左背段支气管（图 3-12）。左下叶支气管的基底段包括前内基底段、外基底段和后基底段[7]（图 3-13 和视频 3-6）。左侧支气管树肺段气道解剖总结见表 3-2。

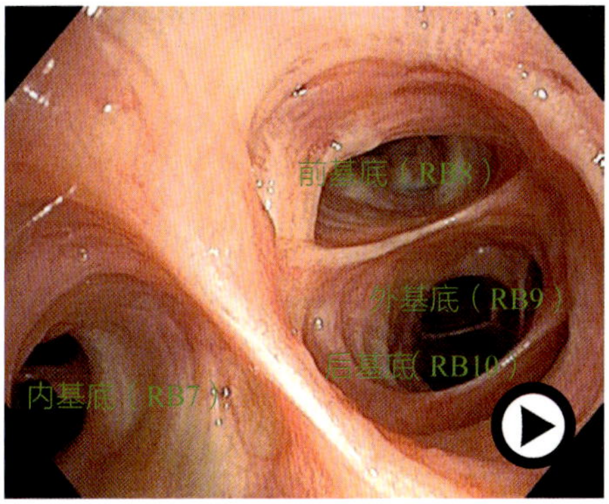

▲ 图 3-8　右下肺叶解剖

（可参见视频 3-4，▶ https://doi.org/10.1007/978-3-031-14455-4be）

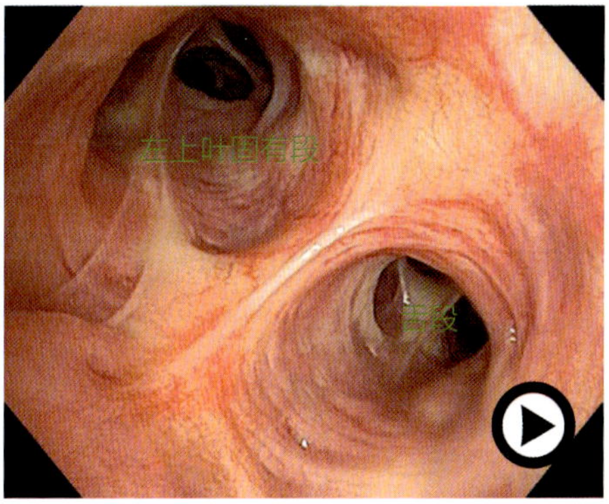

▲ 图 3-9　左上肺叶解剖

（可参见视频 3-5，▶ https://doi.org/10.1007/978-3-031-14455-4bf）

表 3-1　右支气管树的解剖命名

	Jackson-Huber 分类	Boyden 外科分类
	尖段	RB1
右上叶	后段	RB2
	前段	RB3
右中叶	外侧段	RB4
	内侧段	RB5
	背段	RB6
	内基底段	RB7
右下叶	前基底段	RB8
	外基底段	RB9
	后基底段	RB10

左侧支气管树特有的解剖变异包括桥接支气管和食管支气管。桥接支气管是一种非常罕见的移位型气管性支气管（最常见于婴儿期），起源于左主干，穿过纵隔供应右下叶。食管支气管是另一种不常见的移位型气管性支气管，起源于食管，通常供应左下叶 [10]。

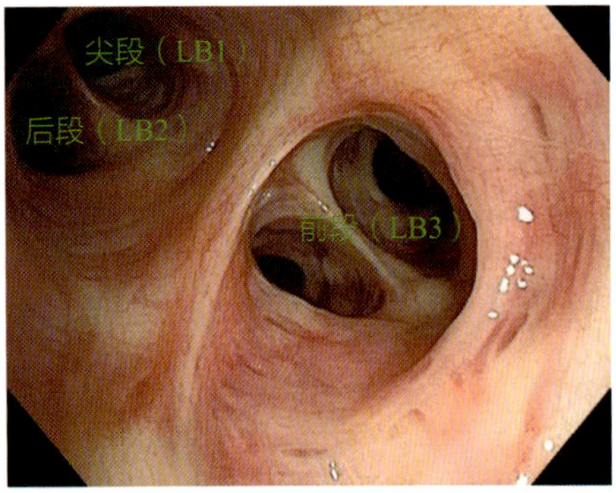

▲ 图 3-10　左上肺固有段

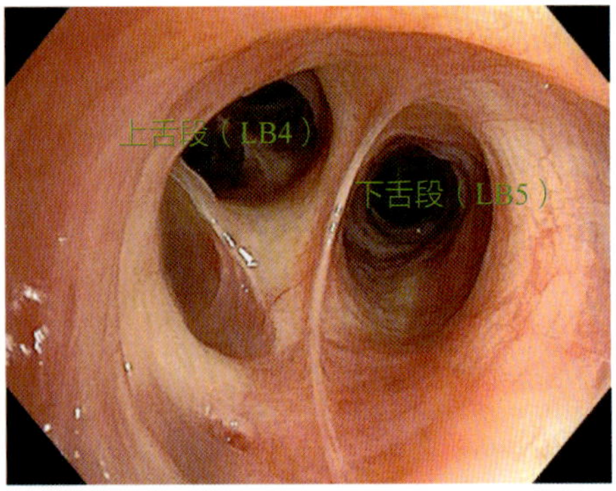

▲ 图 3-11　舌段

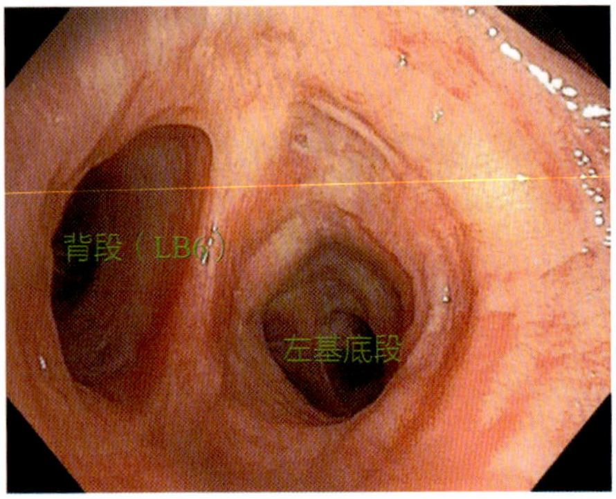

▲ 图 3-12　左侧背段

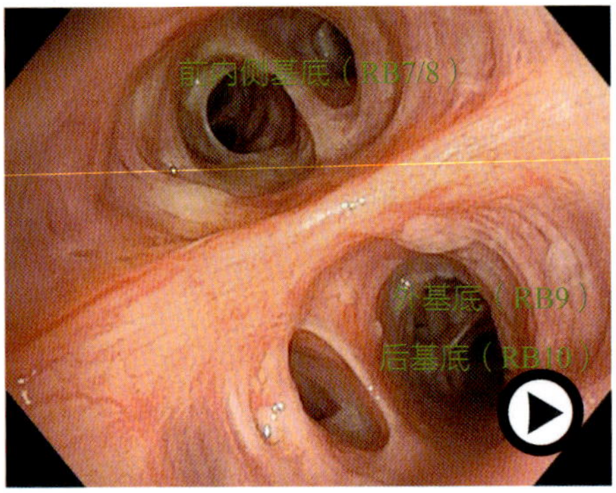

▲ 图 3-13　左下肺叶解剖

（可参见视频 3-6，▶ https://doi.org/10.1007/978-3-031-14455-4bg）

表 3-2　左支气管树的解剖命名

	Jackson-Huber 分类	Boyden 外科分类
左上叶	尖后段	LB1/2
	前段	LB3
舌段	上段	LB4
	下段	LB5
左下叶	背段	LB6
	前内基底段	LB7/8
	外基底段	LB9
	后基底段	LB10

四、气管支气管树的肺段变异

约 10% 的普通人群中存在异常肺段和亚段气道。这些肺段和亚段支气管变异通常在同一肺叶内的近端或远端移位（视频 3–7）。一种不寻常的表现是移位的肺段或亚段支气管起源于邻近的肺叶。鉴于肺段异常在胸外科手术中更具有技术挑战性的意义，因此准确识别尤为重要[10]。

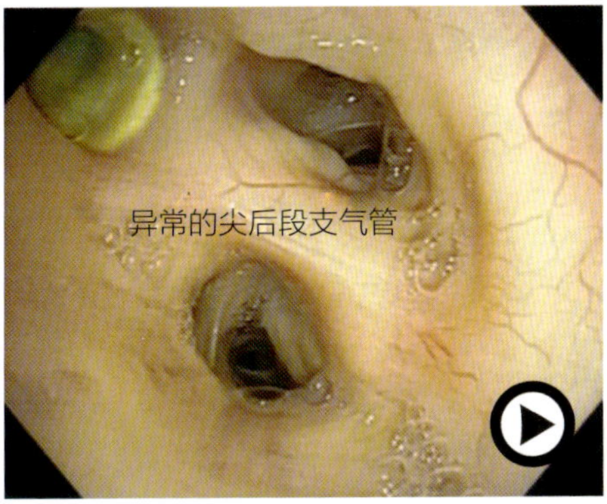

▲ 视频 3–7 左上叶气管变异

（▶ https://doi.org/10.1007/978–3–031–14455–4bh）

关键信息

1. 识别和沟通气管支气管树的关键解剖信息的能力对管理胸部疾病至关重要。
2. 气道信息的描述必须使用有效的解剖命名系统以记录和报告。
3. 进行气道检查的提供者应采用系统的检查方法，并仔细注意正常和异常的支气管解剖结构。

致谢：感谢 Cleveland Clinic Center for Medical Art & Photography 对本章编写工作的重大贡献。

第 4 章　肺段间平面：目标肺段的选择性膨胀或萎陷*

Intersegmental Plane: Selective Inflation or Clamp of Target Segment

Jen-Hao Chuang　Pei-Hsing Chen　Jin-Shing Chen　著

因为伴有磨玻璃影的肺结节数量增加，早期肺癌进行解剖性肺段切除术日益受到关注。维持生活质量和保护肺功能的首选方法是微创手术。然而，由于术后局部复发率与安全切缘相关问题，亚肺叶切除术留出足够的手术切缘是非常重要的。辨认肺段间平面对于确定手术切缘是否足以进行肺段切除术至关重要。自 Churchill 和 Belsey 于 1939 年报道了第一例肺段切除术以来，有几种不同方法辨认肺段间平面。本章描述了几种简便方法，可选择性膨胀或萎陷目标肺段。

一、技术

（一）膨胀 – 萎陷法

1. 概述

这种方法传统上被用于辨认肺段间平面。这种手术很简单且全球使用最普遍。这种方法先阻塞靶肺段支气管，然后进行肺充气[1]。

2. 手术步骤

这种手术不需要特定的准备工作，操作简单。只是，由于手术肺通气的频繁变化，需要与麻醉师进行有效沟通。

*. 本章配有视频，可根据文前“补充说明”获取观看链接。

进行手术时需要显露肺段支气管。可使用内镜仪器控制支气管。从局部静脉、淋巴结和其他组织中游离出目标肺段支气管的侧面和背面。可能需要用到能量器械、剪刀、棉棒和电烙器。因为电烙器损伤侧支的风险较低，建议将它作为解剖工具，且可执行更精细的动作。需要时可用线控制支气管。

然后，待手术的肺在单肺通气期间放气并塌陷。有几种方法可在确定靶肺段支气管后控制支气管，外科医生可使用内镜器械进行结扎或夹紧（图 4–1，视频 4–1 和视频 4–2）。

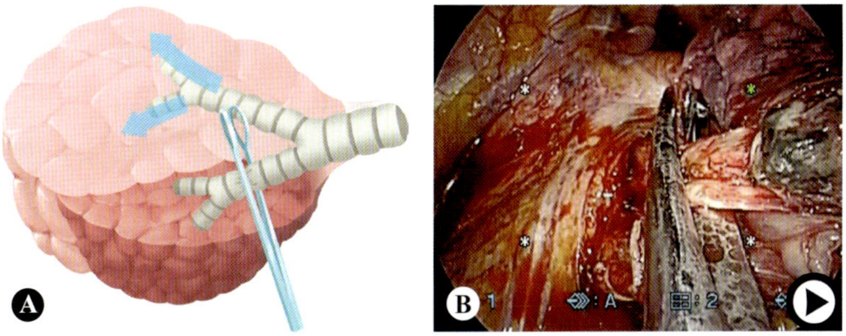

▲ 图 4–1　**A.** 膨胀 – 萎陷法可使用不同器械结扎或控制肺段，将内镜器械用于夹紧支气管，由于靶肺段支气管受到控制，因此靶肺段在双肺通气的情况下保持塌陷；**B.** 膨胀 – 萎陷法的操作，使用膨胀 – 萎陷法的单孔 **VATS** 左固有肺段切除术

（参见视频 4–1，▶ https://doi.org/10.1007/978–3–031–14455–4cc）

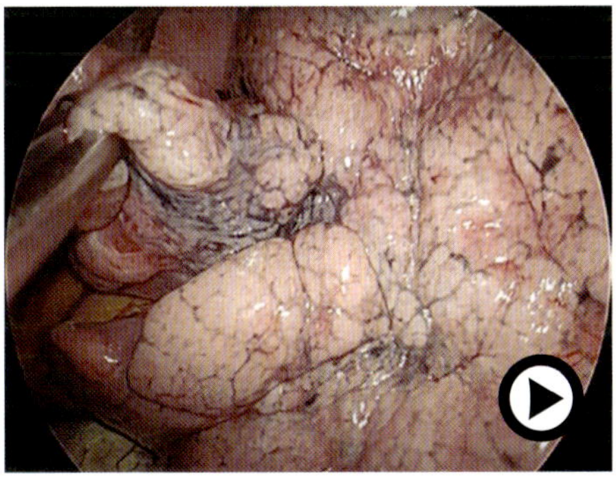

▲ 视频 4–2　使用膨胀 – 萎陷法的单孔 **VATS** 左 **S8** 肺段切除术

（▶ https://doi.org/10.1007/978–3–031–14455–4cd）

下一步骤是恢复双肺通气。由于靶肺段支气管已阻塞，整个肺充气时该靶肺段保持塌陷。因此，可辨认肺段间平面，且可使用外科标记笔或电烙器标记。

3. 特定技术注意事项

分界线在某些情况下并不像预期那样清晰，尤其是在因 Kohn 孔而导致侧支通气。相邻肺泡将 Kohn 孔用作小型联通位点，从而通过侧支通路充气。这些侧支通气在肺炎或肺气肿患者中更为常见[2]。肺段间平面在这种情况下变得不清晰。此外，伴有肺气肿的肺扩张会过度充气，可导致操作空间受限。如果对靶肺段支气管进行结扎，那么靶肺段的放气更加困难。外科医生在进行余下 VATS 手术前要花费更长时间[1]。

确定肺段间平面后，建议使用记号笔，因为电烙器标记可能会变得无法在手术过程中察觉到。

（二）选择性放气：滑结技术

1. 概述

Endoh 等[3]提出的且类似于膨胀 – 萎陷法。该技术所需的基本器械仅仅是一个由单丝线制成的滑结，但可以降低 Kohn 孔相关侧支通气的可能性。

2. 手术步骤

沿肺段间静脉游离肺门实质，显露并分离进入靶肺段的肺动脉分支。分离动脉分支后侧的靶支气管并用聚丙烯单丝线绕圈套住。在胸腔外准备好滑结，并通过拉动线的对侧进行推进（视频 4–3，图 4–2）。然后重新启动双肺通气。在肺扩张后拉动线，结扎支气管并阻断空气从靶肺段流出。该手术确保在恢复单侧通气时靶肺段保持扩张，而其他区塌陷。在进一步进行肺门游离过程，包括使用缝合器进行靶支气管离断和沿肺段间静脉进行游离中，逐渐出现膨胀 – 萎陷线。

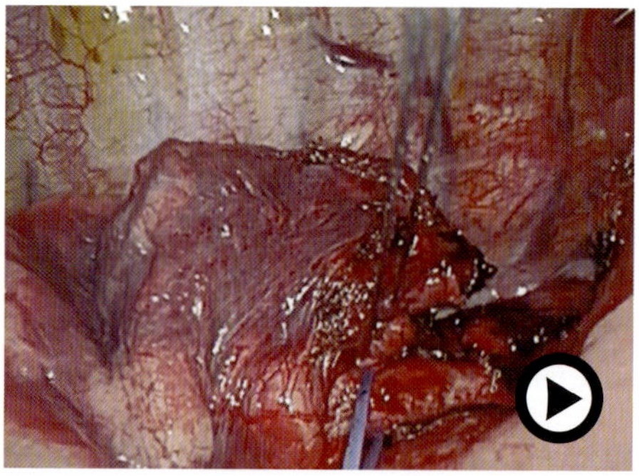

▲ 视频 4–3　使用滑结法的单孔 **VATS** 右 **S6** 肺段切除术
（▶ https://doi.org/10.1007/978-3-031-14455-4ce）

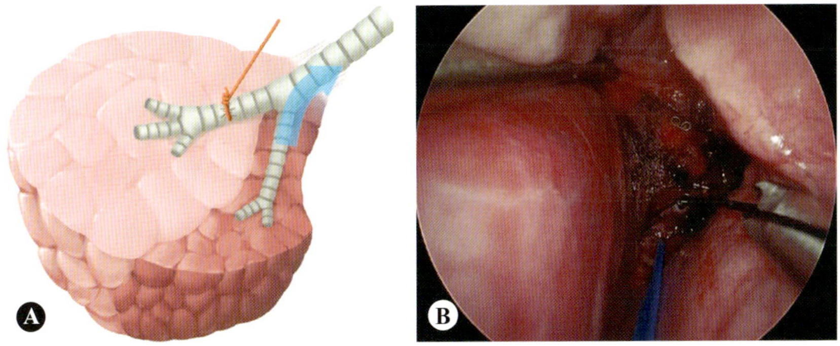

▲ 图 4-2 A. 滑结法可用于区分膨胀 - 萎陷线，滑结是将靶支气管绕成圈的单丝线，肺部使用纯氧进行通气，然后拉动滑结以结扎支气管，靶肺段在充气后保持扩张，其他肺段放气后塌陷；B. 在肺扩张后使用结点阻塞支气管

3. 特定技术注意事项

Endoh 建议在进行该手术前执行 3D 模拟。他们报告了通过 4 孔通道进行该手术，然而，单孔通道可能已足够。滑结很容易在胸腔外准备好，然后用推结器移动到靶支气管。使用纯氧进行双肺通气可提高效率。

如果待切除的肺段支气管显露，那么可使用滑结法进行肺段切除术。一旦膨胀 - 萎陷线清晰可见，分界线就不会消失。此外，这种方法的一个优点是无须昂贵的设备和具备支气管镜技能的麻醉师。外科医生可在手术野中确定肺段间平面。这种方法允许以最小的成本（单丝线的成本）进行肺段切除术。

（三）选择性充气：喷射气流

1. 概述

该方法由 Tsubota 等于 20 年前首次提出[2]。Okada 等[4]2007 年提出了一个修改版本。该技术减少了侧支通气的可能性，且可简单快速地辨认肺段间平面。由于仅有计划切除的靶肺段充气膨胀，术野可保持清晰。

2. 手术步骤

这种方法的一项关键技术是纤维支气管镜检查。如前所述，首先需要显露肺门支气管。通过双腔气管内导管插入 3.5mm 的支气管纤维镜，以进入靶肺段支气管的孔口。外科医生在尖端到达孔口后使用支气管镜确定合适的切除位置（图 4-3）。开始高频振荡（40Hz，工作压力 2kg/cm^2，HFO 喷射式呼吸机）[4]。其次，通过喷射通气对靶肺段进行充气，与上述传统膨胀 - 萎陷技术有所不同。

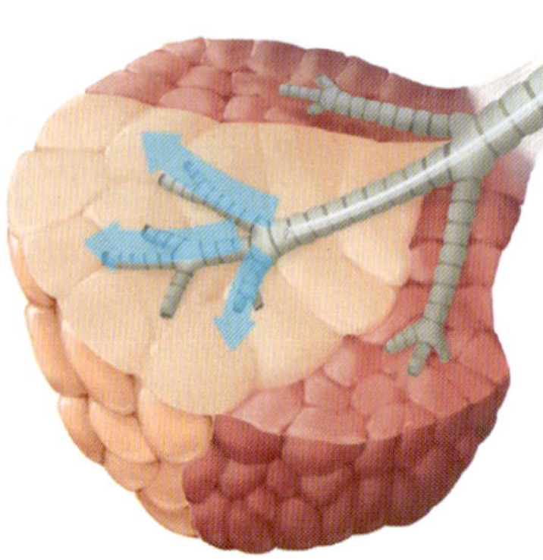

▲ 图 4–3 喷射气流法减少了侧支通气的可能性，且简单快速地提供了一个清晰的肺段间平面。通过双腔气管导管插入 **3.5mm** 的纤维支气管镜，以到达靶支气管，然后开始高频振荡，并通过喷射通气对靶肺段进行充气

3. 特定技术注意事项

这种方法的优点是，为 VATS 手术获得更清晰的术野和更宽阔的操作空间。但需要与麻醉师密切协作。这种方法可能会对某些机构造成困难，此时可能需要另一名外科医生或胸科医生配合完成。

（四）选择性充气：导管或针

1. 概述

有几种方法可直接在手术区域使用（包括针和导管），从而简化选择性充气的方法（图 4–4，视频 4–4 至视频 4–6）。Kamiyoshihara 及同事 [5] 介绍了“蝴蝶针法”（图 4–5）。外科医生可在手术区域直接对靶肺段进行充气。

2. 手术步骤

这种方法首先显露肺门支气管。建议将受累肺段的肺动脉和肺静脉分支分离。使用缝合器离断靶肺段支气管，然后使用 23 号蝶形针输送氧气 / 气流（1L）（图 4–5）。对于每段，建议选择性分离和离断靶支气管血管束根部。

3. 特定技术注意事项

胸外科医生很容易使用这种方法。然而，如果空气被吹入支气管附近的血管，会有导致空气栓塞风险 [6]，因此这种方法并不常用。为防止这种风险，建议在整个手术过程中进行负压检查，尤其是在输送空气前。如果出血，那么可能需要重新检查或更换路径。此外，建议使用导管输送空气（图 4–4B 和视频 4–5）。移除内芯后，将导管直接放置在靶支气管中。使用该器械后空气栓塞的风险会有所降低。

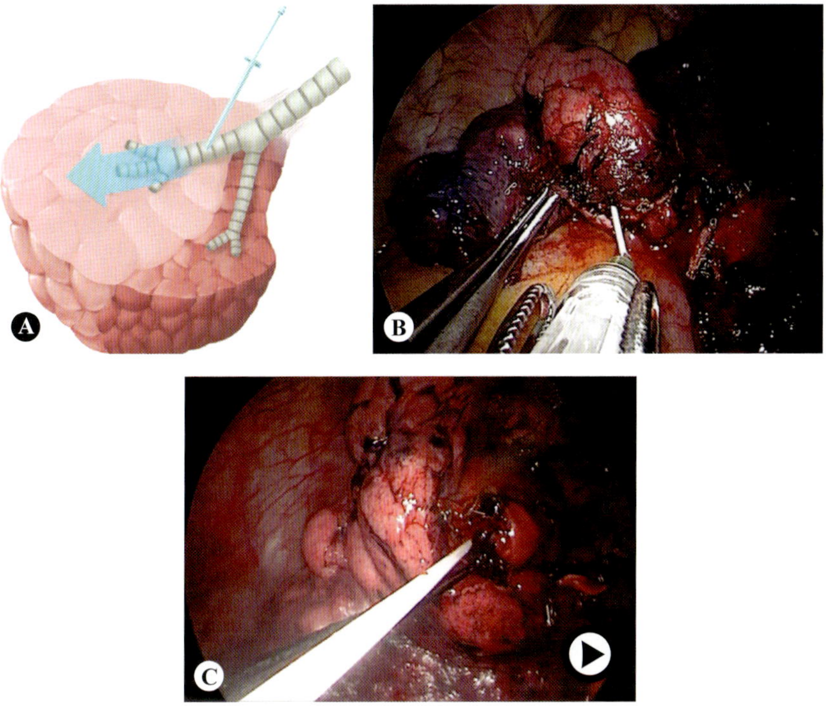

▲ 图 4-4　**A.** 分离靶肺段支气管后可使用针或导管来对靶肺段进行充气，通过向支气管部分的远端输送空气 / 氧气来对靶肺段进行充气；**B.** 导管充气操作；**C.** 针充气操作，使用选择性针充气法的单孔 **VATS** 左肺固有段切除术

（参见视频 4-4，▶ https://doi.org/10.1007/978-3-031-14455-4cf）

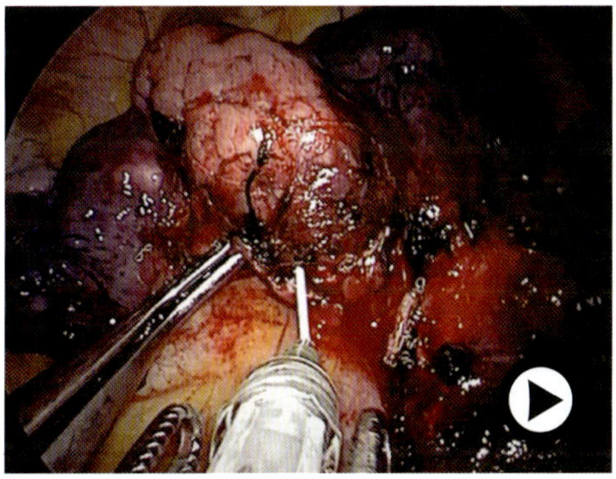

▲ 视频 4-5　使用选择性导管充气进行的单孔 **VATS** 左肺舌段切除术

（▶ https://doi.org/10.1007/978-3-031-14455-4cg）

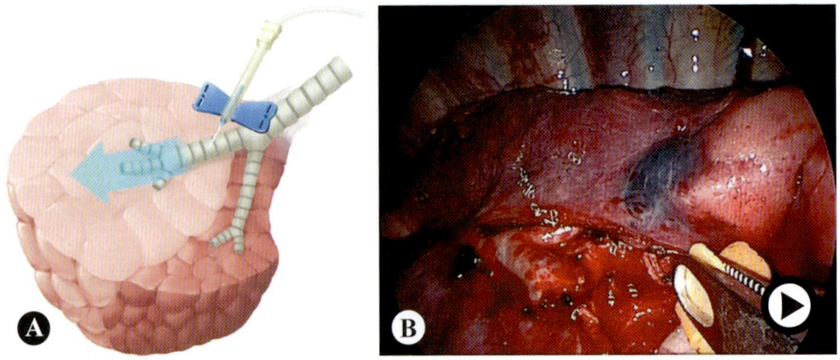

▲ 图 4–5 **A.** 在使用缝合器分离肺段支气管后，用蝶形针将气流输送到靶肺段支气管并进行选择性充气；**B.** 蝶形针充气操作，使用选择性蝶形针充气进行的单孔 **VATS** 左 **S8** 肺段切除术

（参见视频 4–6，▶ https://doi.org/10.1007/978–3–031–14455–4ch）

二、小结

本章所述方法都存在缺陷和一定的风险。对于肺炎或肺气肿患者，传统膨胀 – 萎陷法可能导致侧支通气和肺段间平面不清晰。可通过转向滑结法改善这种情况。喷射气流法很简单，但可能会受到器械或手术团队技术的限制。通过导管或针进行的选择性充气对于胸外科医生来说是一种有效技术，但有可能出现严重并发症。在肺段切除术中，可通过选择性膨胀或萎陷靶肺段获得更安全的手术切缘。

三、视频摘要

视频 4–7 展示了采用肺段间平面定界技术进行靶肺段的选择性膨胀和萎陷。

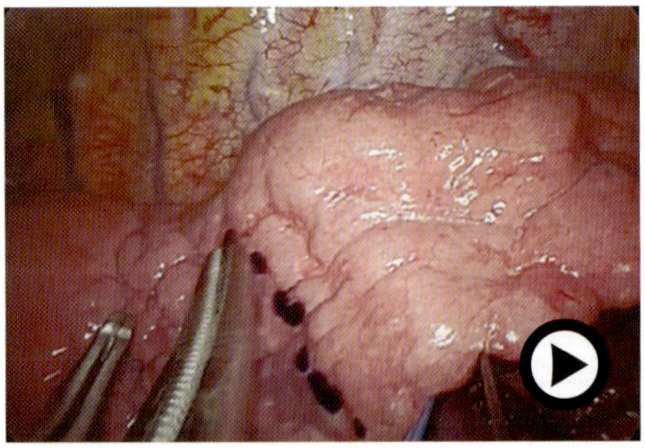

▲ 视频 4–7　肺段间平面定界技术：靶肺段的选择性膨胀和萎陷

（▶ https://doi.org/10.1007/978–3–031–14455–4ci）

关键信息

1. 膨胀 – 萎陷法简单且最常用于辨认肺段间平面。在双肺通气前可控制或结扎肺段支气管。
2. 滑结法可改善侧支通气和肺段间平面不清晰的情况。
3. 喷射气流法很简单，且手术野更清晰。需要一名合作者进行支气管镜检查。
4. 通过导管或针选择性充气的方法允许外科医生直接对靶肺段进行充气。但需注意空气栓塞风险。
5. 与麻醉师良好沟通很重要。

致谢：感谢中国台湾大学医院及分院的外科团队，以及参与开发新外科治疗技术的其他专业人员。

第 5 章　肺段间平面：吲哚菁绿*

Intersegmental Plane: Indocyanine Green

Mingyon Mun　著

周围型肺小结节（如磨玻璃影和转移性肺肿瘤）的亚肺叶切除术有助于确立病理诊断和确定根治性治疗方案[1]。尽管肺段切除术比楔形切除术更能保证足够的手术切缘，但在规划肺解剖性肺段切除术时，需要辨认肺血管的变异和肺段间平面。术前了解使用三维计算机断层扫描（three-dimensional computed tomography，3D CT）重建的肺血管和支气管解剖的个体差异对于安全非常重要，尤其是在进行解剖性肺段切除术时。试图辨认肺段间平面时，辨认肺段间线最常用的方法是靶肺段充气[2]。然而，在肺气肿患者中进行这种方法有时具有挑战性，且如果在手术期间未对肺充分放气，那么在技术上可能会不稳定。此外，在胸腔镜手术（thoracoscopic surgery，TS）过程中，充气肺偶尔会阻碍手术野。吲哚菁绿荧光（indocyanine green fluorescence，ICGF）使得能够在没有肺充气的情况下辨认肺段间平面[3, 4]。本章介绍了 ICGF 导航胸腔镜肺段切除术（thoracoscopic segmentectomy，TS-S）。

一、术前评估

相比肺叶切除术，肺段切除术要求对解剖具有更详细的了解。了解肺血管和支气管解剖的个体差异对于手术安全非常重要，尤其是进行解剖性肺段切除术时。术前常规进行多探头计算机断层扫描（multidetector computed tomography，MDCT）（图 5–1）。我们使用 MDCT 数据通过模拟软件对血管结构、肺段支气管和肿瘤进行 3D 模拟（图 5–2）。模拟工作站能够在绘制主肺段动脉

*. 本章配有视频，可根据文前“补充说明”获取观看链接。

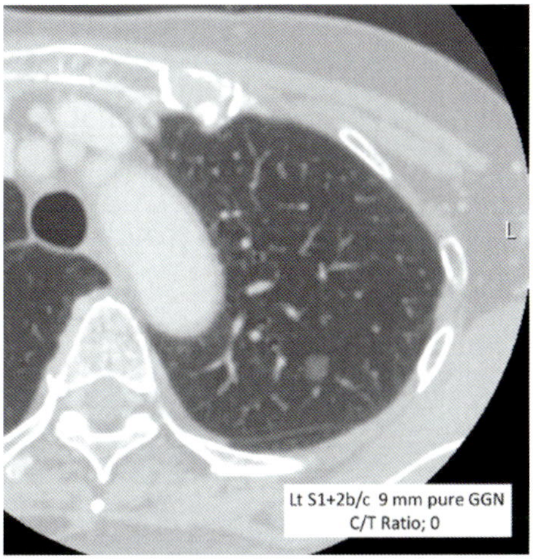

▲ 图 5-1　**术前薄层 CT**

薄层 CT 显示在左 S1+S2b/c 肺段中有一个纯磨玻璃结节（GGN），实性成分占肿瘤比例为 0%

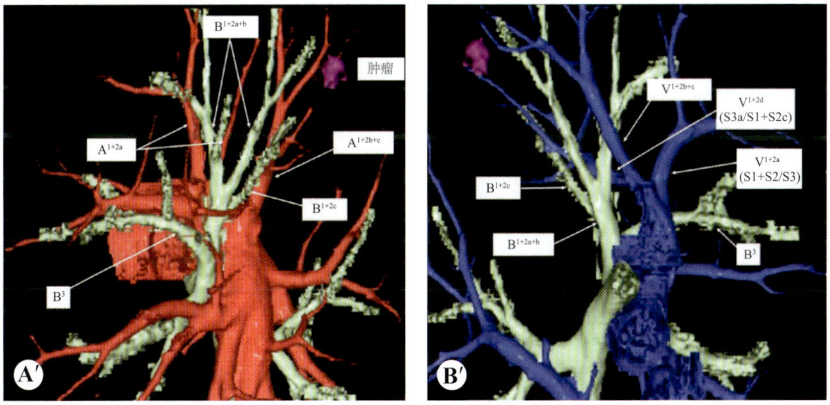

▲ 图 5-2　**3D CT，A′. 显示了肿瘤位置、肺段支气管和肺动脉；B′. 显示了肿瘤位置、肺段支气管和肺静脉。A. 肺动脉；B. 支气管；V. 肺静脉**

和计算从肿瘤到最近肺段间平面的手术切缘后创建虚拟的肺段间平面（图 5-3），因此允许为所有患者制订恰当的术前规划。

二、手术步骤

（一）肺段动脉显露和分离

在 TS-S 手术中肺段动脉和支气管的解剖和分离步骤与肺叶切除术的步骤

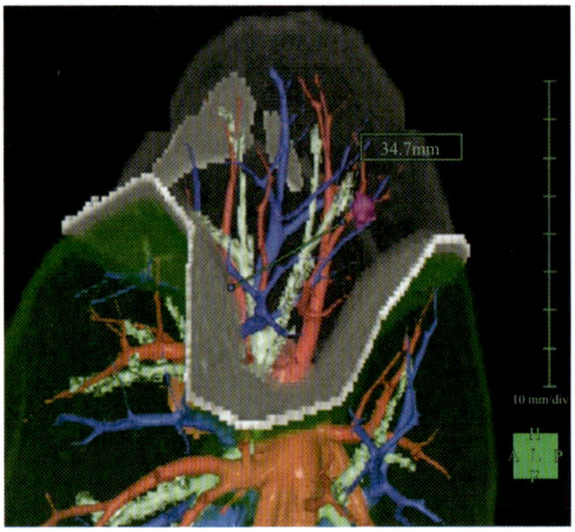

▲ 图 5-3　虚拟肺段间平面，按照肺段动脉创建虚拟肺段间平面。此外，可计算最接近的手术切缘

相同。在 ICGF 引导的 TS-S 中，需要注意术前 CT 未确定的肺动脉小分支。该方法基于肺段动脉。如果术中误认肺段动脉，那么使用吲哚菁绿（indocyanine green，ICG）导航方法就无法确定正确的肺段间平面。用内镜切割缝合器离断直径≥7mm 的肺动脉，而离断直径＜7mm 的肺动脉，可以选择用 2-0 丝线、血管夹结扎或先进的能量器械。

（二）肺段支气管的显露和分离

肺段支气管通常与肺段动脉相伴延伸。因此，肺段支气管很容易在肺段动脉后面被解剖。显露肺段支气管后，在横切肺段支气管前，应在术中通过支气管镜检查靶肺段支气管。错误辨认肺段支气管可能会导致转为肺叶切除术或至少比最初计划的更大范围的手术。

（三）解剖肺门

结扎肺段血管和支气管的远端边缘，并从切口向上拉，以在肺门处形成间隙（图 5-4）。然后，将离断的肺动脉和支气管都向外周解剖。在这个过程中，会分离一些肺段间静脉，并且在远端显露作为肺段标志的肺段间静脉。

（四）全身注射吲哚菁绿并确定肺段间边界

肺实质供血来自肺动脉和支气管动脉，应在分离主要肺段动脉和支气管后将 ICG（≤0.25mg/kg）注入外周静脉[5]。ICGF 边界在红外光下清晰可见（图 5-5）。边界线用电烙术标记，因为随着时间推移，清晰的对比度会降低。在我们的初步总结中，注射 ICG 后 20s（10～100s）出现边界，ICGF 持续了 180s

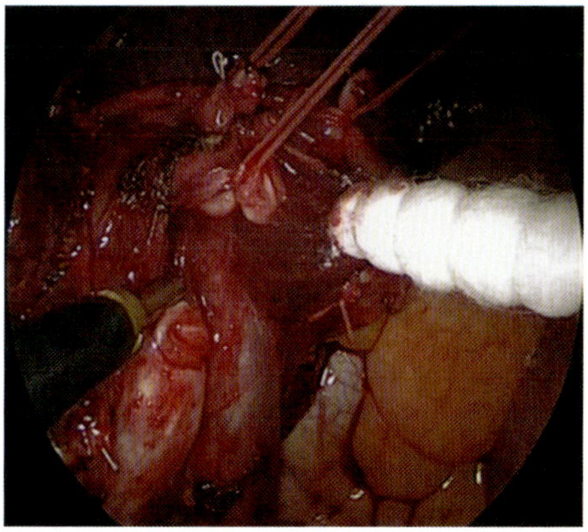

▲ 图 5-4 拉动远端切缘，为避免损伤远端切缘，结扎远端侧并从切口向上拉

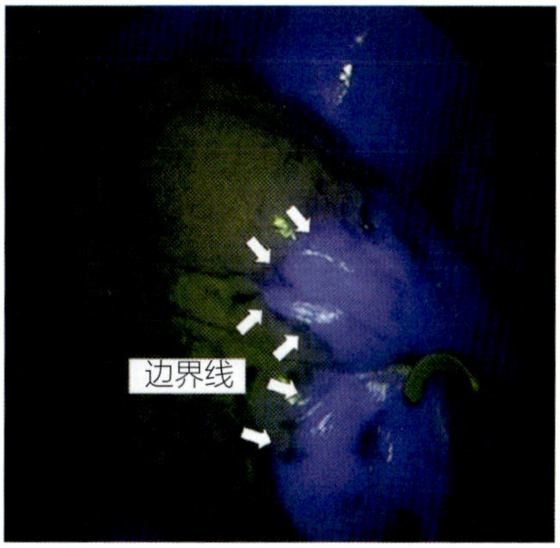

▲ 图 5-5 吲哚菁绿荧光图像显示，靶肺段很暗，剩余肺段很亮。这两个区域之间的边界视为肺段间平面（箭）

（90～300s）[4]。清晰的边界在 ICGF 出现后 30s 达到峰值，并随着时间推移降低。有效的对比持续了 70s（30～116s），足以标出边界线。这种 ICGF 方法可使用红外线胸腔镜，不会造成并发症。每种器材都有自己的特点（视频 5-1 至视频 5-3）。

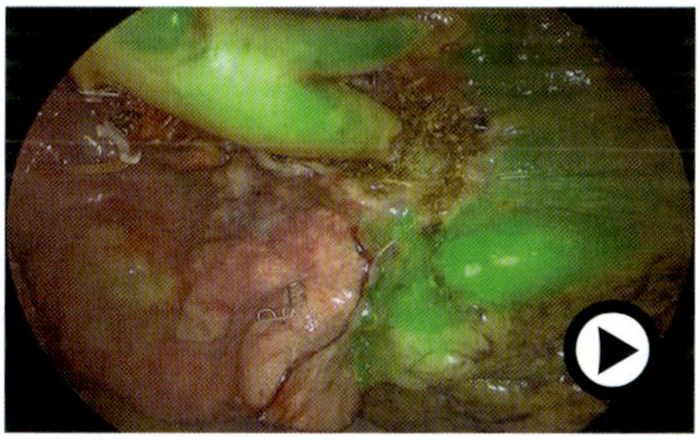

▲ 视频 5-1 ICG 荧光外观，ICG 荧光的边界与右肺 S6 的上附属裂一致

（▶https://doi.org/10.1007/978-3-031-14455-4dd）

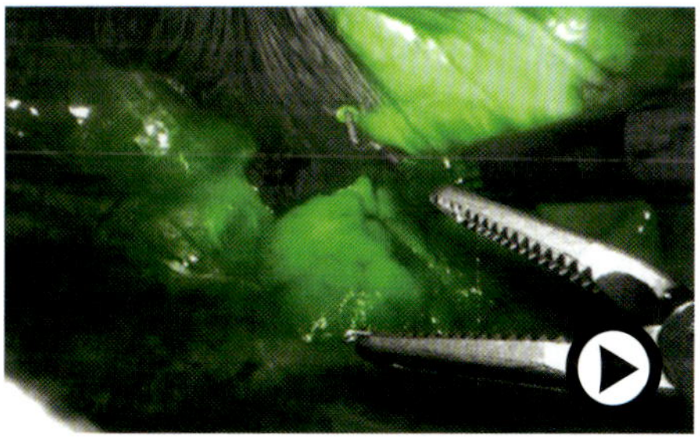

▲ 视频 5-2 ICG 荧光导航机器人辅助胸腔镜肺段切除术

（▶https://doi.org/10.1007/978-3-031-14455-4de）

（五）肺实质分离

使用电切或内镜切割缝合器沿着该边界线分离肺实质。我们通常尽量保证手术切缘大于肿瘤大小。所形成的肺门间隙允许使用内镜切割缝合器分离肺实质（图 5-6）。

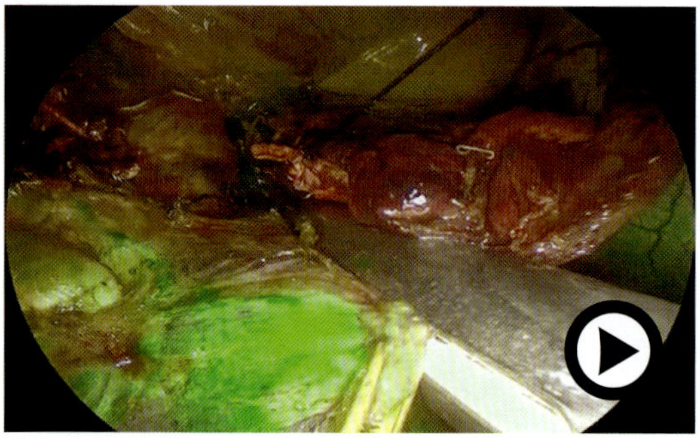

▲ 视频 5-3　**ICG 荧光导航胸腔镜右侧 S7 肺段切除术**
（▶ https://doi.org/10.1007/978-3-031-14455-4df）

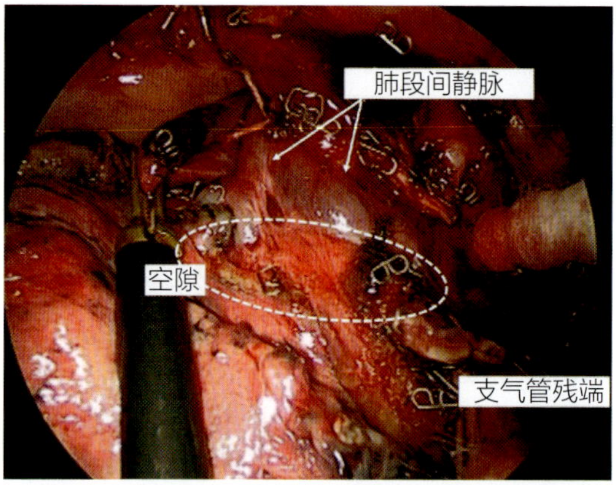

▲ 图 5-6　在肺门处形成间隙。将切除的肺段支气管和动脉从肺门处充分剥离

（六）清扫肺门淋巴结

相比楔形切除术，肺段切除术优势如下：可在术中评估肺门淋巴结[6, 7]。因此，其中一些淋巴结应送病理科进行冰冻切片诊断。如果任何肺门淋巴结呈癌阳性，那么应该从肺段切除术转为肺叶切除术。

3D CT 有助于规划解剖肺段切除术，以获得足够的手术切缘。此外，相比膨胀 – 萎陷法，利用肺动脉可以轻松快速地识别 ICGF 分界。在我们的系列报告中，会静脉注射 ICG。然而，Sekine 等报道了经支气管镜向相关支气管注射 ICG 的经验[8]。经支气管镜注射 ICG 可能比静脉注射更复杂。

辨认肺段间平面的 ICGF 导航方法也有一定的局限性。首先，ICG 会迅速代谢和褪色。清晰的对比度会随着时间推移降低。应仔细确定最大对比度的时间。其次，对于严重肺气肿或肺炭疽患者，由于肺表面血管不足，ICGF 可能无法清晰可见。如果无法很好地观察 ICGF，应尝试全肺充气。在向靶肺段充气后，再次放气。等待 10min 后，可出现膨胀 – 萎陷线。最后，ICGF 方法不能用于孕妇和过敏患者。因此膨胀 – 萎陷法可能是辨认此类患者肺段间边界的更好选择。

三、视频摘要

病例 1（视频 5–4）：接受了 TS 右侧 S9+S10 肺段切除术。术前薄层 CT 在右肺 S10 段发现一个直径 10mm 的部分实性磨玻璃结节（ground-glass nodule，GGN）。因此，ICGF 导航的 TS 右侧 S9+S10 肺段切除术适用于该患者。3D CT 显示 GGN 靠近 S9 和 S6c。手术开始时，在 S6 和基底段之间建立一条肺段间隧道。此后，夹紧肺动脉（A^{6}），静脉注射 ICG（0.25mg/kg）。在 ICGF 的边界上进行一些标记。然后，用切割缝合器分离肺实质。为确定头侧手术切缘，需分离标记头侧肺。因此，进入 A^{10} 和 S10 支气管（B）是容易的。使用内镜切割缝合器清离断 A^{9+10}。显露 B^{9+10}，通过支气管镜检查确定。此后，将其分离。结扎后分离一些肺段内静脉，并第二次注射 ICG。使用内镜切割缝合器沿着标记分离肺实质，最后清扫肺门淋巴结。因此，如果患者肝功能正常，ICGF 方法可以在手术期间重复使用，因为>90% 的 ICG 会在 15min 内代谢。

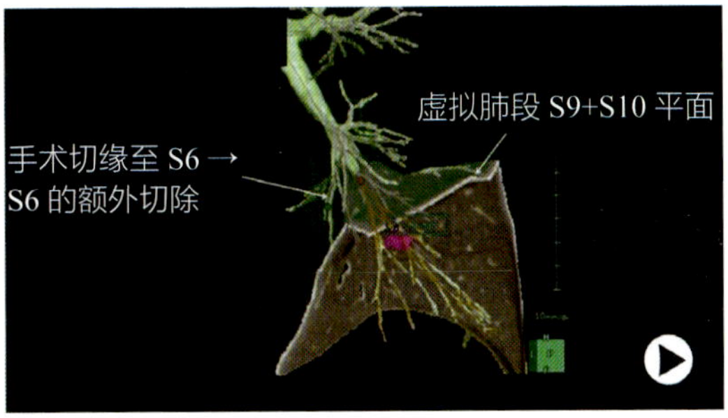

▲ 视频 5–4 病例 1：接受 TS 右侧 S9+S10 肺段切除术
（▶ https://doi.org/10.1007/978-3-031-14455-4dg）

病例 2：接受了 TS 左肺舌段切除术。左舌段发现有一个直径 10mm 的磨玻璃结节。计划进行 ICGF 导航的 TS 左肺舌段切除术。使用内镜切割缝合器离断 A^{4+5} 和 B^{4+5} 后，应用 ICG 模式并静脉注射 ICG（0.25mg/kg）。这种创新型相机系统使得 ICG 模式的背景非常清晰。因此，在出现 ICGF 时，切割缝合器可以安全地用于分离肺实质，且没有必要进行任何标记。这可以称为实时导航手术。

关键信息

1. 使用 3D 软件进行术前评估对了解解剖变异和规划正确的解剖，对肺段切除术至关重要。
2. 全身注射后的 ICGF 有助于辨认正确的肺段间平面。这种方法简单易行，可以在一次手术中多次使用。
3. ICG 可能很快褪色，导致染色减少。需仔细确定最大对比度的时间。
4. 对于严重肺气肿或肺炭疽患者，由于肺表面血管不足，ICGF 可能无法清晰可见。

第 6 章　肺段间平面：虚拟辅助肺标测（VAL-MAP）*

Intersegmental Plane: Virtual-Assisted Lung Mapping (VAL-MAP)

Masaaki Sato　Masahiro Yanagiya　著

一、VAL-MAP 的原理和适应证

虚拟辅助肺标测（virtual-assisted lung mapping，VAL-MAP）是一种支气管镜多点术前肺标测技术，可辅助亚肺叶切除（楔形切除术和肺段切除术）[1]。使用虚拟支气管镜检查和 3D CT 的技术获得的虚拟图像用于辅助实际的支气管镜标记和后续手术。VAL-MAP 用于定位难以触及的肿瘤，并在胸腔镜手术中标记恰当的切除线（即胸腔镜肺切除的导航）；进行肺段切除术时，适当的切除线可采用肺段间线的方式。在术中遇到几乎无法辨认的靶病变（如磨玻璃结节）和（或）需要仔细选择切除线以获得足够的切缘时，通常 VAL-MAP 适用于这种情况下的亚肺叶切除 [1, 2]（视频 6–1）。

二、VAL-MAP 在肺段切除术中的作用

在肺段切除术中，VAL-MAP 的染料标记可用于辨认肺段间切除线 [3, 4]，而且 VAL-MAP 在切除超出常规解剖肺段的扩大切除或复杂肺段切除术中确定切缘特别有效 [4]（视频 6–2）。

VAL-MAP 可与其他方法联合使用，以辨认肺段间平面（如膨胀 – 萎陷法）。静脉注射吲哚菁绿（ICG）（见其他章）是一种简单易行的方法，在简单的肺段

*. 本章配有视频，可根据文前“补充说明”获取观看链接。

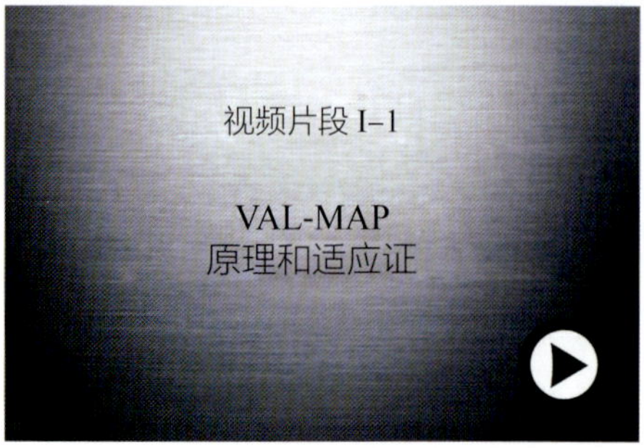

▲ 视频 6–1　**VAL-MAP 原理和适应证**

视频展示了 VAL-MAP 的原理和步骤，并简要介绍了 VAL-MAP 的适应证（▶ https://doi.org/10.1007/978–3–031–14455–4ee）

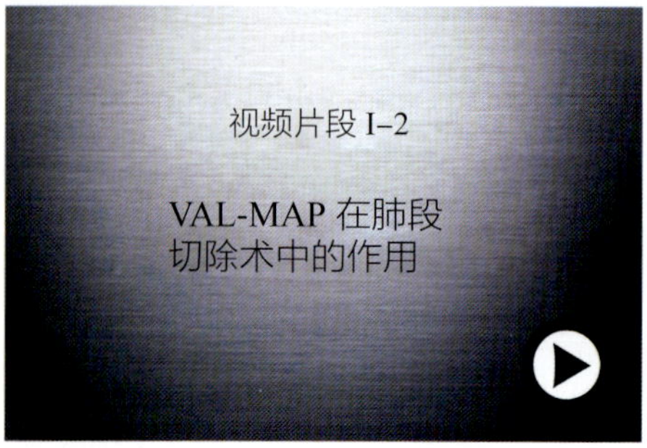

▲ 视频 6–2　**VAL-MAP 在肺段切除术中的作用**

视频展示了 VAL-MAP 在肺段切除术中的作用及其在扩大肺段切除术和联合亚肺段切除术中的应用（▶ https://doi.org/10.1007/978–3–031–14455–4ef）

切除术中可以用来辨认肺段间平面，我们最近倾向于在复杂或扩大肺段切除术中联合使用这种方法和 VAL-MAP[5]。VAL-MAP 2.0 联合染料标记和支气管内微弹簧圈可在肺段切除术中辅助确定切除线；详细解释可见本章后续部分。

三、VAL-MAP 的变异

VAL-MAP 最近出现了一些变化。在最初的 VAL-MAP 或 VAL-MAP 1.0 中，靛蓝胭脂红用作可注射染料注射后至少持续 48h[6]，或者可以使用 ICG（ICG-VAL-MAP）[7]。ICG-VAL-MAP 提供了更灵敏的可视化，同样能持续 48h（视频 6–3）。

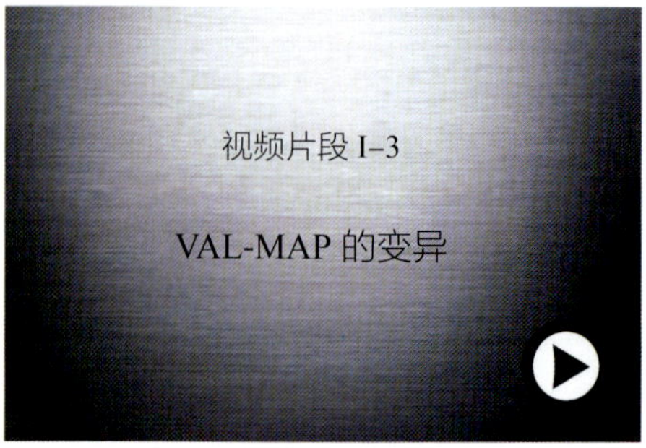

▲ 视频 6–3　**VAL-MAP 的变异**

视频展示了 VAL-MAP 的变异，包括 ICG VAL-MAP、ENB VAL-MAP 和 VAL-MAP 2.0（▶ https://doi.org/10.1007/978–3–031–14455–4eg）

在 VAL-MAP 1.0 或 ICG-VAL-MAP 中，必须进行标测后 CT 检查，以确定或调整每个染料标记的位置，并建立最终的 3D 图像，以显示肿瘤和染料标记之间的关系，以在手术中作为参考（详细描述见后述）[8]。电磁导航支气管镜检查（electromagnetic navigation bronchoscopy，ENB）是替代 CT 的一种潜在方案，它允许在支气管镜检查过程中进行更精确的导航。使用 ENB-VAL-MAP 时，可省略标测后 CT 检查，尤其是在现场使用标测后调整时[9]。

缺乏关于肺实质深处肿瘤的信息，是使用肺表面染料标记的 VAL-MAP 的主要限制[10]。为克服这一点，人们开发了联合染料标记和支气管内微弹簧圈的 VAL-MAP 2.0[11]。VAL-MAP 2.0 可靠性更高，能够进行深楔形切除术，确定深切缘。在肺段切除术中，切缘在靠近切割缝合线而不是肺门时，往往更不确定[4]；VAL-MAP 2.0 有助于沿肺实质深处的缝合口确定肺段间线 / 平面[4, 11]。

四、VAL-MAP 手术的步骤

（一）手术计划和肺标测设计

与其他定位方法相比，VAL-MAP 的关键区别在于它是用于手术的导航系统；因此，肺标测的设计取决于手术计划[2]。在执行 VAL-MAP 前，应制订手术计划，包括切除类型（楔形切除术与肺段切除术）和范围。成功切除的关键是获得足够的切缘（通常≥2cm 或≥肿瘤直径）。行肺段切除术时还应考虑支气管和脉管系统的解剖结构，从而确定切除范围。开发 3D CT 图像时，建议使用影像学工作站或计算机程序（视频 6–4）。

（二）虚拟支气管镜检查

计划 VAL-MAP 时，可使用虚拟支气管镜检查。根据手术计划，确定几个靶支气管（通常 3 个以上）及其计划染料标记的位置。Synapse Vincent®（Fujifilm Medical，Tokyo，Japan）的“标测模式”是设计肺标测的优效工具。然而，即使没有这样精密的系统，使用常规影像学工作站并手动处理虚拟支气管镜图像以选择适当靶支气管，也可以轻松制作虚拟支气管镜图像（视频 6–5）。

（三）支气管镜标测程序

支气管镜检查在术前（术前 48h 内）进行。按照各医疗机构的常规程序实施局部麻醉和镇静；充分镇静是肺标测成功的关键。然后，基于使用虚拟支气管镜图像创建的计划进行支气管镜检查。选定靶支气管后，使用填充 1ml 靛蓝胭脂红并连接到注射器的金属尖端钝头导管（PW-6C-1，Olympus，Tokyo，

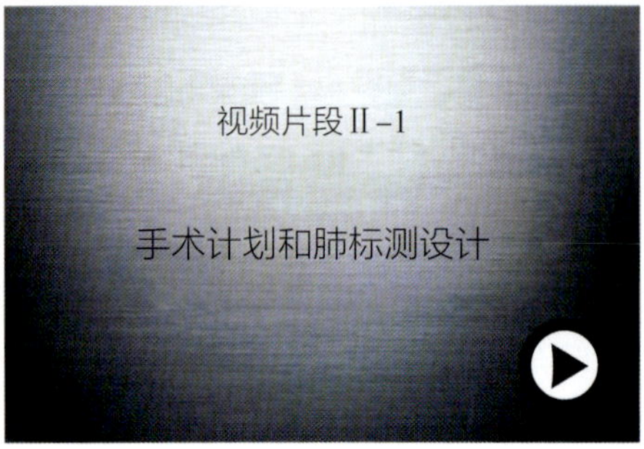

▲ 视频 6–4　手术计划和肺标测设计

VAL-MAP 的肺标测设计基于手术设计或使用影像学工作站的手术计划（▶ https://doi.org/10.1007/978–3–031–14455–4eh）

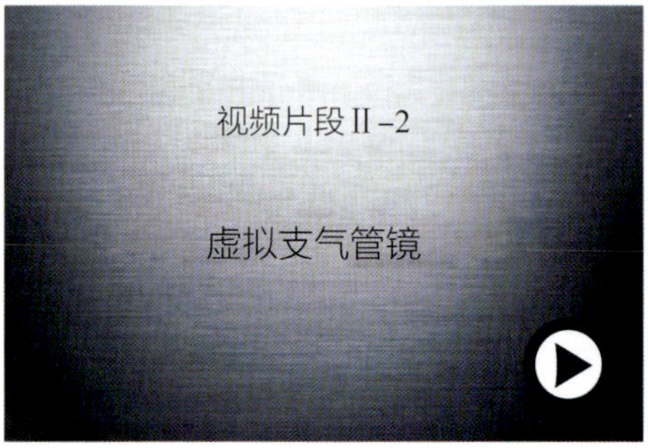

▲ 视频 6–5　虚拟支气管镜

基于肺标测设计构建虚拟支气管镜，或使用虚拟支气管镜手动确定 VAL-MAP 的靶支气管（▶ https://doi.org/10.1007/978–3–031–14455–4ei）

Japan）。导管尖端在荧光镜下观察下恰好位于胸膜下方（视频 6–6）。

如果靶标位于肺背侧，患者应采用侧卧位，靶标侧朝上，以优化肺扩张。然后推动注射器的注射染料。如果导管尖端推进到肺部最边缘，则尖端会被卡住，导致阻力太大而无法喷射染料。通过荧光镜观察下将导管尖端非常缓慢地向后拉，直至可以压下活塞。对每个靶支气管重复这一过程。

在 VAL-MAP 手术中，染料注射可能是决定 VAL-MAP 成败的最关键点。VAL-MAP 中染料标记失败的一个典型原因是一种称为“中心注射”的技术故障，出现这种技术故障时，染料注射到支气管根部的中心（视频 6–7）。

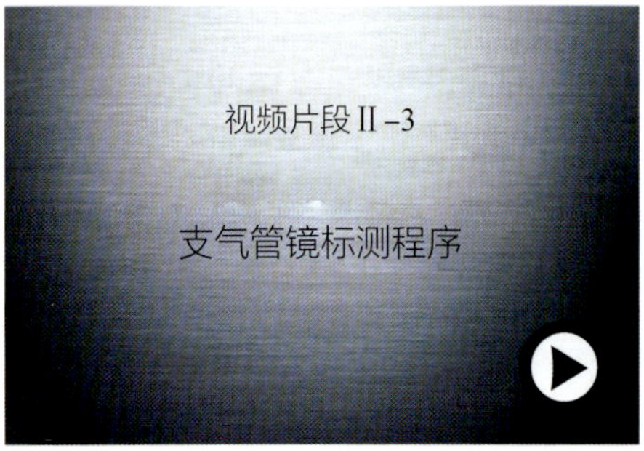

▲ 视频 6–6　支气管镜标测程序

视频展示了实际的支气管镜标测手术，包括染料注射方法（▶ https://doi.org/10.1007/978–3–031–14455–4ej）

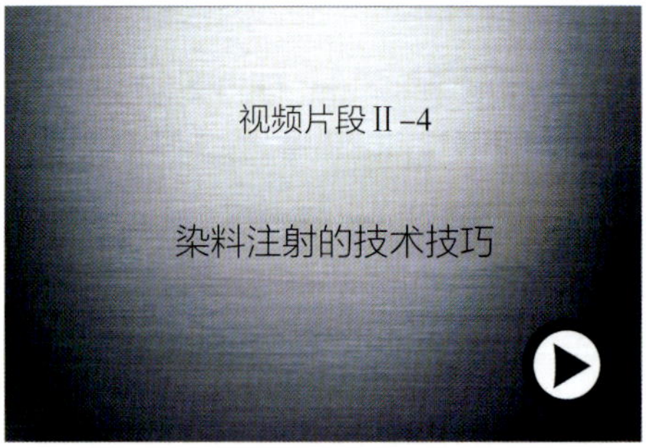

▲ 视频 6–7　染料注射的技术技巧

视频展示了标测手术中染料注射的技术技巧，重点介绍了标记失败的典型原因“中心注射”（▶ https://doi.org/10.1007/978–3–031–14455–4ek）

使用 ICG-VAL-MAP 时，我们将 0.1ml ICG 与 1ml 的靛蓝胭脂红混合。由于 ICG 比靛蓝胭脂红更为敏感，因此 0.1ml 就足够了；否则 ICG 染色面积会过大。然而，如果单独使用 0.1ml ICG，那么在标测后的 CT 中几乎检测不到染料，这一点稍后会解释。

ENB-VAL-MAP 通常在全身麻醉下进行（时间与后续手术的麻醉相同）。由于 ENB 中使用的工作通道延长，因此选用的注射导管为较长的金属尖端导管（PW-6P-1，Olympus，Tokyo，Japan）。详细技术信息已有报道 [9]。

在 VAL-MAP 2.0 中，通过导管和推送器将微弹簧圈置于支气管根部 [11]。如果同时使用同一目标支气管注射染料和放置微弹簧圈，应首先注射染料；否则微弹簧圈会在染料注射过程中引起染料迁移。详细技术信息已有报道 [11]。

（四）标测后 CT 及 3D 重建

患者在支气管镜标测手术后接受 CT。在该标测后 CT 中，注射染料的水密度显示为磨玻璃样阴影。此外，注射导管的通道可见支气管扩张。染料标记与原计划位置平均有 2～3cm 的错位 [8]。因此，VAL-MAP 必须获取标测后的 CT 图像。将 CT 图像转换为 3D 图像，包括染料标记（采用 VAL-MAP 2.0 中的微弹簧圈）和靶肿瘤的“实际”位置（视频 6–8）。

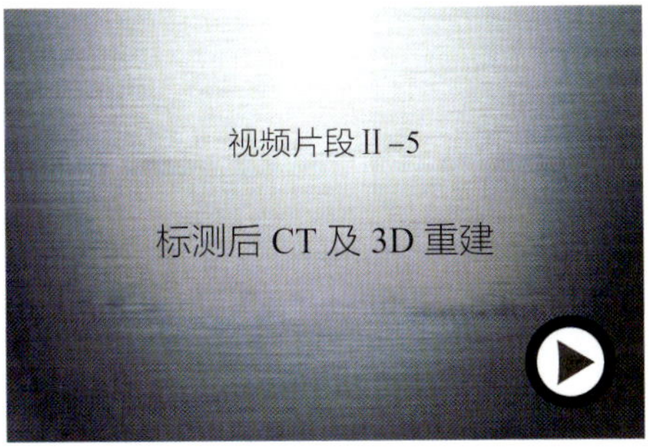

▲ **视频 6–8　标测后 CT 及 3D 重建**

视频展示了标测后 CT 的工作原理和 3D 重建图像的制作方法（▶ https://doi.org/10.1007/978-3-031-14455-4el）

ENB-VAL-MAP 通常在术前全身麻醉下进行，无须进行 CT 检查。然而，染料标记的位置即使使用 ENB 也无法完全控制。为克服这一挑战，可使用方便的工作站进行“现场调整” [9]。

五、VAL-MAP 辅助亚肺叶切除术的步骤

（一）VAL-MAP 辅助肺段切除术

在胸腔镜下辨认染料标记。存在肺塌陷时，靛蓝胭脂红有时很难辨认，此时可以对肺进行再充气提高可视性。辨认染料标记后，在肺表面上设置适当的切除线，用于楔形切除术或肺段切除术。对于相对复杂的手术，建议使用“固定缝线”标记，这样可以更容易识别钉合线[12]。完成肺门游离后，应参照染料标记和固定缝线以常规方式切割缝合肺。在 S10 肺段切除术、扩大肺段切除术或联合亚肺段切除术等复杂切除术中，可能需要进行复杂的缝合手术。建议使用“逐步缝合”技术和“周边到中心”原则[3]（视频 6–9）。

（二）扩大肺段切除术

在超出常规解剖肺段的扩大肺段切除术中，VAL-MAP 对确定切缘特别有用。可将 VAL-MAP 联合另一种方法来辨识解剖肺段（如静脉注射 ICG）（视频 6–10）。

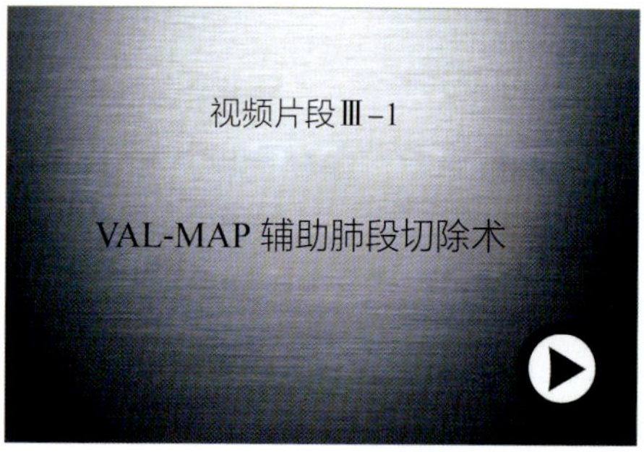

▲ 视频 6–9　VAL-MAP 辅助肺段切除术

视频展示了 VAL-MAP 辅助肺段切除术的原理（▶ https://doi.org/10.1007/978-3-031-14455-4em）

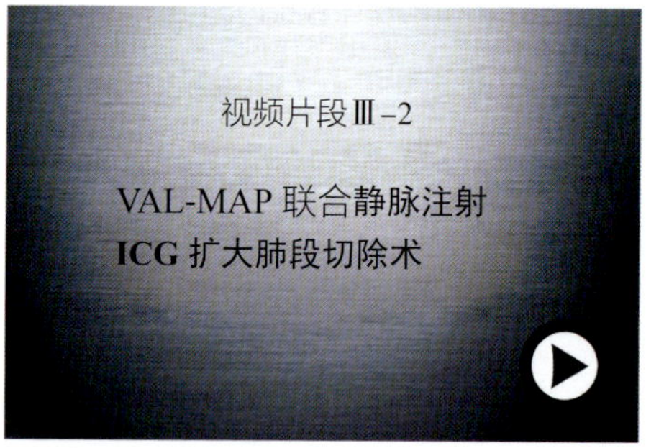

▲ 视频 6–10　静脉注射 ICG 扩大肺段切除术

在该示例中，使用靛蓝胭脂红的传统 VAL-MAP，联合静脉注射吲哚菁绿进行扩大左肺舌段切除术（▶ https://doi.org/10.1007/978-3-031-14455-4en）

（三）联合亚肺段切除术

为了完善切除区域和保护肺实质，可选用（联合）亚肺段切除术。这种手术利用了肺段切除术中肺门清扫的优点，同时将肺分成亚肺段以获得足够的切缘，可最大限度地减少切除面积。这种手术的适应证包括位置相对较深的微浸润腺癌或转移性肺肿瘤（视频 6–11）。

（四）VAL-MAP 2.0：荧光镜下切除线的调整（视频 6-12）

VAL-MAP 2.0 对于调整切除线和确定深切缘非常有用。在 VAL-MAP 2.0 中，肺部的微弹簧圈在荧光透视下可见。一旦根据胸膜表面上的染料标记沿着暂定切除线放置切割缝合器，即可打开荧光镜，并确认切缘“在肺内部”。如果暂定切除线不足，应进行调整，并反复检查切除线与微弹簧圈的关系（视频 6-12）。

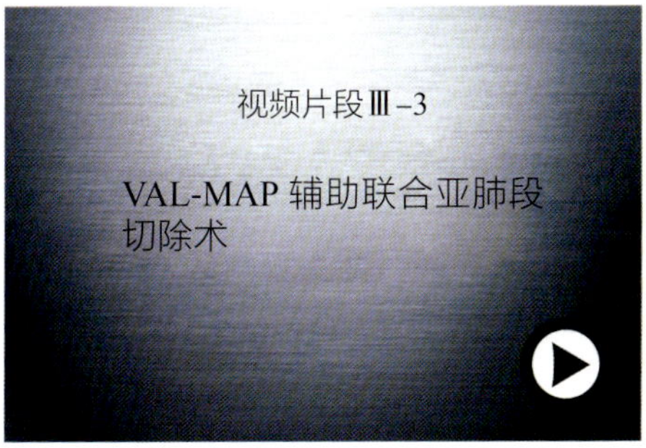

▲ **视频 6-11　联合亚肺段切除术**
在该示例中，传统 VAL-MAP 用于显示 S6b+S8a+S9a 联合亚肺段切除术中的肺段间平面(▶ https://doi.org/10.1007/978-3-031-14455-4eo）

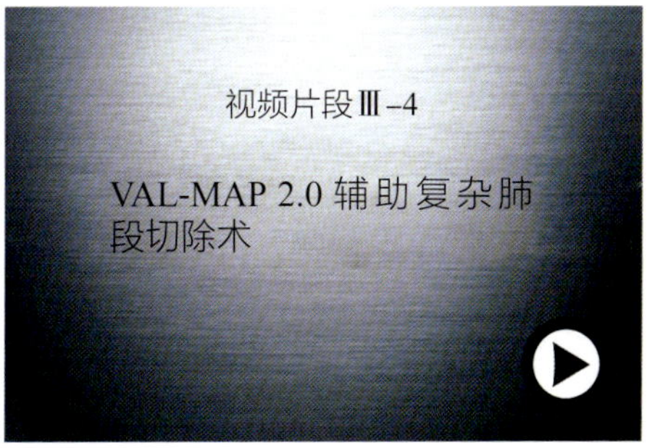

▲ **视频 6-12　VAL-MAP 2.0 辅助复杂肺段切除术**
在该示例中，带有微弹簧圈的 VAL-MAP 2.0 用于辅助左侧 S9b+S10 肺段切除术（▶ https://doi.org/10.1007/978-3-031-14455-4ep）

值得注意的是，我们证明了即使胸膜表面切割缝合线已固定，肺内部切割缝合线也几乎可以随机移动 [13]。切割缝合器应用于厚的肺组织时，如在基底段进行复杂肺段切除术（如 S10 肺段切除术）的情况下，效果更显著。我们信任 VAL-MAP 2.0 是一种强大的工具，能够在如此困难的手术中确保切缘合格，进而实现手术成功。

关键信息

1. 肺标测是一个超越传统定位的概念。
2. 确定精确的切除线也很有用。
3. 不同版本的 VAL-MAP 可用于不同目的。
4. 该过程可能看起来很复杂，一旦习惯后就简单了。
5. 仍有进一步发展的空间（视频 6-13）。

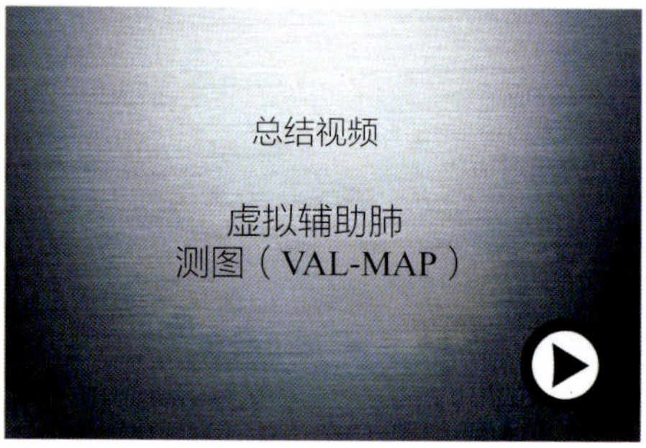

▲ 视频 6-13 **VAL-MAP 仍有进一步发展的空间**
（▶ https://doi.org/10.1007/978-3-031-14455-4eq）

第 7 章　亚肺叶切除术中的淋巴结切除术*

Lymphadenectomy During Sublobar Resections

Antonios Sideris　Joshua Boys　Mark Onaitis　著

对患者精确分期，淋巴结清扫是必需的，并且它有助于解剖显露血管和支气管。美国外科医生学会癌症委员会建议切除三组纵隔淋巴结和一组肺门淋巴结[1]。自 ACOSOG Z0030 试验发布以来，与淋巴结取样相比，是否需要全淋巴结清扫仍存在争议[2]。我们通常对所有肺部恶性肿瘤进行完整的淋巴结清扫，小磨玻璃样阴影（ground glass opacity，GGO）除外。我们将在这一章演示如何清扫纵隔、肺门、肺叶、肺段淋巴结。纵隔淋巴结转移通常是根据不同肺叶而定的，因此，建议右上肺段切除术清扫 4R 组淋巴结，左上肺段切除术清扫主动脉前和主肺动脉窗淋巴结（5 组和 6 组），两侧下肺叶清扫下肺韧带淋巴结（9 组）。在进行任何肺段切除术时，我们通常会清扫隆嵴下淋巴结（7 组）。

一、右侧淋巴结切除术的手术步骤

（一）右侧 2R 组和 4R 组淋巴结

向下牵开上叶。在奇静脉的正上方切开胸膜。向下清扫淋巴结至心包，淋巴结从下方的动脉干、后侧的气管和前侧的上腔静脉的中间区域清扫。向上清扫，在无名静脉水平上方遇到 2R 组淋巴结。因为迷走神经延伸到气管的后侧和下方，需小心辨认和保护迷走神经（图 7-1，视频 7-1）。

*. 章配有视频，可根据文前“补充说明”获取观看链接。

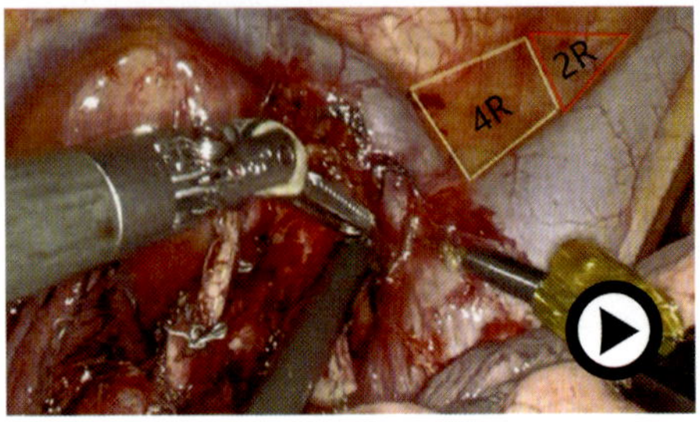

▲ 图 7-1 **2R 组和 4R 组淋巴结**

2R 组和 4R 组淋巴结清扫术（参见视频 7-1，▶ https://doi.org/10.1007/978-3-031-14455-4ff）

提示与技巧 #1

有时，可通过继续在奇静脉下方清扫并在奇静脉下方挖隧道至右侧气管旁间隙入路来清扫 4R 组淋巴结。这种操作对于位于奇静脉正后方的最下方 4R 组淋巴结也非常有用，这些淋巴结从奇静脉上缘入路很难看到。

风险与警示

1. 右喉返神经（right recurrent laryngeal nerve，RLN）位于 2R 组淋巴结上方。应避免其损伤，否则会导致右声带（vocal cord，VC）麻痹。
2. 大量淋巴管从下外侧向上内侧穿过。有时，会在夹层底部发现主胸导管或一个非常大的分支。游离时注意观察并夹闭大的淋巴通道可以降低淋巴漏和后续乳糜胸的风险。

（二）右侧 7 组、8 组和 9 组淋巴结

向外侧牵开右肺，下肺韧带被明显牵开。向下清扫 9 组淋巴结到心包、下肺静脉和食管。由于清扫是从后面和上面进行的，所以会清扫 8 组淋巴结。遇到中间支气管时，向下清扫 7 组淋巴结到心包、食管和隆嵴（图 7-2 和图 7-3，视频 7-2）。

提示与技巧 #2

进行隆嵴下清扫的入路有很多种。无论采用哪种入路，都应该清扫全部淋巴结。我们倾向于从尾侧的下肺静脉（inferior pulmonary vein，IPV）开始，向头侧前进，首先沿着中间支气管和右主支气管，然后沿着左主支气管。我们最后处理其顶端即隆嵴处，因为该区域经常有大的支气管动脉分支，可导致出血难止并导致难以识别隆嵴下的清扫情况。在接近支气管之前充分游离可能有助于在该步骤中显露支气管。使用血管夹有助于支气管动脉止血，这是肺切除术后出血的主要原因之一。临时止血可用纱布。

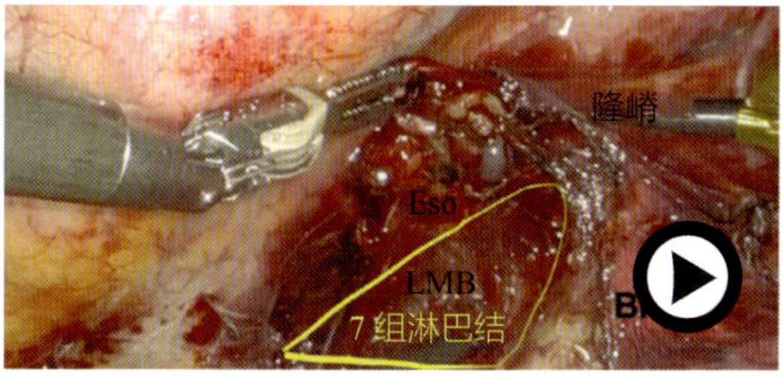

▲ **图 7-2 从右半胸（食管、中间支气管）看到的 7 组淋巴结，进行右侧 7 组淋巴结清扫（参见视频 7-2，▶ https://doi.org/10.1007/978-3-031-14455-4fg）**

Eso. 食管；BI. 中间支气管；LMB. 左主支气管

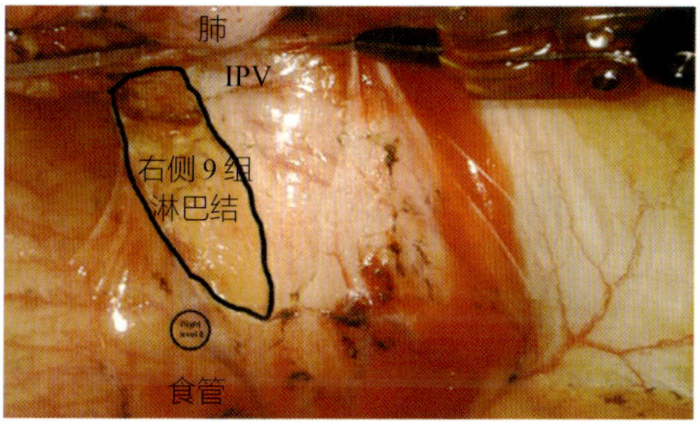

▲ **图 7-3 右侧 8 组和 9 组淋巴结**

IPV. 下肺静脉

风险与警示

1. 识别左主支气管是该清扫的关键部分。左侧双腔支气管导管的充气气囊通常呈蓝色，偶尔也可能是另一组淋巴结。由于在支气管上使用能量器械会导致支气管立即或延迟穿孔，操作者应注意这一点并保持谨慎。
2. 应及早辨认并保护食管，避免疏忽引起损伤 – 热损伤，可能要 2～3 天后才会出现临床表现，并导致灾难性后果。

（三）右侧 10 组淋巴结

有两个相关的 10 组淋巴结。第一个位于后方，中间支气管（bronchus intermedius，BI）下方，紧靠下肺静脉上方；用圈钳轻轻打开该间隙，使其朝向前肺门，以便后续进行前肺门清扫和显露下肺静脉的分支（如在背段切除术中）。

另一个 10R 组位于前上肺门，在主肺动脉（pulmonary artery，PA）发出动脉分支前方，上腔静脉和隔神经后方，奇静脉－腔静脉交界处下方。打开覆盖在上肺静脉的胸膜，用淋巴结钳抓持淋巴结包膜。小心将其从附近的主要血管结构中移开并切除（图 7–4，视频 7–3）。

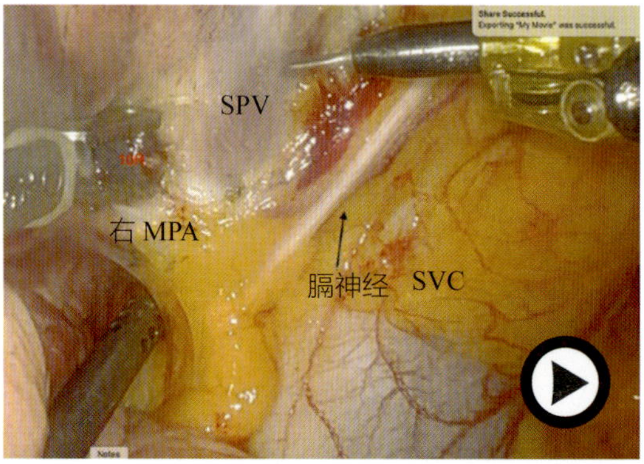

▲ 图 7–4　右侧第 10 组淋巴结清扫（参见视频 7–3，▶ https://doi.org/10.1007/978-3-031-14455-4fh）
SPV. 上肺静脉；SVC. 上腔静脉；MPA. 主肺动脉

（四）右侧 11 组淋巴结（后部分）

向前方牵开右肺。11R 组淋巴结位于右主支气管（right mainstem bronchus，RMB）与右上叶支气管（right upper lobe，RUL）和 BI 的分叉处。该区域从解剖学上看位于右斜裂后侧。切开覆盖在该区域的胸膜，完整切除支气管和肺实质之间的 11 组淋巴结（图 7–5，视频 7–4）。

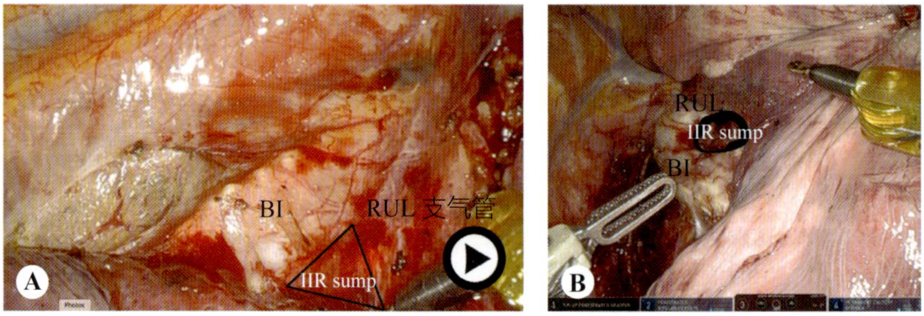

▲ 图 7–5　从上方（A）或下方（B）观察右侧 11 组（后部分）淋巴结，进行右侧 11 组（后部分）淋巴结清扫（参见视频 7–4，▶ https://doi.org/10.1007/978-3-031-14455-4fi）
BI. 中间支气管；RUL. 右上叶；IIR sump. 11R 组后部分

提示与技巧 #3

1. 完成右侧 11 组淋巴结清扫后，将后肺门与后升支动脉和背段动脉之间的后斜裂相连。切除淋巴组织有助于放置切割缝合器，从而分离后斜裂。
2. 启动清扫的最安全区域是支气管附近。随着清扫的进行，我们从包膜中缓慢推出淋巴结，露出清扫床底部，即后升支动脉的所在位置，有时则是右 MPA 所在位置。

风险与警示

1. 在 11R 组后部分淋巴结清扫过程中，须避免损伤支气管膜部。
2. 在包膜内侧谨慎缓慢地清扫可防止后升支动脉和右肺动脉（PA）主干损伤，否则可能会造成灾难性后果。

解剖变异

约有 10% 的人没有后升支动脉。

（五）右侧 12 和 13 组淋巴结

这些淋巴结位于肺段和亚肺段支气管分叉处。辨认并完全清扫需切除肺段的第 12 组，可极大地促进对拟切除肺段对应的段支气管的分离、环绕和横断（图 7–6，视频 7–5 至视频 7–7）。

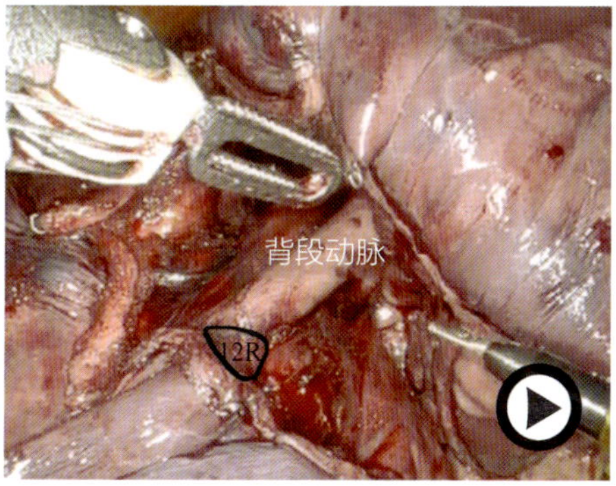

▲ 图 7–6　在右下叶背段切除术中清扫 12R 组淋巴结，右侧 S6 肺段切除术中进行右侧 12R 组清扫（参见视频 7–5，▶ https://doi.org/10.1007/978-3-031-14455-4fj）

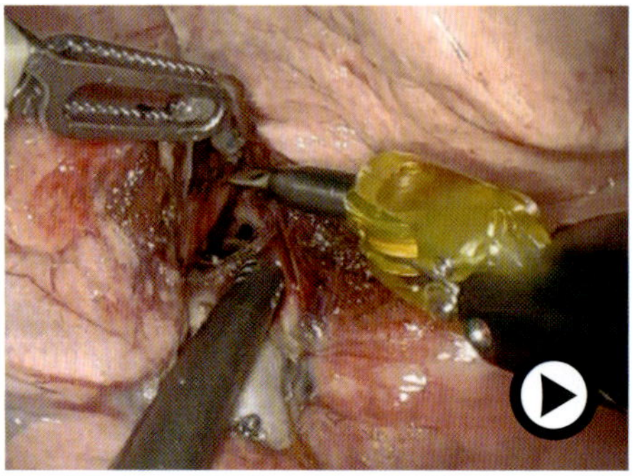

▲ 视频 7-6　右侧 **S6** 肺段切除术中，在肺裂中清扫右侧 **12R** 组淋巴结
（▶ https://doi.org/10.1007/978-3-031-14455-4fk）

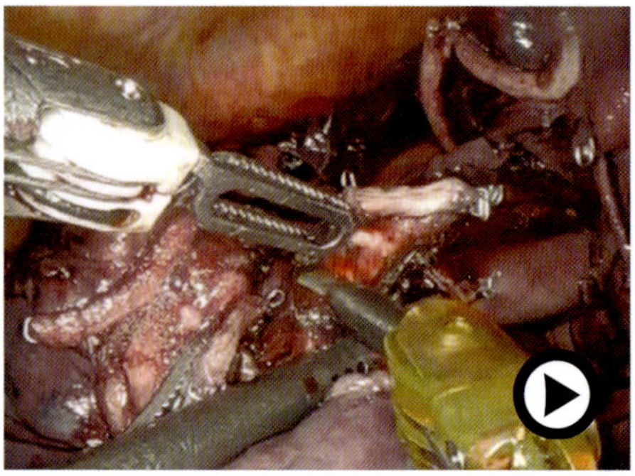

▲ 视频 7-7　右侧 **S9+S10** 肺段切除术中的右侧 **13R** 组淋巴结清扫
（▶ https://doi.org/10.1007/978-3-031-14455-4fl）

二、左肺淋巴结切除术的手术步骤

（一）左侧 5 组和 6 组淋巴结

向侧后方牵开肺部。辨认膈神经和左侧喉返神经（RLN）。结合钝性和锐性清扫方法清扫 5 组淋巴结，避免损伤膈神经和主动脉。然后清扫 6 组淋巴结，避免损伤主动脉和喉返神经（图 7-7，视频 7-8）。

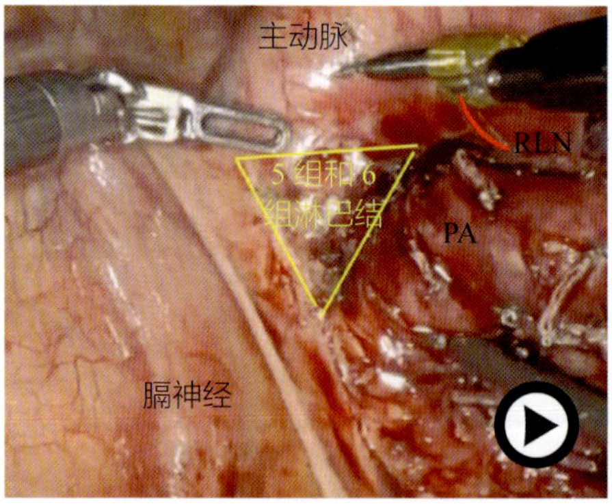

▲ 图 7-7　**5** 组和 **6** 组淋巴结及周围解剖结构

左侧 5 组和 6 组清扫，以及 7 组淋巴结清扫的左侧入路（参见视频 7-8，▶ https://doi.org/10.1007/978-3-031-14455-4fm）

RLN. 喉返神经；PA. 肺主动脉

风险与警示

需特别注意左侧 RLN 的病程，避免在该区域使用过多能量器械，因为热能传播可能会损伤左侧 RLN，从而导致左侧 VC 麻痹。

（二）左侧 7 组淋巴结

向前方牵开下叶。清扫左主支气管和下肺静脉之间区域。可在靠近支气管的地方进行清扫，并抓持淋巴结包膜。缓慢钝性和锐性清扫可将包块从纵隔取出。最终可以辨认右主支气管。将淋巴结“卷出”间隙，可辨认和保护迷走神经及食管（图 7–8，视频 7–8）。

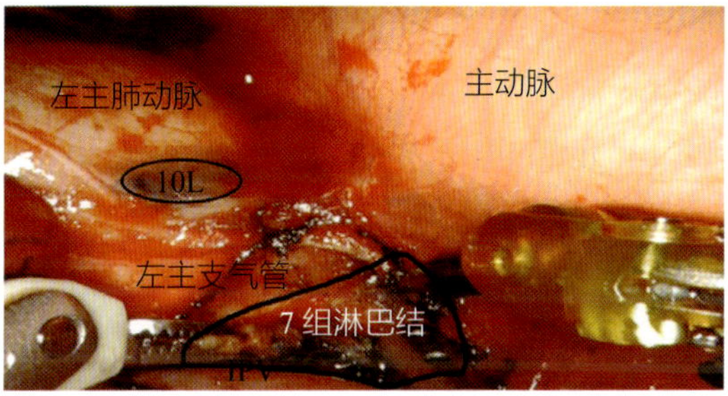

▲ **图 7–8　左侧 7 组和 10L 组淋巴结**

IPV. 下肺静脉

提示与技巧 #4

解剖从支气管开始，由前向后深入到隆嵴下间隙。通常有 1～2 条大支气管动脉为这些淋巴结供血。及早识别和夹紧可避免不必要的出血，不然会使清扫更加复杂，并模糊术野。可用纱布止血。

（三）左侧 8 组和 9 组淋巴结（图 7–9，视频 7–9）

向上外侧牵开下叶，使下肺韧带处于张力状态。通过靠近肺部的韧带进行清扫。韧带向头侧分离，直至遇到下肺静脉。抓持 9 组淋巴结，并在下方心包面和下肺静脉之间对其进行锐性分离。向头侧进行清扫时，抓持并清扫沿食管外侧显露的淋巴结，注意避免损伤迷走神经或食管。这些淋巴结构成 8 组淋巴结。

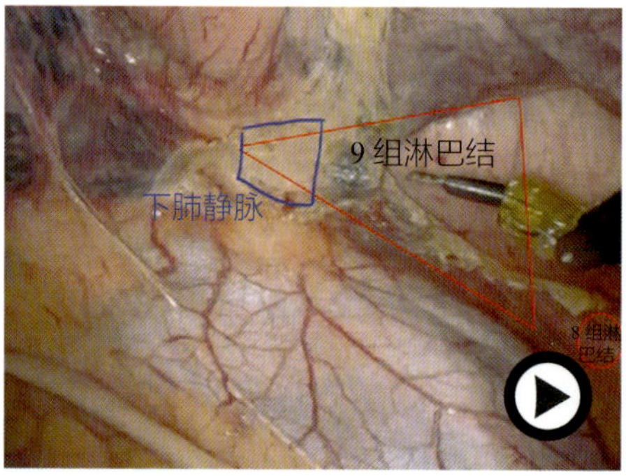

▲ **图 7–9　左侧 8 组和 9 组淋巴结清扫**

（参见视频 7–9，▶ https://doi.org/10.1007/978-3-031-14455-4fn）

（四）左侧 10 组淋巴结（图 7–8，视频 7–10）

辨认并解剖肺静脉和主支气管前后的肺门组织。可在视频中辨认膈神经和下肺静脉。清扫所有淋巴结直至心包。另一个 10L 组淋巴结位于后肺门处，即左主支气管（left mainstem bronchus，LMB）和左主肺动脉之间。向前方牵开肺部，打开覆盖在后肺门上的胸膜。辨认 10L 组淋巴结后，可小心将其从肺动脉上移除。

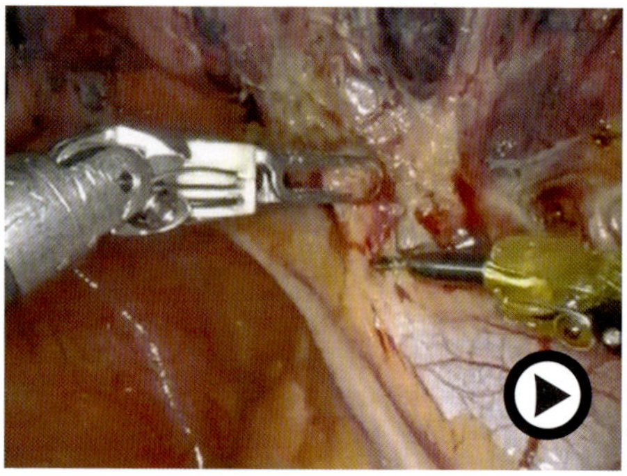

▲ **视频 7–10　左侧 10L 组淋巴结清扫**

（▶ https://doi.org/10.1007/978-3-031-14455-4fo）

提示与技巧 #5

切除后纵隔 10L 组淋巴结后可打开后肺裂面，有助于辨认肺动脉后段分支及后斜裂的分离。因为支气管热损伤抵抗力较强，因此从支气管开始进行清扫，然后小心向头侧推进，紧贴淋巴结，并随着纵隔的移动把握好释放能量的时机。

（五）左侧 11 组（下部分）淋巴结（图 7-10，视频 7-11）

向后侧方牵开肺部。解剖上下肺静脉之间区域，直至识别上叶和下叶支气管。在清扫 11 组（下部分）淋巴结时，注意识别淋巴结后方穿行的肺动脉。

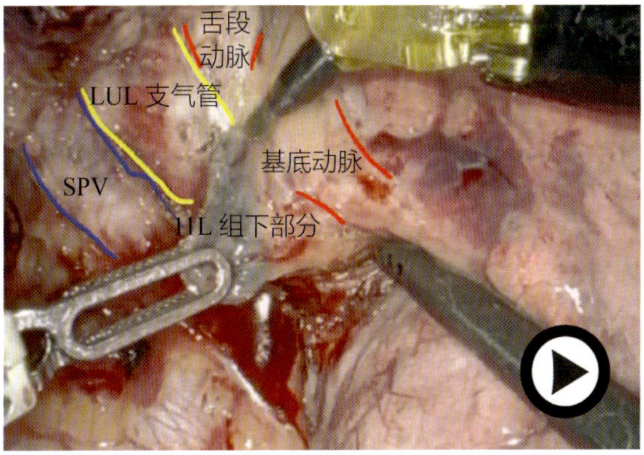

▲ **图 7-10 11L 组（下部分）淋巴结及周围解剖结构**

左侧 11L 组淋巴结（下部分）清扫（参见视频 7-11，▶ https://doi.org/10.1007/978-3-031-14455-4fp）

LUL. 左上叶；SPV. 上肺静脉

提示与技巧 #6

11L 组淋巴结的下部分位于肺基底段动脉和肺裂中的舌段动脉之间。对于肺裂发育良好的患者，交替进行前肺门和肺裂的游离可帮助移动淋巴结，避免损伤附近结构。完成左侧 11L 组（下部分）淋巴结清扫后，将肺裂与前肺门相连，以便开辟通道用于放置切割缝合器，切割缝合器可用于分离前斜裂，有助于显露解剖结构。

风险与警示

如前所述，左侧 11 组（下部分）淋巴结位于左上叶和左下叶支气管分叉与左侧舌段和基底段肺动脉分叉之间。必须小心，避免任何意外损伤这些结构。

（六）左侧 11 组（上部分）淋巴结

支气管和肺动脉到上叶的分支之间的 11 组（上部分）淋巴结几乎经常出现。这些结节在肺固有段切除术中分离静脉后清晰可见。抓持该淋巴结并缓慢清扫，注意避免损伤动脉分支和固有段支气管。建议使用钝性和锐性清扫及动脉无血管面游离相结合的方法。

（七）左侧 12 组淋巴结

随着肺段游离的进行，12 组淋巴结逐渐清晰可见。辨认并清扫这些淋巴结，可精确分离肺段结构，实现安全分离（视频 7–12）。

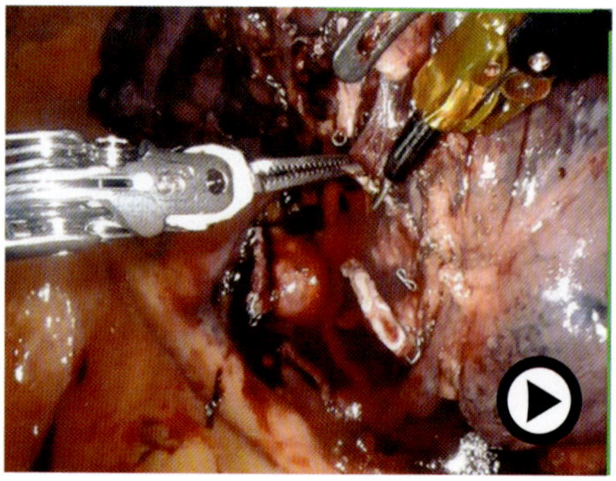

▲ 视频 7–12　保舌叶左上叶切除术中的左侧 **12L** 组淋巴结清扫
（▶ https://doi.org/10.1007/978-3-031-14455-4fq）

关键信息

1. 淋巴结清扫是任何肿瘤肺切除术的关键部分，可对癌症进行充分分期。美国外科医生学会癌症委员会建议从 3 个纵隔和 1 个肺门淋巴结站切除淋巴结。
2. 相比淋巴结取样，是否需要进行全面淋巴结清扫仍存在争议。我们通常对所有肺部恶性肿瘤进行完整淋巴结清扫，纯磨玻璃结节除外。
3. 掌握解剖知识和精细的技术，可以避免对淋巴结附近的重要结构造成危及生命的伤害。
4. 肺门淋巴结位于主要支气管分叉处。切除这些淋巴结可显露解剖结构，从而极大提高解剖性肺切除术的安全性。

第二篇 右肺亚肺叶切除术

Right Lung Sublobar Resections

第 8 章　右尖肺段切除术（S1）*

Right Apical Segmentectomy (S1)

Mong-Wei Lin　Chi-Fu Jeffrey Yang　著

一、解剖学标志

（一）动脉分支

在大多数病例中（86%），A^{1a} 和 A^{1b} 直接从上干动脉分出 [1]（图 8-1A）。另外有 13% 的病例，A^{1a} 从上干动脉直接分出，而 A^{1b} 从上干动脉分支的 A^{3} 分出。

（二）静脉分支

大多数情况下（51%～57%），亚节段静脉 V^{1a} 和 V^{1b} 一起汇入尖段静脉（V^{1}）[1]（图 8-1B）。另外最常见的（19%～26%）解剖变异模式是 V^{1b} 流入前静脉，而 V^{1a} 流入中央静脉。

（三）支气管分支

右上肺支气管分支可分为 4 种类型，即双分支型（29%～53%）、三分支型（30%～44%）、四分支型（1%～13%）和缺陷型（4%～7%）[1]。三分支型是最常见的类型（30%～44%）（图 8-2）。双分支型（B^{1}+B^{2} 和 B^{3}）是最常见的解剖变异类型（14%～27%）。

二、手术步骤

（一）尖段动脉（A^{1}）的解剖和分离

右上肺尖段（S1）切除术，第一步，打开壁胸膜，显露血管和支气管结构，

*. 本章配有视频，可根据文前“补充说明”获取观看链接。

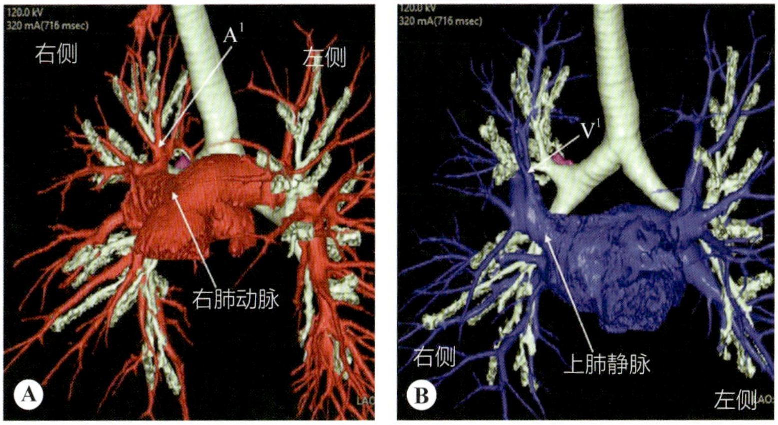

▲ **图 8-1　A.** 右上叶肺尖段的动脉分支；**B.** 右上叶肺尖段的静脉分支

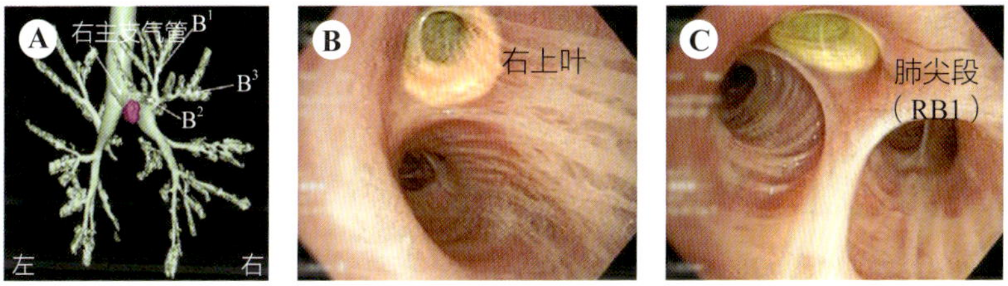

▲ **图 8-2　A.** 右上叶支气管分支；**B.** 右上叶支气管的支气管镜检查；**C.** 右肺尖段支气管的支气管镜检查

包括上干动脉根部、右上肺静脉、右上肺叶支气管、右上肺叶支气管与中间干支气管的分叉。操作顺序从右上叶肺门区至奇静脉与右上叶支气管交界处，最后至右上叶支气管背侧。在大多数情况下（86%），A^{1a} 和 A^{1b} 直接从上干动脉分出 [1]（图 8-3）。为了显露 A^1，首先打开 B^1 支气管和 A^1 之间的区域。在某些病例中，该区域可见叶间淋巴结，可在胸腔镜下通过电钩或其他能量装置切除。然后，打开 A^1 与中间动脉干之间的区域。A^1 包括上干动脉的两个分支 A^{1a} 和 A^{1b}，可以被识别和分离出来（视频 8-1）。

提示与技巧 #1

血管切割缝合器具有狭窄的砧座、可转头轴和弯曲的放置尖端，有更好的视野，有助于引导狭窄的钉砧头精确放置。套血管环可能没有用，甚至可能毫无帮助。

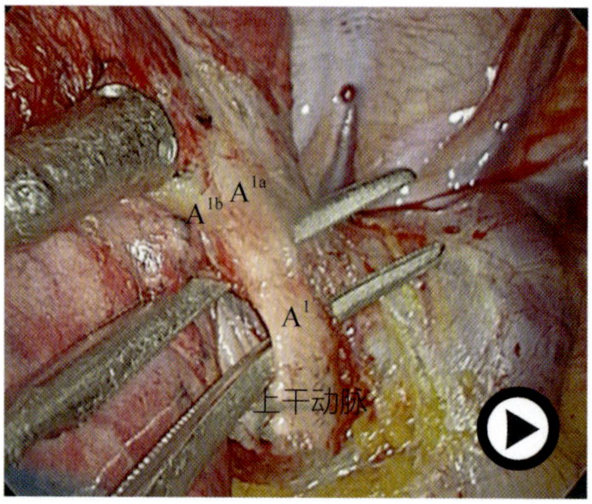

▲ 图 8-3 手术图片显示 A^1 肺动脉及其来自上干动脉的亚肺段分支（A^{1a} 和 A^{1b}）。VATS 右 S1 肺段切除术中的 A^1 肺动脉分离

（参见视频 8-1，▶ https://doi.org/10.1007/978-3-031-14455-4gg）

风险与警示

在某些病例中，后段返支动脉（A^{2a}）从 A^1 分出，应仔细识别。在术前做 3D CT 重建可以帮助确认 S1 段的血管分支，避免错误识别。

解剖变异

大约 13% 的病例中，A^{1a} 分支直接从上干动脉分出，A^{1b} 分支从上干动脉 A^3 动脉分出。

（二）右肺上叶尖段支气管（B^1）的解剖和分离

分离出 A^1 后，可将 A^1 远端残端后壁从右上叶支气管剥离，直到 B^1 和 B^3 支气管之间的分叉显露。B^1 可以用膨胀 – 萎陷法进行判定。B^1 支气管可以用内镜器械夹闭，然后恢复双肺通气，当 S2 和 S3 段通气时，由于 B^1 支气管被阻塞，S1 段仍然保持塌陷。也可以通过支气管镜选择性地向 B^1 通气来确认 B^1 支气管。然后用切割缝合器离断 B^1 支气管（图 8-4，视频 8-2）。

提示与技巧 #2

充分显露 B^1 后部很重要，可以更好地显露 B^1 和 B^2 之间的分叉，还可避免气道的损伤。

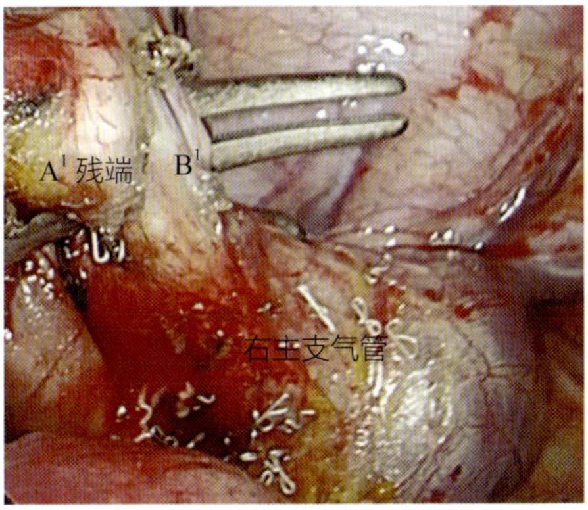

▲ 图 8-4　**B^1** 支气管及邻近结构的手术照片

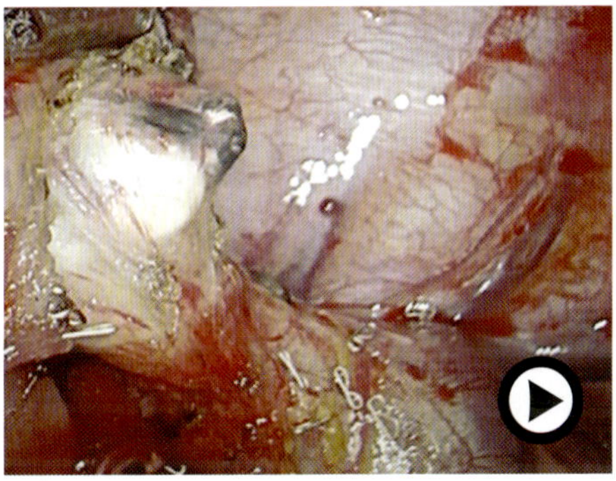

▲ 视频 8-2　**VATS** 右 **S1** 肺段切除术中 **B^1** 支气管的显露和分离
（▶ https://doi.org/10.1007/978-3-031-14455-4gh）

风险与警示

在瘦弱的女性患者中，右上叶支气管较小，在这一步可能被误扎和离断。在离断 B^1 之前，要常规使用膨胀 – 萎陷法对 B^1 分支进行确认，以避免影响 S2 和 S3 段。

解剖变异

右上叶支气管最常见的两种解剖模式是三分支型和双分支型（B^1 + B^2 和 B^3）。这两种最常见的情况，B^1 分支可以直接分离出来。然而，在双分支型（B^2 + B^1 和 B^3）、缺陷型和四分支型中，B^1 伴有另一肺段的支气管，需要通过术前 3D CT 重建进行辨别。

（三）尖段静脉（V^1）的解剖和分离

将尖段动脉和尖段支气管离断后，先将上肺静脉和膈神经之间的壁胸膜打开，然后可以识别出尖段静脉 V^1（图 8–5）。可以用血管闭合器或能量设备来离断 V^1（视频 8–3）。

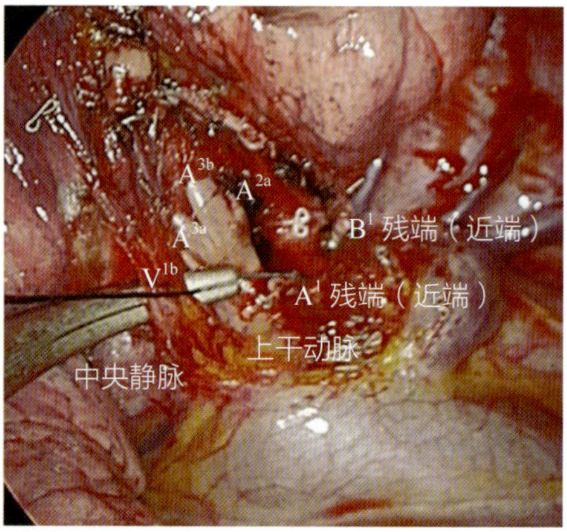

▲ 图 8–5　显示用缝线环绕 V^1 的手术照片

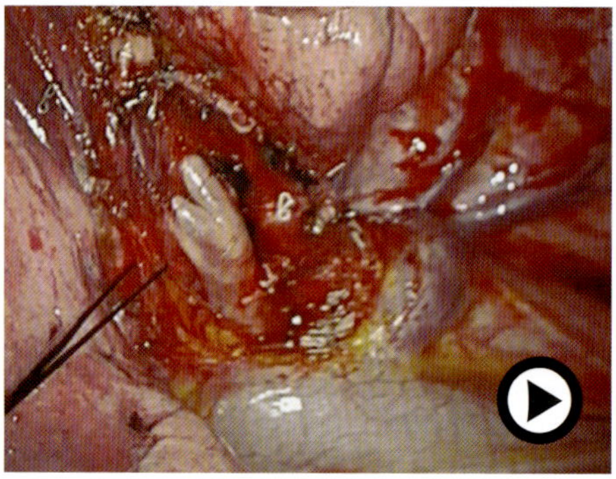

▲ 视频 8–3　VATS 右 S1 肺段切除术中 V^1 肺静脉的分离
（▶ https://doi.org/10.1007/978-3-031-14455-4gi）

提示与技巧 #3

在单孔胸腔镜术式中，肺静脉靠近操作口的位置，V^1 分支可用 2–0 丝线环绕牵引，与其他分支分离。在多操作孔术式中，切割缝合器可以从胸腔镜观察口进入。胸腔镜切换到操作孔进行观察。

风险与警示

通常肺动脉位于肺静脉的后方，术者在解剖、套扎和分离肺尖段静脉时，应注意不要损伤肺动脉分支。

解剖变异

在 51%～57% 的病例中，V^{1a} 和 V^{1b} 可引流至前静脉，另外在 19%～26% 的病例中，V^{1b} 流入前静脉，V^{1a} 流入中央静脉 [1]。

（四）肺段间平面的识别和划分

在识别和分割肺段间平面之前，用内镜器械抬高远端 B^1 残端。很关键的一步是使用棉棒、内镜剪刀、能量设备和电钩等设备，将 B^1 的后壁和 S1 肺段相邻的薄壁组织从 S2 和 S3 肺段中剥离出来。可以增加肺段之间的间隙，确保 A^1、V^1、B^1 的所有分割组织残端都包含在切除的标本中（视频 8–4）。

肺组织的肺段间平面可以通过选择充气法、吲哚菁绿荧光成像技术（图 8–6），或者虚拟辅助肺标测图（VAL-MAP）来确定。这些技术的细节在本书前几章中均有描述。每种识别方法都有其优缺点。具体选择什么方法主要取决于设备的可用性。医生可以根据自身设施的条件，在不同的机构中选择使用不同的技术。

识别出肺段间平面后，可通过切割缝合器或能量设备进行肺段分离。大部分回顾性研究表明，这两种方法的围术期预后尚不清楚。一项单中心、前瞻性随机对照临床试验（NCT03192904）显示，在肺段切除术中使用吻合器分离肺段间平面可以减少术后并发症，且不影响肺功能或增加经济负担 [2]。这个问题还需要更多的前瞻性随机对照试验来进一步证明。

对于切割缝合器的分离方法，术者应注意将 A^1、V^1 和 B^1 的所有残端包含在切割缝合器远端，同时也应注意不要损害残留的 S2 和 S3 肺段的相邻血管和支气管结构。对于用能量设备方法，可以沿 V^{1b} 和 V^{2a} 平面切割肺组织。经电灼法切断肺段间平面后，可使用胸膜密封胶来减少术后漏气，缩短胸管留置时间和住院时间。

三、视频摘要

视频 8–5 展示了右侧 S1 肺段切除术详细步骤，可作为本章的总结。

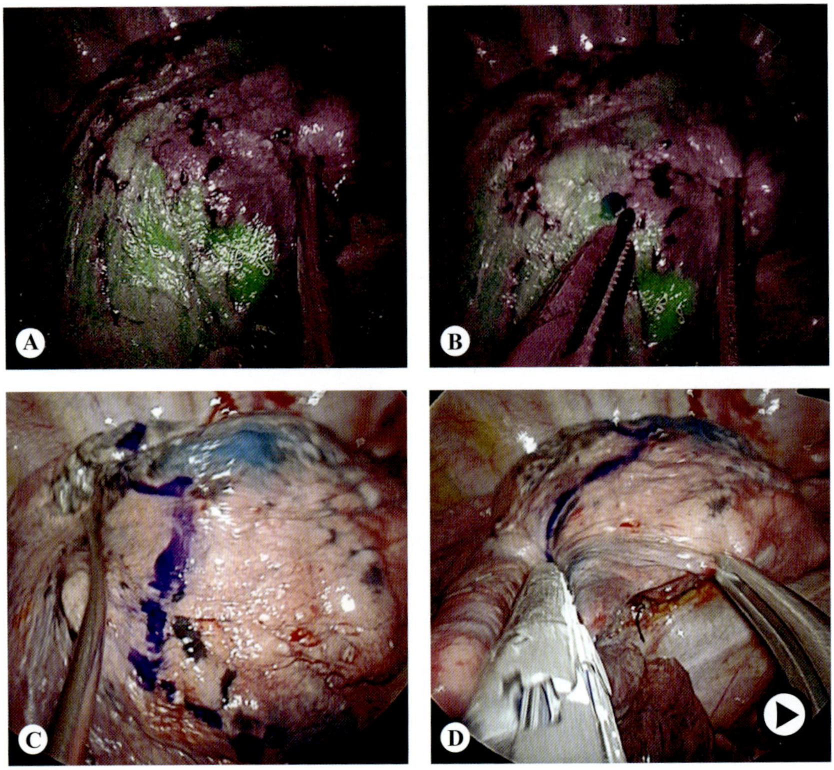

▲ 图 8-6　**VATS 右 S1 肺段切除术中肺段间平面的识别和分离**

A. 在 S1 肺段切除术中用吲哚菁绿荧光成像技术识别肺段间平面的手术照片；B. 可以使用外科记号笔进行标记；C. 可以清楚地识别标记的肺段间平面和局部肿瘤位置；D. 识别肺段间平面后，可以用缝合器分离肺段间平面（参见视频 8-4，▶ https://doi.org/10.1007/978-3-031-14455-4gj）

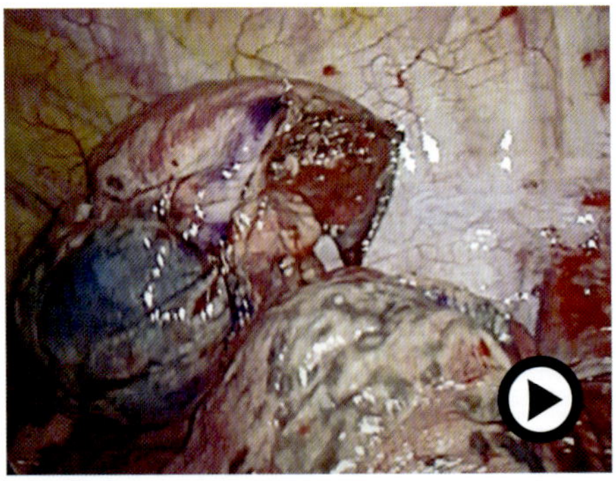

▲ 视频 8-5　胸腔镜右肺尖肺段（S1）切除术

（▶ https://doi.org/10.1007/978-3-031-14455-4gk）

关键信息

1. 在肺段切除术前图像规划中，3D 图像重建越来越常用。使用这些三维模型，可以更清楚地识别右肺尖段的解剖变异。
2. 第一步是识别和分离 A^1。在大多数病例中，A^{1a} 和 A^{1b} 直接从上干动脉分出。
3. 第二步是分离 B^1。常规使用膨胀 – 萎陷法来确认 B^1 非常重要，可以避免损伤 S2 和 S3 肺段支气管。
4. 第三步是分离 V^1。50% 以上的病例中，V^{1a} 和 V^{1b} 共同汇入前静脉，可同时分离。
5. 当所有节段结构被分离后，使用本书前几章中描述的任何技术清楚地识别 S1 和 S2～S3 之间的肺段平面。由前向后分离肺段间平面，切除肺标本中要包括 A^1、V^1 和 B^1 所有分离的残端。

致谢：感谢中国台湾大学医学院医学博士 Ying-Tung Hsieh 为图片制作提供的帮助。

第9章　右肺后段切除术（S2）*

Right Posterior Segmentectomy (S2)

Santiago Figueroa　Carlos Galvez　Sergio Bolufer　Andrés Obeso
Richard Wins　Genaro Galán　Irene Pastor　著

一、解剖标志

（一）肺段动脉

S2 的动脉供应基于两个分支：一个肺动脉返支（A^2 rec），起源于肺动脉上干和一个肺动脉升支（A^2asc），从肺裂旁肺动脉发出。大部分情况这两个动脉分支都可以识别，在 30% 的患者中有一个动脉分支缺失[1]（图 9-1A）。

A^2 rec 是来自肺动脉上干的后支，最常表现的动脉分支为 $A^3 + A^1 + A^2$，$A^1 + A^2$ 共干也比较常见。在 CT 中识别这一分支对术前计划非常有用。

A^2 asc 起源于肺裂的中间肺动脉，呈单支或双支（12%）[2]。它也可以起源于 A^6 共干（2%～5%）[2,3] 或与 A^3 共干（4%）[2]。

（二）肺段静脉

S2 静脉回流的模式更为多变。最常见的分支汇入中央静脉，沿肺裂走行。在 A^2 asc 的起点附近通常有一支大的后段静脉 V^2，有时也有一个小的静脉 V^2 t，垂直于 A^2 asc 的上方（图 9-1B）。

更多一些变异包括静脉分支从肺裂汇入中央静脉，流向 V^6，甚至穿过中间支气管后面直接进入下肺静脉（2%）[2]，直接汇入左心房也有报道[4]。

（三）肺段支气管

右上肺叶支气管最常见的结构形态是分为三段支气管，即尖段支气管（B^1）、后段支气管（B^2）和前段支气管（B^3）（图 9-2）。

*. 本章配有视频，可根据文前“补充说明”获取观看链接。

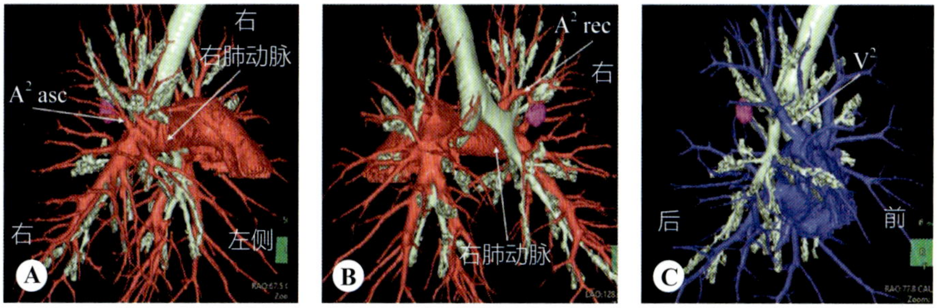

▲ **图 9-1　右上叶动脉分支（A 和 B）和右上叶静脉分支（C）**

A^2 rec. 肺动脉返支；A^2asc. 肺动脉升支

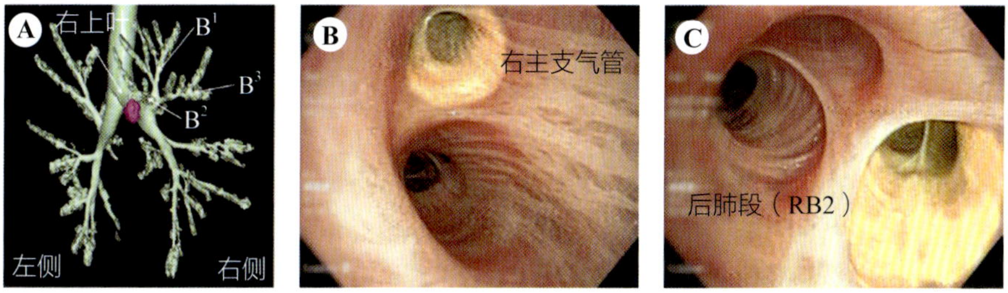

▲ **图 9-2　A. 右上叶支气管分支；B. 右上叶支气管的支气管镜检查；C. 后肺段支气管的支气管镜检查**

有时 B^1+B^2 支气管共干，B^3 是一个独立的分支。也有 B^{1+3} 共干情况和罕见的 B^{2+3} 共干可能。

在不到 3% 的人群中可见四分支型，有四个管道。

另一种罕见变异（0.1%～2%）就是“气管支气管”，也被称为“猪支气管”，附属支气管直接从主支气管发出，它可以为整个右上肺叶提供通气，也可以只提供一个肺段通气。

二、手术步骤

（一）打开肺裂

在斜裂发育不完整的病例中，右肺后段切除术的第一步是打开后斜裂（视频 9-1）。

在斜裂和水平裂的汇合处进行剥离，直到确定并显露中间干肺动脉，提供足够的血管控制。

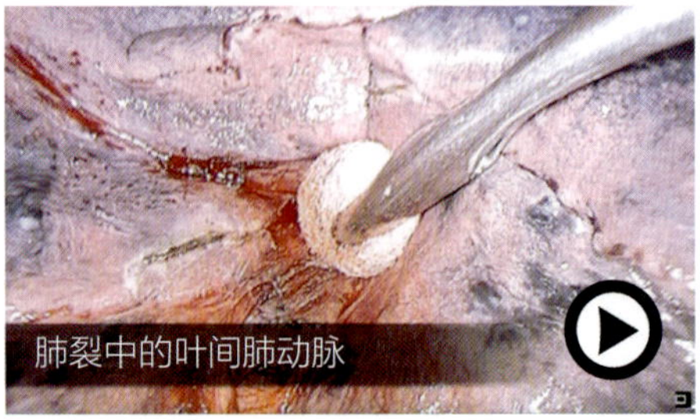

▲ 视频 9–1　后斜裂分离

（▶ https://doi.org/10.1007/978-3-031-14455-4hh）

提示与技巧 #1

如果肺裂水平肺组织太厚，有一个好的技巧可用来显露动脉：前肺门部找到中心静脉（图 9–3），在其上方分离形成一个隧道，用切割缝合器将水平裂打开，找到肺动脉（图 9–4，视频 9–2）。

将肺叶前拉出支气管，并剥离右肺上叶与中间支气管之间的隆嵴，清扫叶间淋巴结，以便于后裂的分离。

然后回到标准显露视野，在 A^6 后方形成一个隧道到达支气管隆嵴，然后用切割缝合器打开后斜裂。

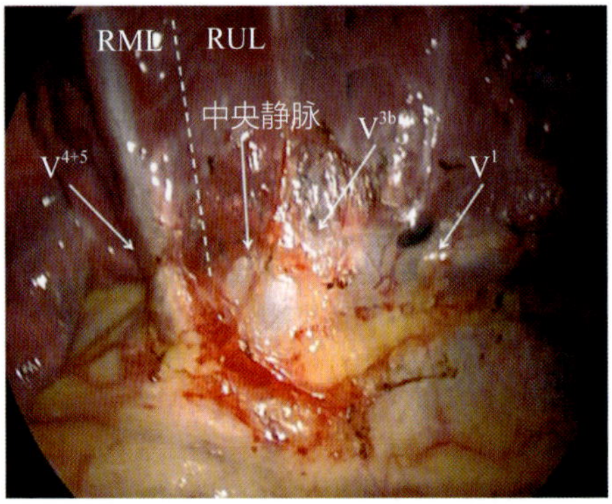

▲ 图 9–3　前肺门中识别中央静脉

RML. 右肺中叶；RUL. 右肺上叶

（二）分离和阻断 A^2asc

如果肺裂处有 S2 肺段的肺动脉升支（A^2 asc），此时阻断和分离它有利于下一步操作，肺段有更好的活动度（图 9–5，视频 9–3）。有时可以在 A^2 asc 起源

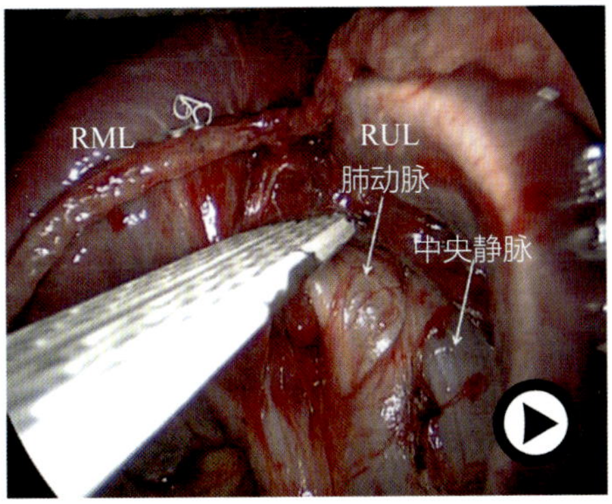

▲ 图 9-4　用隧道技术分离水平裂以显露叶间动脉（参见视频 9-2，▶ https://doi.org/10.1007/978-3-031-14455-4hi）
RML. 右肺中叶；RUL. 右肺上叶

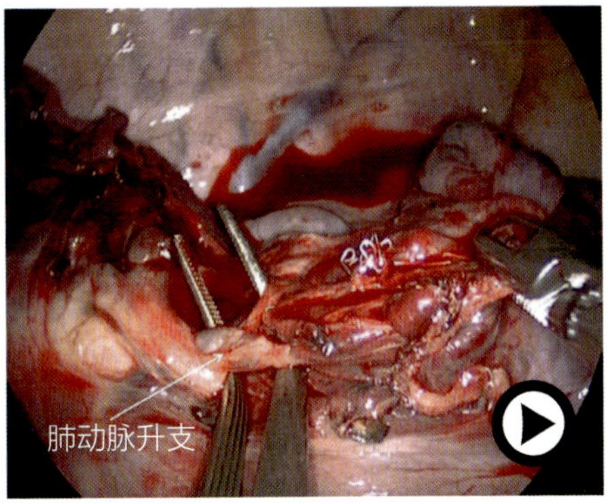

▲ 图 9-5　在肺裂中显露肺动脉升支（A^2asc），A^2asc 的阻断和分离
（参见视频 9-3，▶ https://doi.org/10.1007/978-3-031-14455-4hj）

附近发现一支小的静脉，在其正上方垂直走行：该分支称为 V^2 t，如果不能安全游离动脉分支，则应将 V^2 t 离断（图 9-6）。

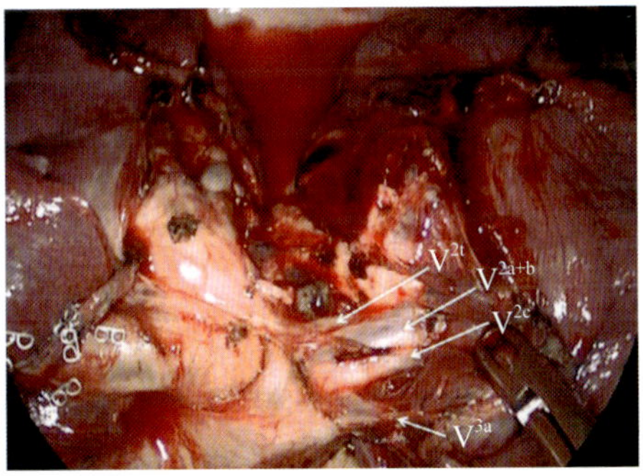

▲ 图 9-6　显露中央静脉分支

解剖变异

1. 除 V^2 t 外，在肺裂中可见 S2 肺段的非典型静脉分支，或引流至中央静脉（视频 9-4），或引流至 V^6（图 9-7）。它们应该被分离和阻断，以便更好地显露 A^2 asc。
2. S2 肺段可发现另一条升动脉，通常小于升主动脉（图 9-8，视频 9-5）。

动脉可以用切割缝合器切开，但小口径血管不推荐用该方法。对于小分支，首选是在近端放置血管夹或丝线结扎，并使用双极电凝或超声刀离断血管远端。

请注意，A^2asc 阻断和分离后可以在前方看到 B^2，但建议稍后再解剖它。

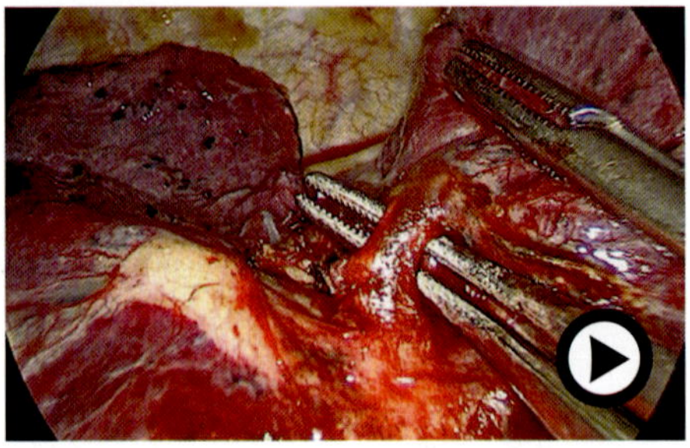

▲ 视频 9–4　V^2 汇入中央静脉的非典型分支

（▶ https://doi.org/10.1007/978–3–031–14455–4hk）

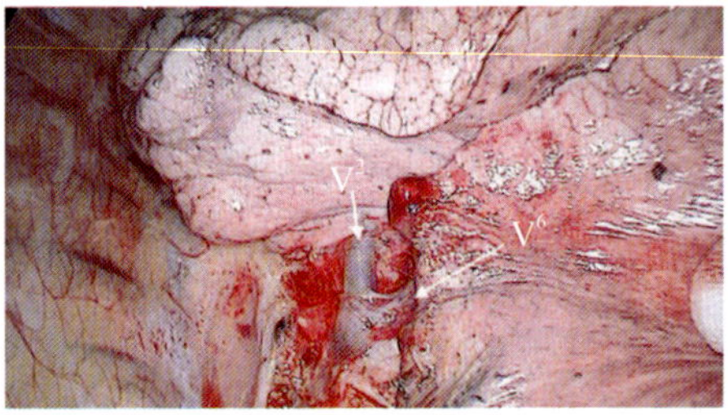

▲ 图 9–7　V^6+V^2 后支共干

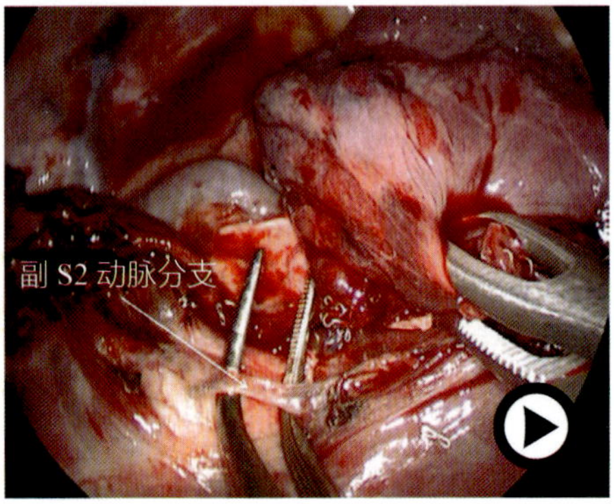

▲ 图 9–8　肺裂内的 A^2asc 另一分支

（参见视频 9–5，▶ https://doi.org/10.1007/978–3–031–14455–4hl）

（三）显露中央静脉及其分支

继续分离中央静脉，它就在肺裂的上方。通常可见 S3 肺段的前分支（V^{3a}），然后是肺段间的 V^{2c}，更粗的 V^{2a+b} 主干，有时可见非常靠近肺裂的细分支（V^2t），前面已经提到过（图 9–6，视频 9–6 和视频 9–7）。

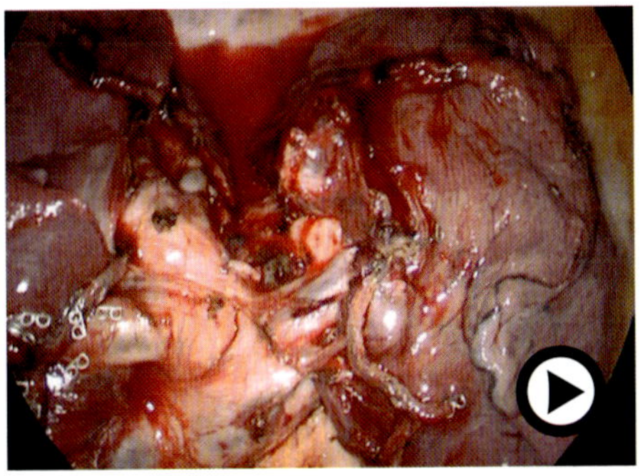

▲ 视频 9–6 识别 V^{3a} 并保留

（▶ https://doi.org/10.1007/978-3-031-14455-4hm）

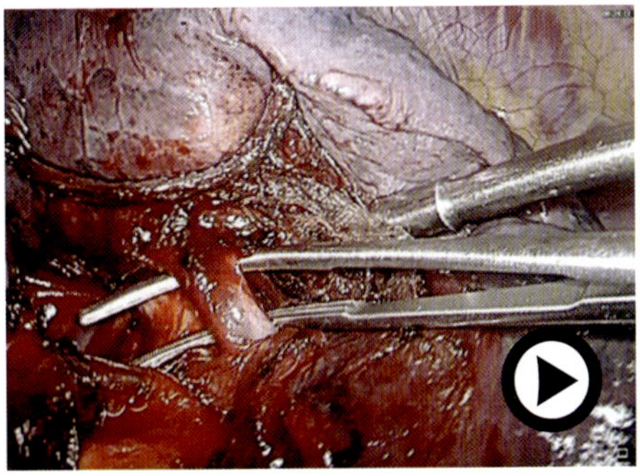

▲ 视频 9–7 本病例中，经后路直接显露中央静脉

（▶ https://doi.org/10.1007/978-3-031-14455-4hn）

提示与技巧 #2

为避免 S3 肺段静脉引流受阻的潜在危害，必须特别注意 V^{3a} 的保留。

（四）V^{2a+b} 和 V^{2c} 的阻断和分离

在一些情况下，V^{2a+b} 和 V^{2c} 的单独分离更方便，在另一些情况下，两个血管可以实现同步分离（视频 9–8）。术者可根据血管直径和个人喜好，选择切割缝合器、血管夹、丝线结扎，甚至可直接用能量装置离断静脉。

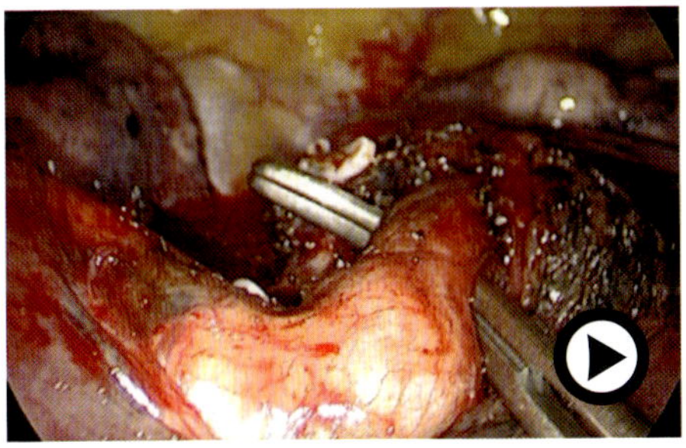

▲ 视频 9–8 V^{2a+b} 和 V^{2c} 共干

（▶ https://doi.org/10.1007/978-3-031-14455-4ho）

选择保留 V^{2c} 有助于肺段间静脉引流，但是离断它不会导致 S3 肺段充血引起术后并发症。

（五）B^2 阻断和分离

阻断和分离肺段支气管是这个手术中比较困难的一步。为了准备确识别它，应该考虑到 V^{2a+b} 行走在 B^3 的后面，B^2 的前面。另一个很好的解剖学标志就是 B^2 在 A^2asc 远端残端的后面（图 9–9，视频 9–9）。

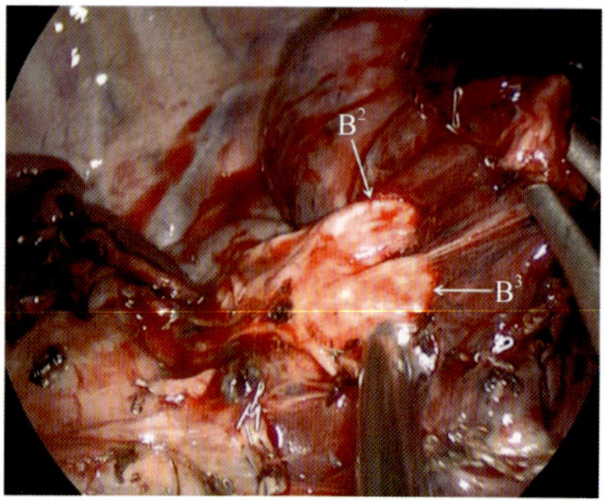

▲ 图 9–9　准确识别 **B^2** 和 **B^3**

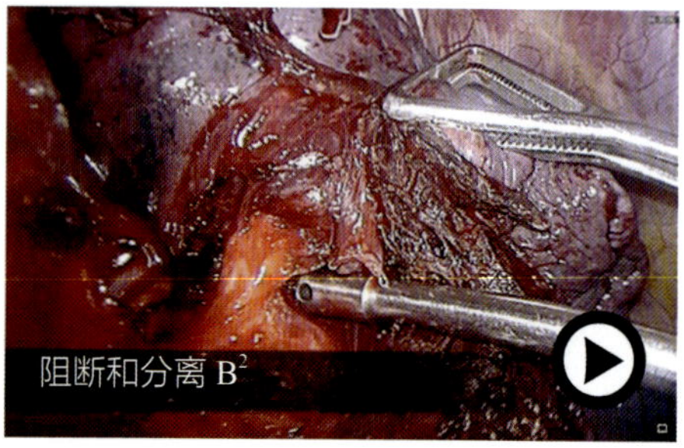

▲ 视频 9–9　阻断和分离 **B^2**
（▶ https://doi.org/10.1007/978-3-031-14455-4hp）

解剖变异

右上叶支气管标准的解剖包括 3 支独立的肺段支气管（每个肺段一支），但也有可能出现尖后段支气管共干情况，迫使术中要往更远的外周游离。

提示与技巧 #3

1. 清除肺段间隆嵴内的 12 组淋巴结，有助于肺段支气管的阻断和分离。
2. 必须注意不要损伤肺叶的其他肺段支气管，并记住有可能在 B^2 后面发现肺动脉返支（A^2 rec），避免在此操作中误伤。
3. 建议通过术中支气管镜透照或夹持肺段支气管后双肺通气来证实该解剖结构为 B^2（视频 9–10）。

如果肿瘤远离肺段隆嵴，则可采用切割缝合器离断支气管。

（六）A^2rec 的识别、阻断和分离

B^2 被离断后，如果有返支动脉（A^2 rec），将显露在它后面。术中通常能正确识别，因为它向 B^2 远端残端延伸。无论如何，术前仔细的 CT 评估能发现它的存在（视频 9–11）。

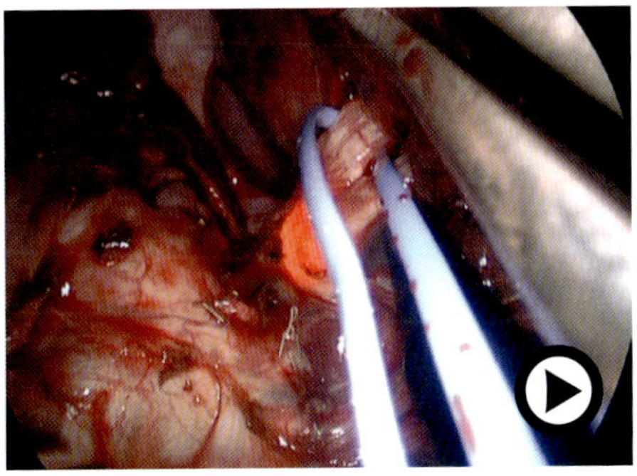

▲ 视频 9-10　支气管镜检查验证
（▶ https://doi.org/10.1007/978-3-031-14455-4hq）

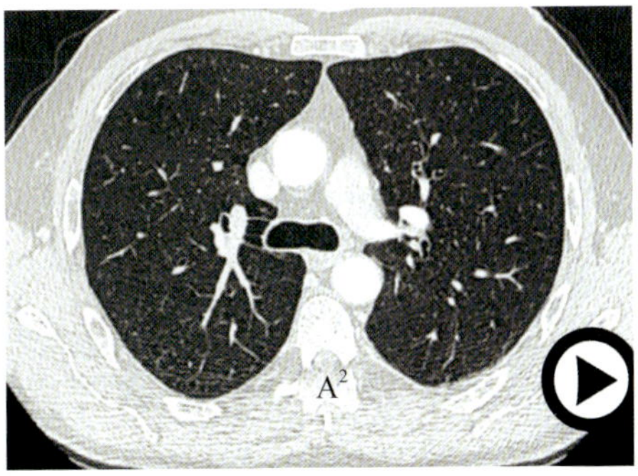

▲ 视频 9-11　A^2 的识别、阻断和分离
（▶ https://doi.org/10.1007/978-3-031-14455-4hr）

另一种策略是从上面显露这条动脉，在显露支气管之前解剖上干（视频 9-12）。

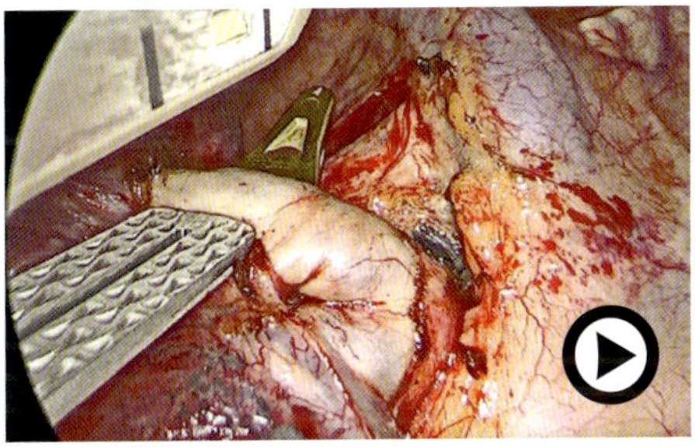

▲ 视频 9-12　从上干显露 A^2rec
（▶ https://doi.org/10.1007/978-3-031-14455-4hs）

首先考虑用切割缝合器进行血管阻断和分离，但最常用的是血管夹或丝线结扎。

（七）识别和切开肺段间平面

最后，血管结构和 B^2 被剖离出来后，需要进一步确定肺段间平面，并通过它进行肺组织切割。在识别肺段间平面的不同技术中，最常用的是双肺通气后膨胀 - 萎陷法，但是在某些情况下（如严重肺气肿）可能受到限制（视频 9-13）。

因为相关的漏气率很高，大多数外科医生都避免使用电灼和其他能量装置进行肺组织切离，切割缝合器的效果要好很多。

通常先从前面进行切割，从身体脚侧往头侧方向，分割 S2 和 S3 肺段。随后，从前往后的水平方向，将 S2 与 S1 肺段进行分割。

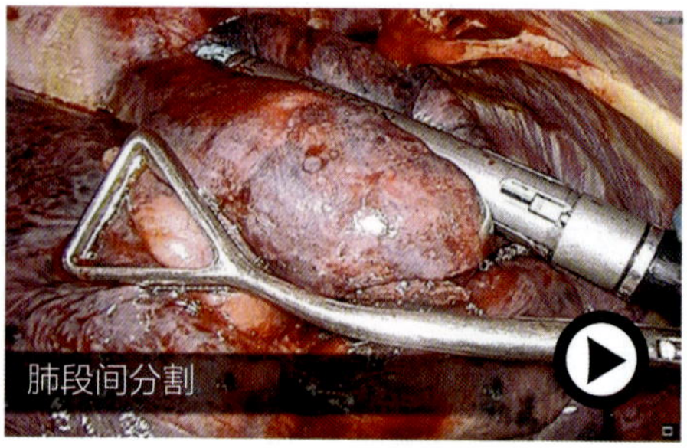

▲ 视频 9-13　肺段间平面分割
（▶ https://doi.org/10.1007/978-3-031-14455-4ht）

提示与技巧 #4

1. 将肺叶置于自然、放松的位置，避免过度收紧，使待切肺组织变厚。
2. 放置切割缝合器时要特别小心，尖端不要损伤任何其他结构。
3. 切除肺组织包括术中离断组织结构的所有远端残端。
4. 避免切割钉线重叠，这可能会导致漏气。

（八）取出 S2 肺段

为避免潜在的肿瘤在操作切口播散，切除的肺组织通常用标本袋或手套取出，其能更顺滑地通过胸壁结构（视频 9-14）。

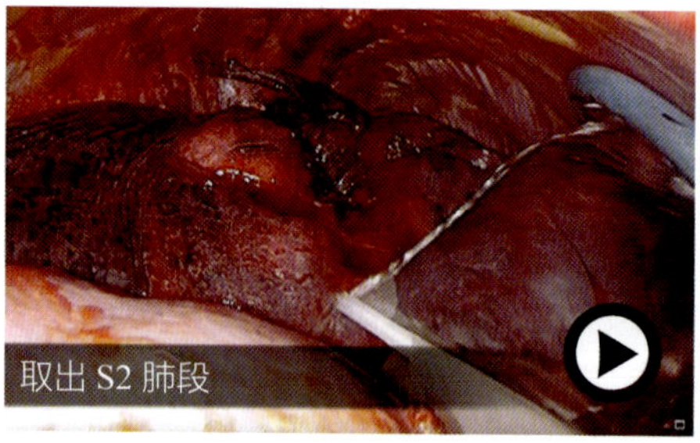

▲ 视频 9-14　取出 S2 肺段
（▶ https://doi.org/10.1007/978-3-031-14455-4hu）

提示与技巧 #5

如果有使用软组织牵开器（切口保护器），有时建议拿掉牵开器再取出标本。

（九）肺段间、肺门和纵隔淋巴结切除术

虽然部分肺段间和肺叶间淋巴结可能在肺切除术过程中已切除，仍必须完成对肺叶淋巴引流涉及的主要 N_1 和 N_2 区域的充分采样。

切除的淋巴结将被送去冷冻切片或术后病理分析，切记，任何淋巴转移都建议行肺叶切除术。

（十）关胸

在缝合切口前要进行充分的漏气检查和止血。如果发现有任何组织漏气，要采取适当的控制措施。手术结束时进行上胸腔闭式引流和标准缝合。

三、视频摘要

视频 9–15 展示了右肺上叶后段（S2）切除术，可作为本章内容的总结。

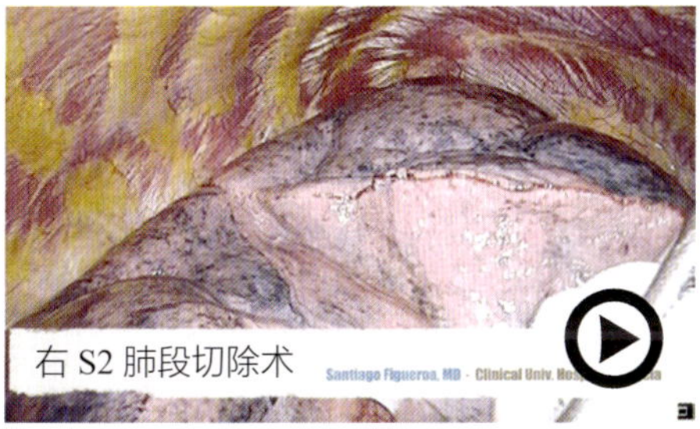

▲ 视频 9–15　视频摘要

（▶ https://doi.org/10.1007/978-3-031-14455-4hw）

关键信息

1. 在肺裂发育不全的病例中，右侧 S2 肺段切除术的第一步是切开后斜裂。识别并显露肺动脉中间干，提供充分的血管控制。
2. 如果肺裂内有 S2 的上升支动脉（A^2 asc），阻断和分离它有利于下一步操作。
3. 继续分离中央静脉（它就在肺裂上方）。在某些情况下，V^{2a+b} 和 V^{2c} 的独立阻断和分离更方便，其他情况下，两个血管也可同步阻断和分离。必须特别小心保留 V^{3a}。
4. 阻断和分离肺段支气管可能是这个手术中比较困难的一步。此时切除第 12 组淋巴结是有帮助的。操作时必须非常小心，不要损伤肺叶的其他段支气管，并记住在 B^2 后面有可能存在返支动脉（A^2 rec）。
5. 控制 A^2 rec 的另一种策略是从上方解剖显露，在接近支气管之前将其从上干分离。
6. 最后，确定肺段间平面，并通过它进行切割：首先是从身体脚侧往头侧方向，分割 S2 和 S3 肺段。随后，从前往后的水平方向，将 S2 与 S1 肺段进行分割。

第 10 章　右前肺段切除术（S3）*

Right Anterior Segmentectomy (S3)

Luis Angel Hernandez-Arenas　Antonio Martin-Ucar　著

一、解剖标志

（一）肺段动脉

S3 肺段的动脉供血基于来自上干的两条分支，即 A^{3a} 和 A^{3b}（48%）（图 10–1A）。其他一些解剖变异是常见情况，A^{3a} 来自肺动脉中间干和 A^{3b} 来自肺动脉上干动脉（34%），以及 A^{3a} 来自肺动脉上干和 A^{3b} 来自肺动脉中间干 [1]。

（二）肺段静脉

S3 肺段的静脉回流来自中央静脉，在分离水平裂后可见，水平裂内依次显示 V^{3b}、V^{3a} 和 V^{2c}（图 10–1B）。有时，V^{3a} 和 V^{2c} 很难区分，这种情况有方法可以识别。因为 V^{3a} 的分支进入叶间裂隙的中心部分，V^{2c} 在分支后立即与 V^{2a+b} 一起伴行，而且 V^{3a} 通常直接从中央静脉垂直分出 [1,2]。

（三）肺段支气管

右上肺叶支气管最常见的解剖形态是三支肺段支气管，即尖段支气管（B^1）、后段支气管（B^2）和前段支气管（B^3），约 40% 的病例（图 10–2）。

约 14% 的病例中，可以发现 B^{1+2} 共干，B^3 有独立的起源。24% 的病例存在 B^{1+3} 共干和独立 B^2 支气管，B^{2+3} 共干和独立 B^1 支气管的可能性较小 [1,3]。

在不到 3% 的病例中，右上叶有 4 个肺段支气管。

二、手术步骤

（一）肺门结构显露：中央静脉及分支、肺动脉主干、上干和中间干

右侧 S3 肺段切除术的第一步是评估 S3 肺段和中肺叶之间的水平裂情况。

*. 本章配有视频，可根据文前“补充说明”获取观看链接。

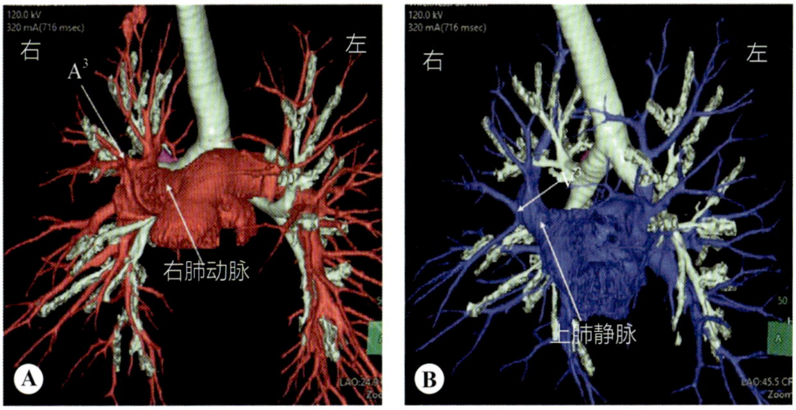

▲ **图 10-1　S3 的动脉分支（A）和静脉分支（B）**

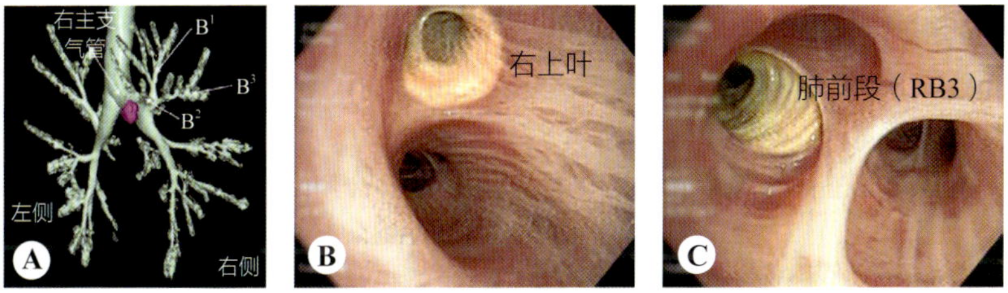

▲ **图 10-2　分出 3 条肺段支气管的三分叉是右上叶支气管最常见的结构**

如果肺裂完整，则可以开始游离肺门血管（视频 10-1，图 10-3）。

当水平裂不完全时，胸腔镜下用纱块钳扒肺显露，通过另一个器械显露前纵隔胸膜，开始充分游离肺门结构，从腹侧向背侧分离显露右上肺叶肺门。该手法可充分显露右上肺静脉、上干动脉、右上叶支气管、右上叶支气管与中间干支气管之间的分叉和右中叶静脉（V^4 和 V^5）（视频 10-2，图 10-4）。

提示与技巧 #1

1. 肺牵开很关键。可以使用纱块钳或其他胸腔镜器械夹纱块来进行显露和识别肺的解剖结构（视频 10-3，图 10-5）。
2. 行 S3 肺段切除术，首先要打开水平裂，然后继续显露肺门结构。与许多手术一样，手术步骤将基于解剖结果和外科医生的判断。

显露右上肺静脉各段分支后，下一步是充分显露右肺动脉，包括上干动脉

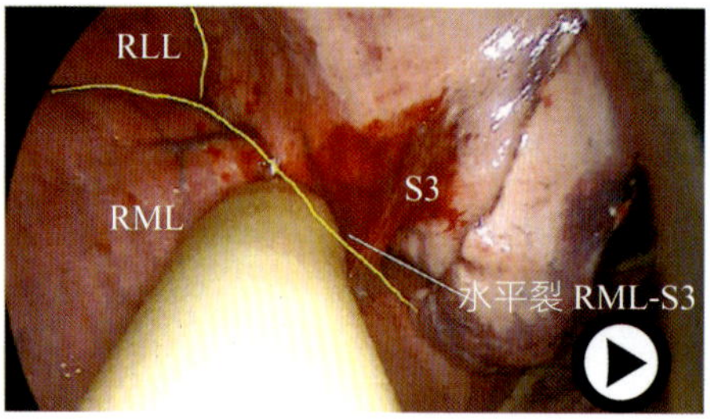

▲ **图 10-3　评估水平裂（参见视频 10-1，▶ https://doi.org/10.1007/978-3-031-14455-4ab）**

RLL. 右肺下叶；RML. 右肺中叶

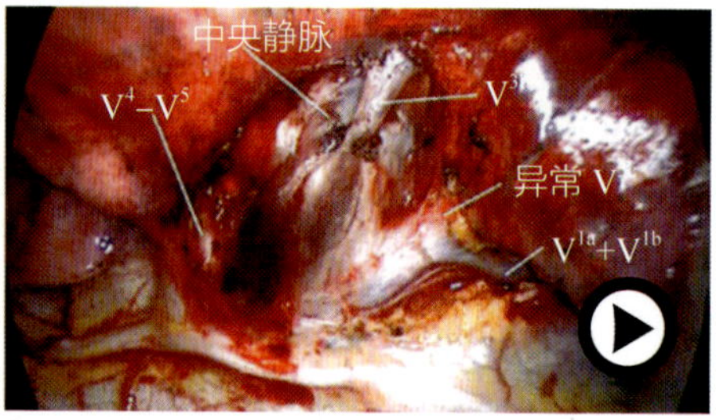

▲ **图 10-4　显露右上肺静脉及其主要分支，显露右上肺中央静脉及其分支**

（参见视频 10-2，▶ https://doi.org/10.1007/978-3-031-14455-4ac）

和中间动脉干，以区分 S3 肺段的动脉血管结构（视频 10-4，图 10-6）。

提示与技巧 #2

1. 在手术中更早显露右上支气管的起始部可为之后的操作节省时间。
2. 在手术步骤中，如果一支动脉或静脉被确定为 S3 肺段的分支，就可以安全地被离断，这将有助于进一步显露其他解剖结构。
3. 如果水平裂完整，A^3 通常是可以明确识别的，并可以在开始时就使用缝线结扎后切开，或使用切割缝合器离断（视频 10-5，图 10-7）。

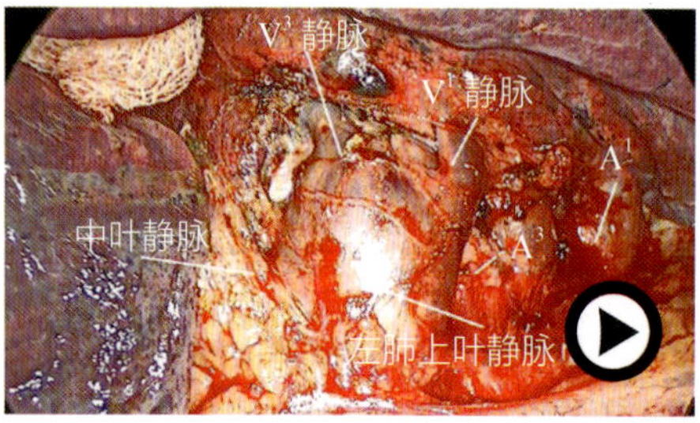

▲ **图 10-5　牵开肺部以产生良好的显露并识别 S3 肺段的各主要血管结构，A^3 和 V^3。肺门解剖右上静脉和肺动脉主干**

（参见视频 10-3，▶ https://doi.org/10.1007/978-3-031-14455-4ad）

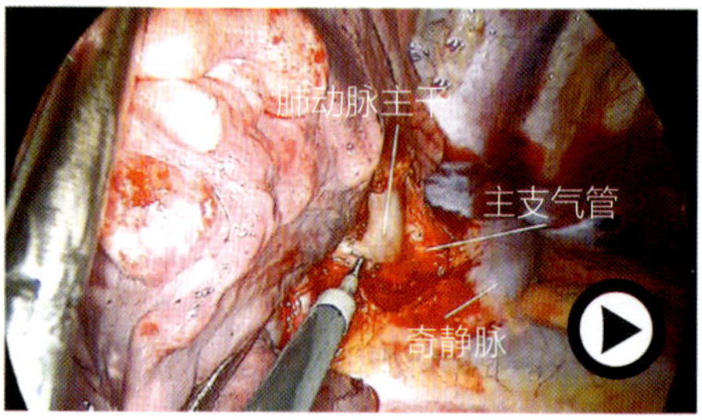

▲ **图 10-6　显示肺动脉主干的各分支，显露肺动脉主干**

（参见视频 10-4，▶ https://doi.org/10.1007/978-3-031-14455-4ae）

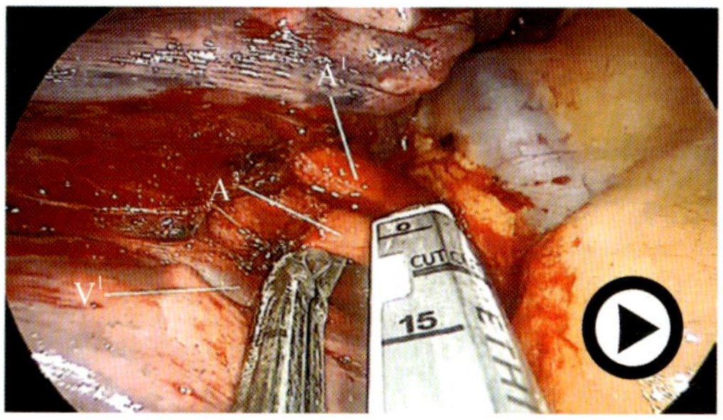

▲ 图 10-7 A^3 常用可转头切割缝合器进行分割，直接从肺动脉主干将 A^3 段离断（参见视频 10-5，▶ https://doi.org/10.1007/978-3-031-14455-4af）

（二）水平裂评估

右上肺叶和右中肺叶之间的肺裂缝往往不完整，在 S3 肺段切除术中需要根据术者的喜好使用能量装置或切割缝合器进行分割。

提示与技巧 #3

1. 可在手术开始时打开水平裂，或在正确识别 V^4+V^5、中心静脉、肺动脉后进行。
2. 如果水平裂不完整，建议在中央静脉和肺组织之间创建一个隧道，一直通到肺动脉干表面，使用吻合器切开，可同时避免损伤其他血管结构。

解剖变异

1. 水平裂发育不全的情况下，在某些情况下，在识别所有节段性血管分支后，血管分支已经被分割（视频 10-7，图 10-8），根据无裂缝技术，可以用能量装置或切割缝合器打开肺裂（视频 10-6）。
2. 水平裂完整情况下，肺节段切除术将更容易（视频 10-8，图 10-9）。

（三）阻断和分离 V^{3a+b+c}

分割肺裂后可见中央静脉，依次可见 V^{3b}、V^{3a} 和 V^{2c}。有时，V^{3a} 和 V^{2c} 难以区分，如前文的解剖标志所述。V^3 分支常垂直于中央静脉分出，如果确定了 V^{2c}，可以用缝线或胶带将其圈套起来，以方便显露，并确定 S2 和 S3 之间的肺段平面。

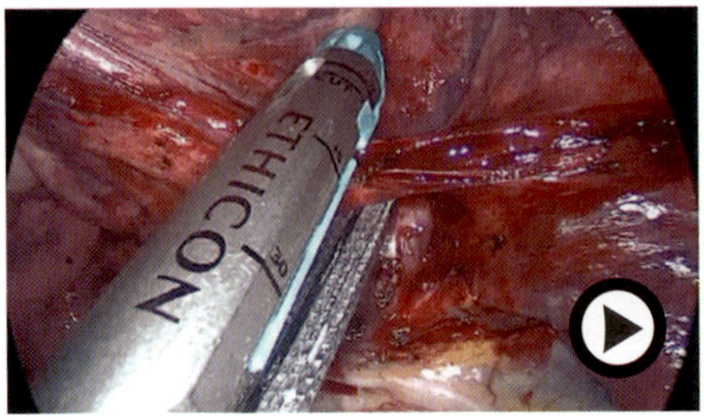

▲ 视频 10–6　局部发育不全的水平裂

（▶ https://doi.org/10.1007/978–3–031–14455–4ao）

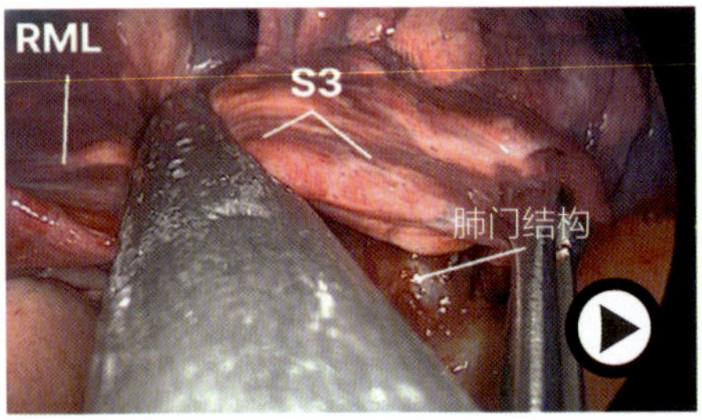

▲ 图 10–8　在识别所有肺段血管分支（在某些病例中已预先分离）后，根据无肺裂技术，使用切割缝合器分离水平裂，使用缝合器进行的水平裂切割分离

（参见视频 10–7，▶ https://doi.org/10.1007/978–3–031–14455–4ag）

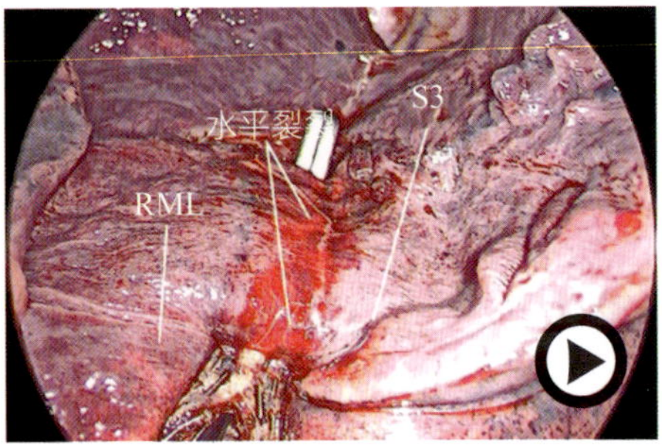

▲ 图 10–9　发育完整的水平裂可以极大地简化手术，水平裂后半部完整时，只需轻微的力即可分离水平裂

（参见视频 10–8，▶ https://doi.org/10.1007/978–3–031–14455–4ah）

RML. 右肺中叶；S3.S3 肺段（右肺前段）

提示与技巧 #4

1. 识别、解剖和分离右上肺前段静脉分支，用丝线或血管夹结扎，或使用切割缝合器或能量装置进行割离。
2. 分离显露更多的肺门静脉结构，如 V^{3a} 和 V^{2c}，建议在正确识别后先解剖 V^{3b}。这个步骤可以在水平裂打开之前或之后进行（视频 10–9）。
3. 在对 A^{3}、V^{3a}、V^{3b}、V^{3c} 进行解剖分离之前，先识别出 V^{3a}、V^{2c}（视频 10–10，图 10–10）。
4. 在手术早期由于良好的解剖结构可完全识别出 V^{3b}、中心静脉、V^{1a} 和 V^{1b}，则可以用吻合器将 S1 和 S3 肺段之间的裂缝分开，帮助进入肺门结构并方便牵开 S3 肺段实质以便显露（视频 10–11）。

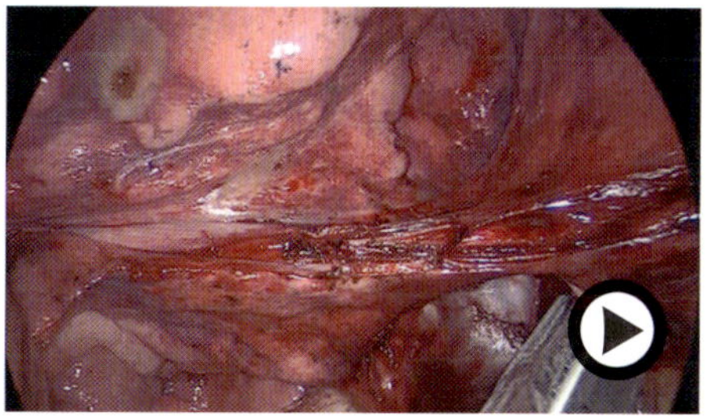

▲ 视频 10–9　控制和离断 V^{3b}
（▶ https://doi.org/10.1007/978-3-031-14455-4ap）

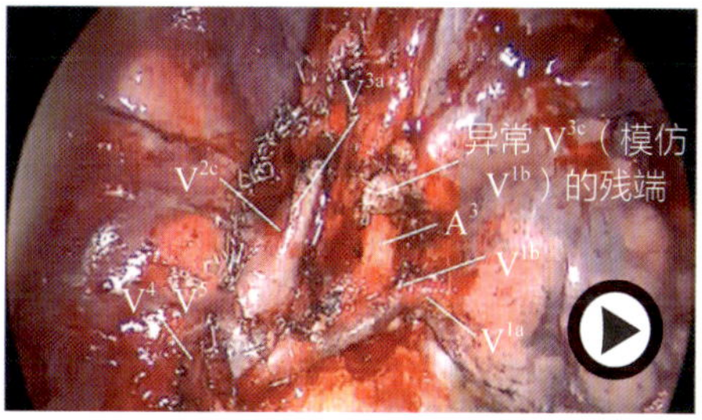

▲ 图 10–10　在解剖分离 A^{3}、V^{3a}、V^{3b}、V^{3c} 前识别 V^{3a}、V^{2c}，控制和离断 V^{3b}
（参见视频 10–10，▶ https://doi.org/10.1007/978-3-031-14455-4ai）

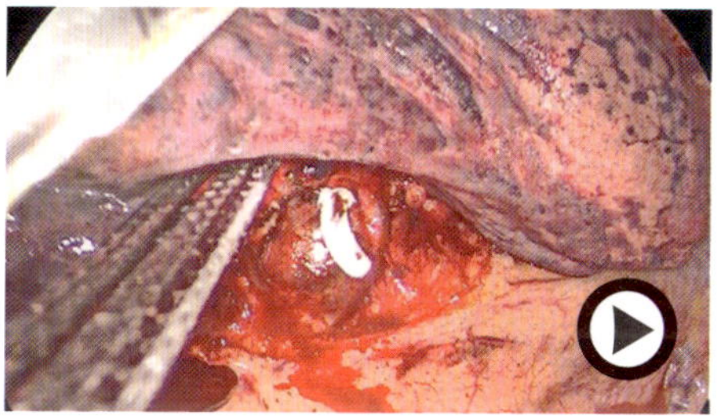

▲ 视频 10–11　S1 至 S3 肺段间平面打开前，离断 V^{3b}
（▶ https://doi.org/10.1007/978-3-031-14455-4aq）

解剖变异

虽然 V^{3c} 有时在 V^{1} 近端分出，并像 V^{1b} 一样走行，但它们可以区分，因为 V^{3c} 沿腹侧运行并深入 S3 肺段，而 V^{1b} 向肺尖端运行并靠近肺表面。识别 V^{1b} 有助于识别 A^{1} 和 A^{3}（视频 10–12，图 10–11）。

同样，没有固定的顺序来分割血管结构。这取决于外科医生的经验、病例的解剖变异，以及其他肺段解剖结构的充分显露和解剖。

（四）A^{3} 的控制和离断

通常 A^{3} 是上干动脉的最低支，分为 A^{3a} 和 A^{3b} 两个分支。在其他情况下，A^{3} 独立发自肺动脉主干向上升，在 A^{1} 附近发出（图 10–12）。

确定了 V^{1b} 就可以确定 A^{3}，A^{3} 通常在 V^{1b} 的腹侧。然而，这种关系可能会

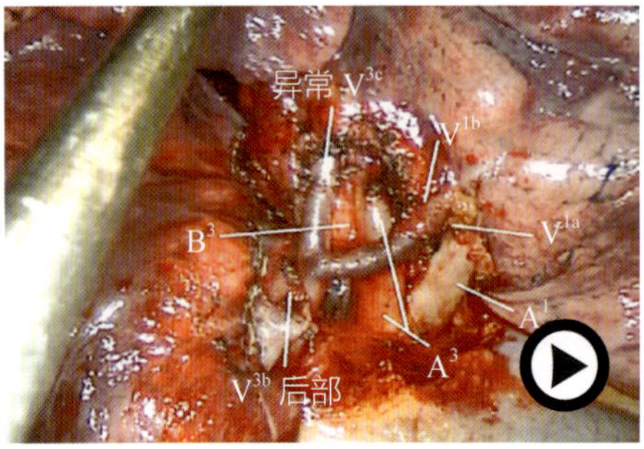

▲ 图 10-11　V^{3c} 有时在 V^1 附近分出，其像 V^{1b} 一样走行，从腹侧控制和离断 V^{3c}
（参见视频 10-12，▶ https://doi.org/10.1007/978-3-031-14455-4aj）

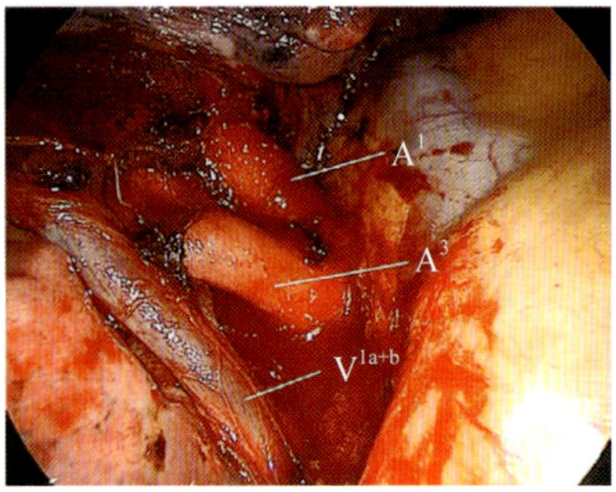

▲ 图 10-12　A^3 自肺动脉主干独立上升发出

因肺组织牵拉的方向而异，A^3 有时看起来是背侧的。因此，即使在识别了 V^{1b} 之后，也必须仔细识别 A^1 和 A^3（视频 10-13，图 10-13）。

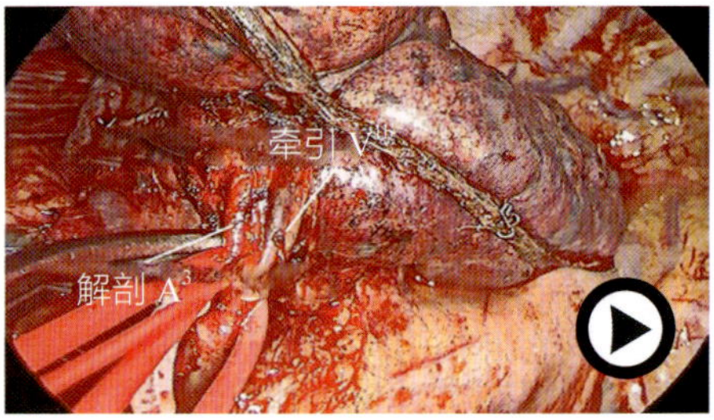

▲ 图 10-13　牵引开 V^1 有利于 A^3 的解剖和离断，牵引 V^{1b} 后解剖和离断 A^3
（参见视频 10-13，▶ https://doi.org/10.1007/978-3-031-14455-4ak）

提示与技巧 #5

1. 切开肺段静脉后，A^3 可控制、解剖、离断。当吻合器的角度不合适时，我们建议改变策略，先用丝线捆扎血管或使用血管夹夹闭血管，再用能量装置离断血管（视频 10-14）。
2. 在其他情况下，A^3 紧邻 A^1 旁边，当角度适当时，可以在手术开始行肺门解剖时使用切割缝合器进行控制和离断（视频 10-15）。

（五）阻断和分离 B^3

肺段支气管的分离可能是这个手术中比较困难的步骤。为了正确识别它，

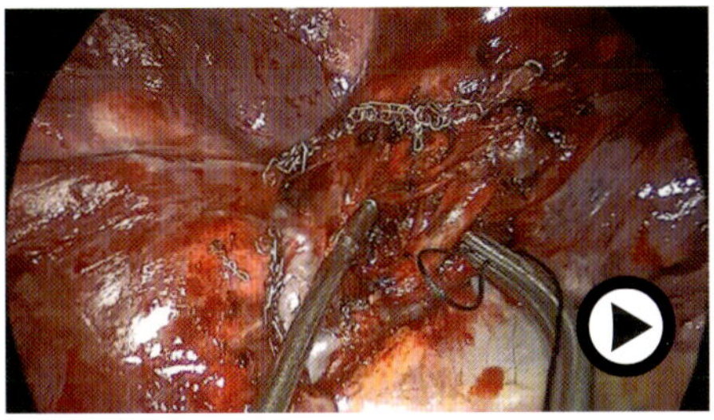

▲ 视频 10–14　控制和离断 A^3
（▶ https://doi.org/10.1007/978-3-031-14455-4ar）

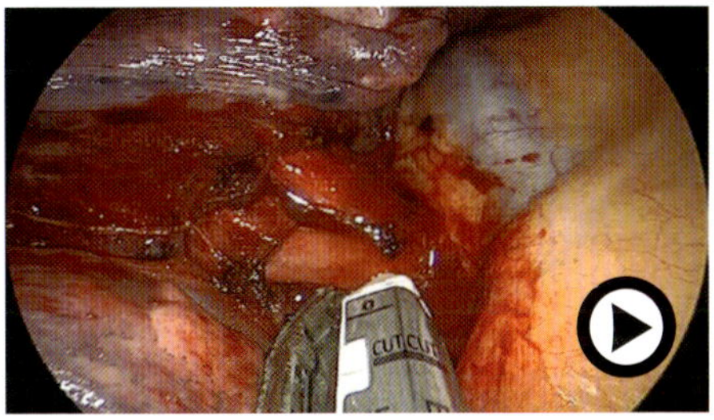

▲ 视频 10–15　从肺门控制和离断 A^3
（▶ https://doi.org/10.1007/978-3-031-14455-4as）

应该考虑到 V^{2a+b} 在 B^3 的后面，B^2 的前面穿行。另一个很好的解剖学参照物是 A^3 残端远端，B^3 就在它的后面（视频 10–16，图 10–14）

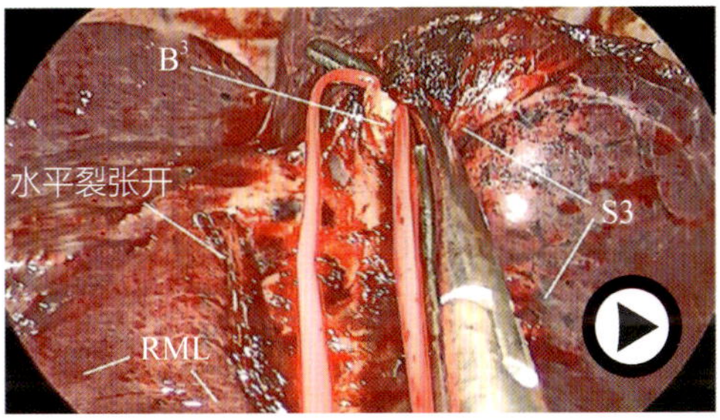

▲ 图 10–14　控制前段支气管 B^3 是本次肺段切除术中的一项挑战，控制和离断 B^3
（参见视频 10–16，▶ https://doi.org/10.1007/978-3-031-14455-4al）

提示与技巧 #6

1. 肺内 11 组和 12 组淋巴结切除是必要的，切除血管旁和肺段间气管隆嵴中淋巴结有助于支气管控制和离断。
2. 术中必须注意，不要损伤上肺叶的其他段支气管。建议通过术中支气管镜透照（视频 10–17，图 10–15）或夹闭支气管后双肺通气（视频 10–18，图 10–16）来验证解剖结构为 B^3。

解剖变异

右上叶支气管的标准形态包含 3 个独立的肺段支气管（每个肺段一个），但也可能出现一个尖段后段和尖段前段共干的支气管，这迫使术中进行更多的分离。在开始手术前，非常有必要通过支气管镜检查支气管的解剖结构，并将检查结果与影像学检查进行比较。

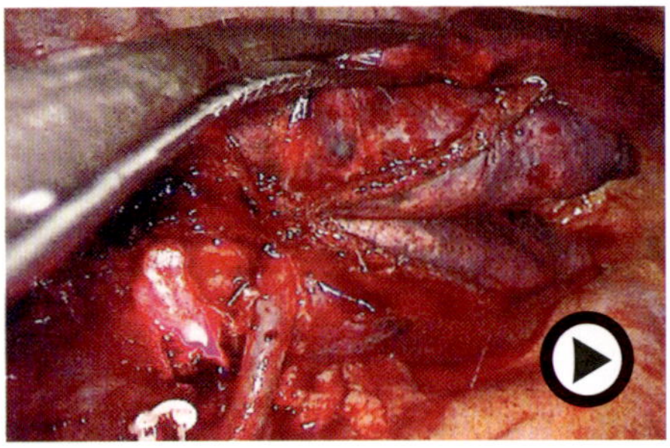

▲ 图 10-15　术中支气管镜透视检查 B^3
（参见视频 10-17，▶ https://doi.org/10.1007/978-3-031-14455-4am）

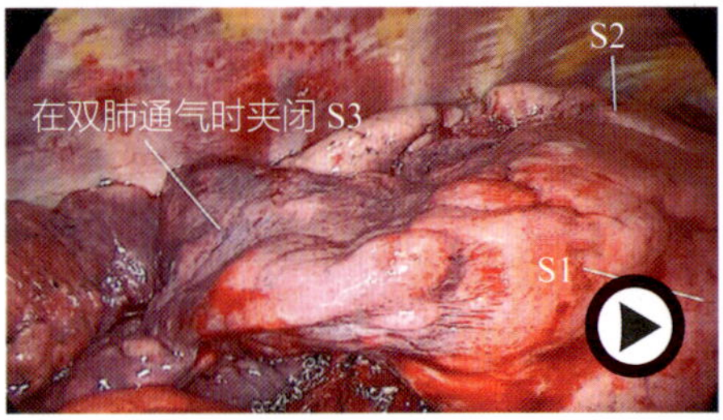

▲ 图 10-16　离断 B^3 前夹持它进行双肺通气，确定肺段间平面，验证 S2、S1 通气
（参见视频 10-18，▶ https://doi.org/10.1007/978-3-031-14455-4an）

如果肿瘤远离段支气管隆嵴，切割缝合器可用于支气管切割。

（六）肺段间平面的识别与分割

当分开血管结构和 B^3 后，要进一步确定肺段间平面，并通过它进行肺组织切割。在可用的多种肺段间平面识别技术中，最常用的是双肺通气后的膨胀 - 萎陷法，尽管在某些情况下（如严重肺气肿）可能受到限制（视频 10-18）。

大多数外科医生均考虑避免使用电灼和其他能量装置进行肺组织切割，因为与之相关的漏气率很高，切割缝合器可能效果更好。

通常先从前面进行切割，从上向下的方向，将 S1 与 S3 肺段切割开。随后采用前后水平的方向将 S3 与 S2 肺段切割开（视频 10-19）。

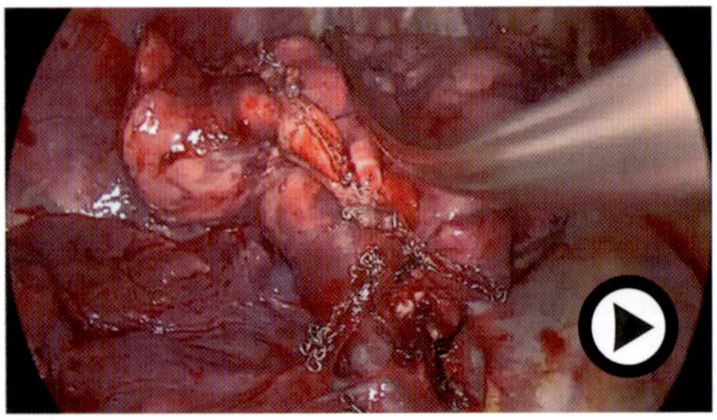

▲ 视频 10-19　切割肺段间平面，移除 S3
（▶ https://doi.org/10.1007/978-3-031-14455-4at）

提示与技巧 #7

1. 将肺叶置于自然放松的位置，避免过度牵拉使待切的肺组织增厚甚至损伤。
2. 在放置切割缝合器时要特别小心，不要让切割缝合器尖端损伤其他组织结构。
3. 避免切割线重叠，否则会导致漏气。
4. 切记，肺段性切除组织必须包括肺段动脉，肺段静脉和肺段支气管的残端。

（七）取出 S3

为了避免潜在的肿瘤在操作切口播散，手术标本通常装在标本袋或手套中取出，可更顺利从胸壁切口取出。

提示与技巧 #8

如果您有使用软式胸撑，建议在执行此步骤前将其取出。

（八）淋巴结切除术

虽然在肺切除过程中已经有部分肺段间淋巴结和肺叶间淋巴结切除，但必须进一步充分完成肺叶淋巴引流的主要 N_1 和 N_2 区域的淋巴结清扫。手术过程中的淋巴结切除可以促进肺段解剖结构的分离，受到许多外科医生的青睐。

（九）关胸

在关胸前进行充分的止血和漏气检查是必要的，如果发现有任何组织漏气，要采取适当的控制措施。手术结束时留置上胸腔闭式引流和常规关胸。

三、视频摘要

视频 10-20 展示了右肺前段（S3）切除术，作为本章所述内容的总结。

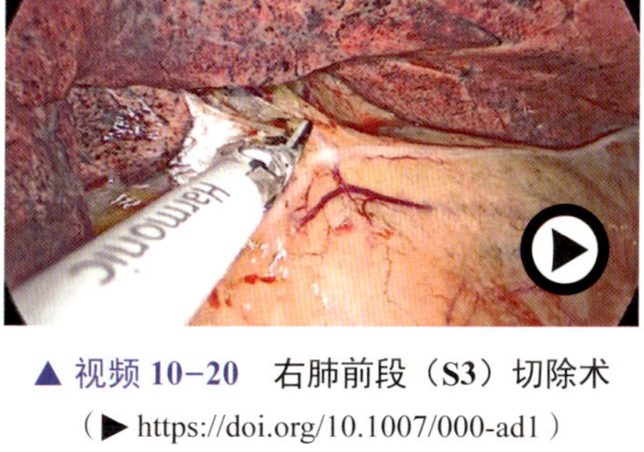

▲ 视频 10–20　右肺前段（S3）切除术

（▶ https://doi.org/10.1007/000-ad1）

关键信息

1. 右 S3 肺段切除术的第一步是评估 S3 和右中肺叶之间的水平裂。如果观察到完全性肺裂，就可以开始对肺门处的血管进行游离。分离支气管血管结构的关键有两个：充分显露支气管 3 个分支，打开 S3 和中叶之间的水平裂。上述操作完成，有助于显露血管，大大简化了手术过程。
2. 肺裂打开后可见中央静脉显露并往外周暴露，依次显示 V^{3b}、V^{3a}、V^{2c}。有时，V^{3a} 和 V^{2c} 难以区分，如上文解剖标志所述。
3. 对 V^{1b} 的识别参考 A^3 的识别，因为它通常在 V^{1b} 的腹侧走行。然而，根据肺牵引的方向不同，这种关系可能也不正确。
4. 为了正确识别 B^3，应该考虑到 V^{2a+b} 在 B^3 的后面，B^2 的前面。另一个很好的解剖学参考是 A^3 远端残端。
5. 最后，一旦血管结构和 B^3 被分离开，必须确定肺段间平面，并沿着它进行切割分离。

第 11 章　右肺背段切除术（S6）*

Right Upper Segmentectomy (S6)

Nicolás Moreno-Mata　Sara Fra-Fernández　Gemma M. Muñoz-Molina
Usue Caballero-Silva　Cristina Cavestany-García Matres
Alberto Cabañero-Sánchez　著

一、解剖学标志

（一）动脉分支

尽管 S6 的动脉供血通常是单个 A^6 分支，但约 17% 的概率可呈现双重或罕见的三重模式[1, 2]（图 11–1A）。

（二）静脉分支

大多数情况下，只有一个 V^6，但 13% 的患者可能存在变异，如双重模式或异常流向流入上肺静脉，向后走行到中间支气管。星段静脉（V^{6a}）可流入 V^6 或 V^{10}[1, 2]（图 11–1B）。

（三）支气管分支

B^6 在大多数患者中只有一条分支，但在 B^6 和 B^{10} 之间有一个称为"星段"的变异（图 11–2）。

二、手术步骤

（一）显露下肺静脉，解剖和离段 V^6

分离下肺韧带和后胸膜褶有助于显露下肺静脉；V^6 是最上面较小的肺段分支。现在可以从后胸膜褶至隆嵴下淋巴结区域进行分离；促进肺实质的释放，以便稍后将 S6 与上叶后肺段分离（视频 11–1）。

---

*. 本章配有视频，可根据文前"补充说明"获取观看链接。

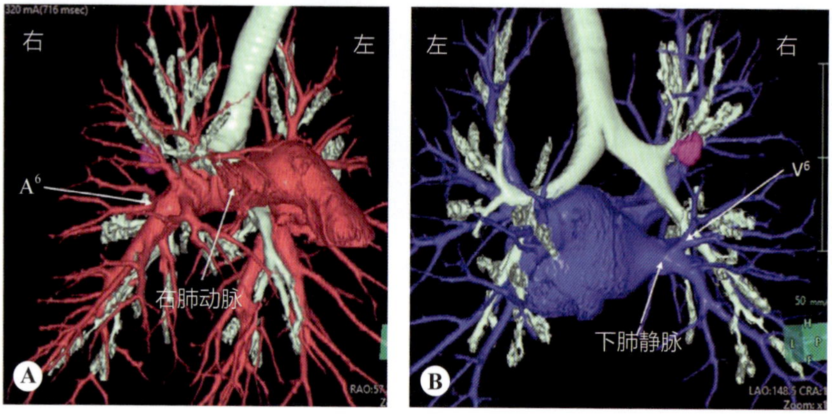

▲ 图 11-1　**A.** 右下叶基底段的动脉分支；**B.** 右下叶基底段的静脉分支

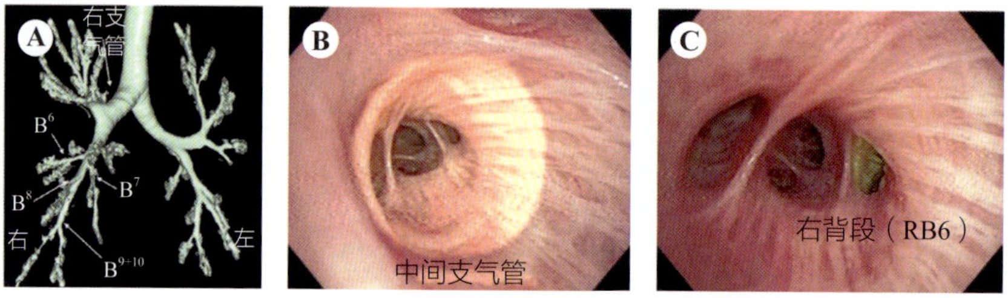

▲ 图 11-2　**A.** 右下叶基底段的支气管分支；**B.** 基底段的支气管镜视图；**C.** B^6 的支气管镜视图

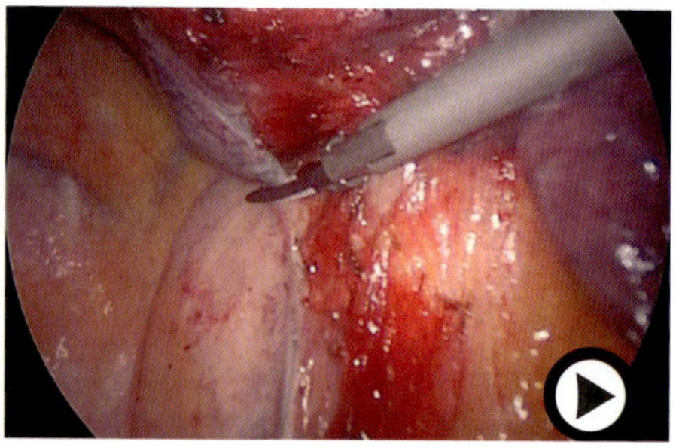

▲ 视频 11-1　后胸膜褶至隆嵴下淋巴结区域的分离

（▶ https://doi.org/10.1007/000-ad7）

提示与技巧 #1

预先计划、仔细分析 CT 和充分解剖是避免事故和错误的两个重要步骤。分离下肺静脉和下叶支气管是关键，也有助于安全解剖 V^6（视频 11-2）。

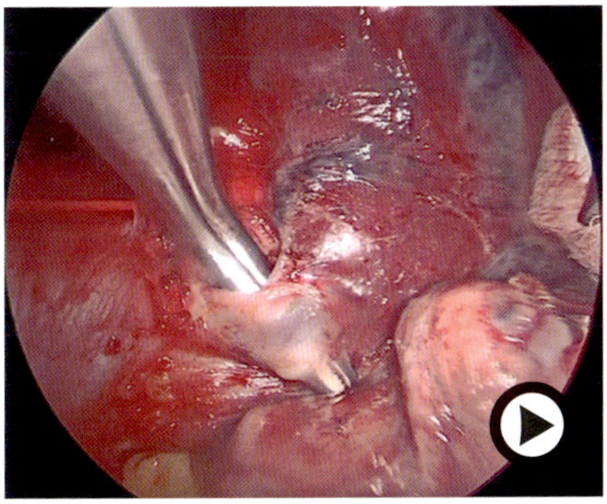

▲ 视频 11-2　下肺静脉与下叶支气管的分离
（▶ https://doi.org/10.1007/000-ad3）

有时有必要使用远端钝性解剖，以识别 V^6（图 11-3），可以使用夹子、系带、能量器械或内镜缝合器切断 V^6；除 V^6 的尺寸外，内镜缝合器因简易性和安全性而得到广泛应用。

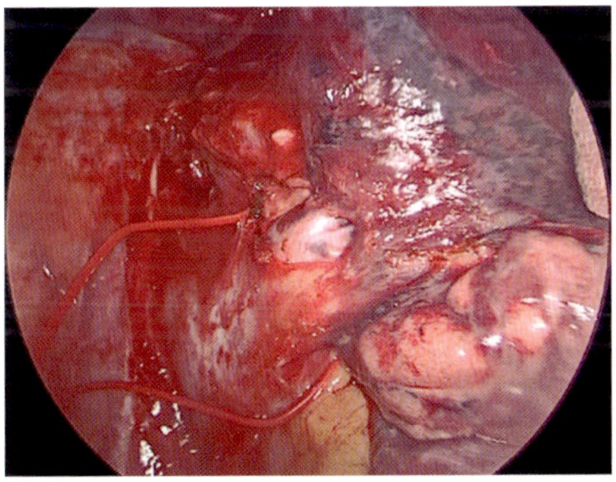

▲ 图 11-3　下肺静脉和 V^6

风险与警示

虽然 S6 肺段静脉的解剖变异很少，但有必要考虑到有时 V^6 异常流入右上叶后肺段静脉。

（二）斜裂的分离及裂内肺动脉的显露

这是解决 S6 肺段切除术的关键步骤。许多情况下，通过钝性解剖可以显露裂底部的肺动脉；有时需要分离覆盖在裂内肺动脉上的少量实质。根据肺实质的大小和厚度，可以使用能量器械或内镜缝合器分离肺组织。充分显露肺裂可以识别肺动脉及其分支，从而安全地进行肺段切除术（图 11-4，视频 11-3）。

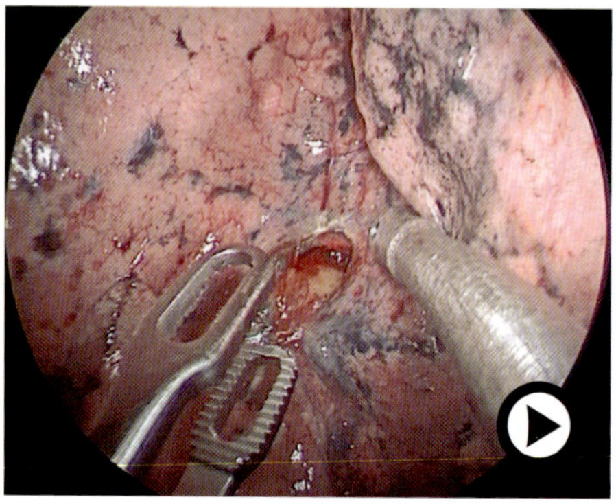

▲ 图 11-4 肺裂实质下的肺动脉，识别肺动脉及其分支
（参见视频 11-3，▶ https://doi.org/10.1007/978-3-031-14455-4ba）

偶尔，斜裂完全缺失导致肺动脉及其肺段分支位于肺实质之下，这会使肺段切除术变得非常复杂，并且需要更复杂的解剖。虽然有可能实现，在切开肺裂前显露 A^6，但有造成出血并发症的风险，这可以避免。可以用内镜缝合器或钝性解剖来分离肺裂。建议在接近肺动脉时仔细解剖（视频 11-4）。

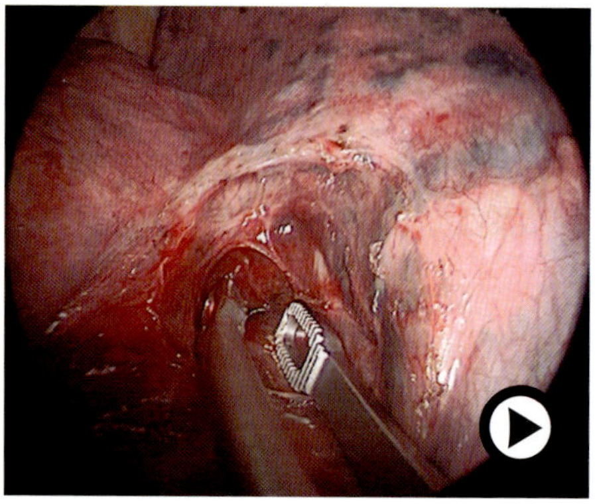

▲ 视频 11-4 解剖肺动脉
（▶ https://doi.org/10.1007/000-ad5）

可以在解剖两侧找到小的肺段间静脉；需小心处理和闭合。处理时可以用先进的双极或超声密封装置，这种装置可以获得良好的解剖平面，并可避免因

用传统双极能量进行组织电凝而造成可能的损伤。

风险与警示

到达肺裂底部的血管平面时，重要的是识别右上叶（V^2）的后肺段静脉，它通常与肺裂上平面的肺动脉一起出现（图 11–5）。

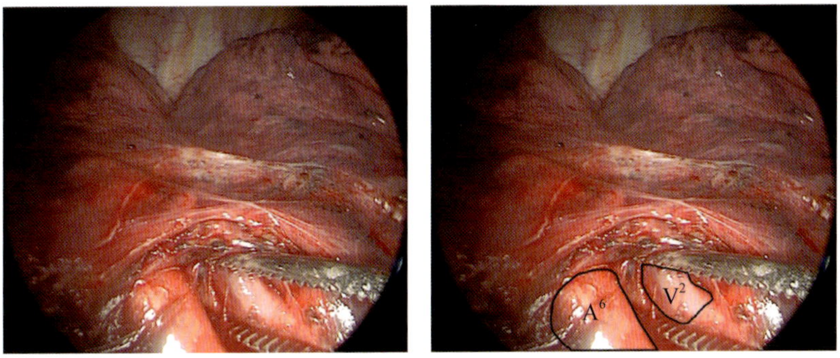

▲ 图 11–5　A^6 和 V^2

一旦确定了斜裂下的肺动脉，就可以完成 S6 和上叶后段（S2）之间肺实质的分离；通常它们或多或少有一定的连接。肺组织的厚度变化很大；这就决定了分离难度。从动脉的外膜下解剖到后胸膜褶的隧道有助于充分显露肺动脉和识别将用内镜缝合器进行切割的实质（视频 11–5）。

提示与技巧 #2

偶尔可以发现将 S6 肺段与上叶后肺段分开的无血管解剖隧道。位于肺裂两侧的软组织的轻柔交替牵引十分有用。

提示与技巧 #3

进行肺裂分离时，建议找一个底部有淋巴结的平面，因为肺动脉可能就在正下方。

（三）显露和离断 A^6

如果之前未进行外膜隧道的分离，可以通过解剖外膜隧道来分离节段动脉。

重要的是在 CT 上预先识别该肺段是否具有一条或两条动脉。动脉解剖清晰，正确的肺段方向对于安全切断肺段动脉也很重要（视频 11–6）。

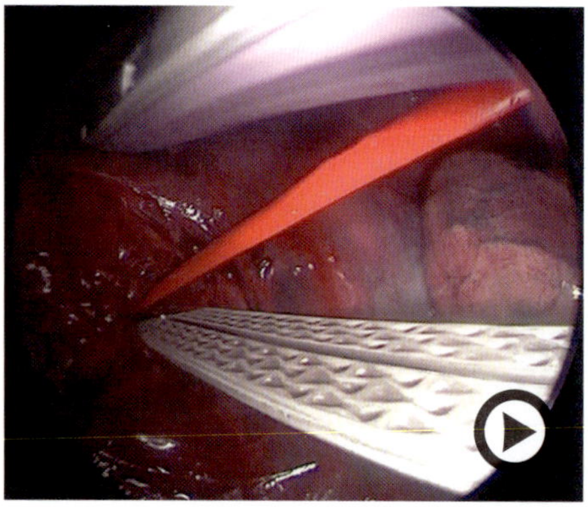

▲ 视频 11–5　使用腔镜切割器切断肺动脉上方的肺实质
（▶ https://doi.org/10.1007/000-ad6）

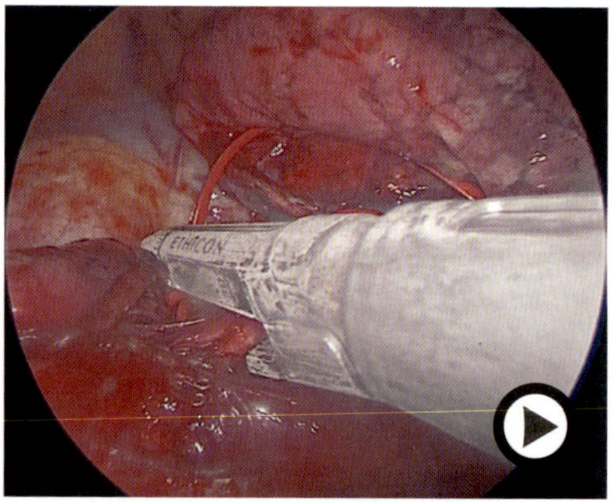

▲ 视频 11–6　切断 A^6（一）
（▶ https://doi.org/10.1007/000-ad2）

有时，支气管周围纤维化会使动脉与淋巴管和 B^6 融合，从而难以实现正确和安全的解剖。为避免可能的并发症，不推荐联合切断动脉和支气管。

分离可以通过结扎线、夹子、动力装置或内镜缝合器完成；假设手术成本增加，内镜缝合器因易操作性和安全性而获得广泛使用（视频 11–7）。大多数情况下，由于 A^6 的尺寸，使用高级双极或超声设备的部分不作为首选。

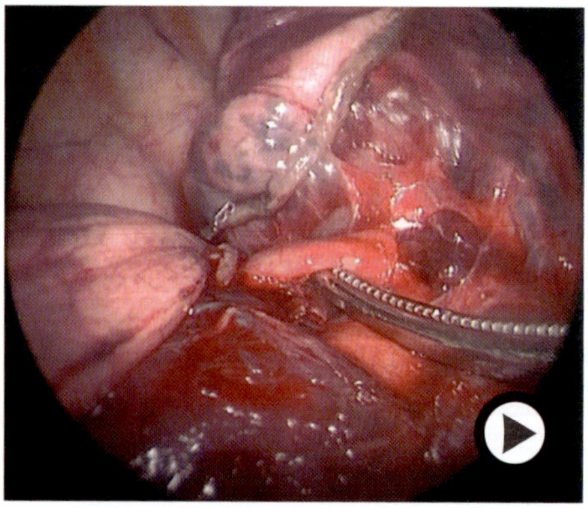

▲ 视频 11–7　切断 A^6（二）
（▶ https://doi.org/10.1007/000–ad8）

提示与技巧 #4

对肺叶的正确牵引（向下和向后），允许动脉的正确定向，以证实 CT 检查结果。

风险与警示

肺门的前部显露可能隐藏位于后部的第二肺段动脉 A^6。

（四）支气管周围和淋巴解剖，支气管切断

切断动脉有助于安全解剖 B^6。必须在远端解剖 A^6 残端，以正确识别和显露 B^6。轻微牵引下叶是提高 B^6 识别度的关键；此外，支气管周围组织的解剖有助于进入支气管平面。

可以从肺裂环绕显露 B^6，但是从后部显露更方便。通常用内镜缝合器将其切断。

通常不需要通过支气管镜检查或充气技术来确认 B^6，但为保证安全，可能需要这样做。

提示与技巧 #5

位于 $B^{7\sim10}$ 支气管分叉处的淋巴结会遮挡 B^6 的隆嵴，增加其分离的难度。此时需要进行肺门淋巴结清扫，切除显露的支气管周围淋巴结，以便更容易解剖 B^6（视频 11-8）。

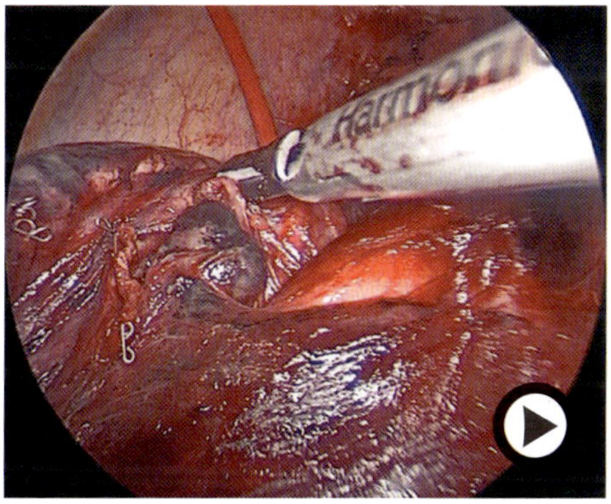

▲ 视频 11-8　解剖 B^6

（▶ https://doi.org/10.1007/978-3-031-14455-4bi）

风险与警示

下叶支气管的远端解剖可能有助于确保正确识别 B^6，可避免损伤叶支气管（视频 11-9）。

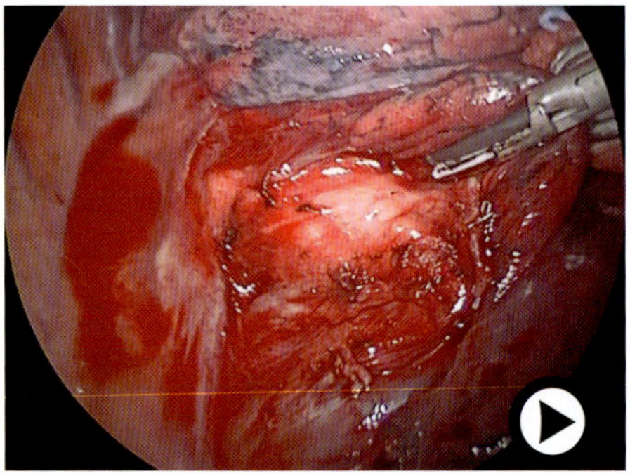

▲ 视频 11-9　解剖下叶支气管的远端
（▶ https://doi.org/10.1007/978-3-031-14455-4bj）

（五）识别和分割肺段间平面

这是肺段切除术的最后一步，也可能是最不复杂的一步。$V^{7\sim10}$ 定义的水平面的事实，使我们很容易想象斜裂完整时的肺段间平面。通常，我们所进行的肺门解剖足以完成段间平面的分割。

我们可以通过对剩余肺吹气来清楚识别平面，这将界定非通气 S6。有时进行侧支通气，尤其是对于肺气肿患者，可能不会使该平面变得明显（视频 11-10），此时建议使用吲哚菁绿[3, 4]。

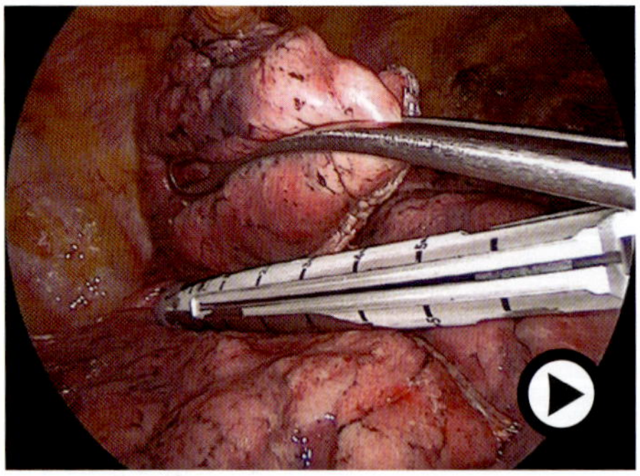

▲ 视频 11-10　识别和分割段间平面
（▶ https://doi.org/10.1007/978-3-031-14455-4bk）

从前到后张开内镜缝合器，确保下方保留 $V^{7\sim10}$ 和上方保留 $A^{7\sim10}$，包括切除肺段的远端残端。

提示与技巧 #6

动脉前方的肺裂组织的分离可能有助于将内镜缝合器定位在正确的位置，以便切除整个 S6。

风险与警示

患者肺裂不完整时，常见解剖变异[5]。

三、视频摘要

视频 11-11 展示了右侧 S6 解剖肺段切除术，可作为本章详细描述内容的总结。

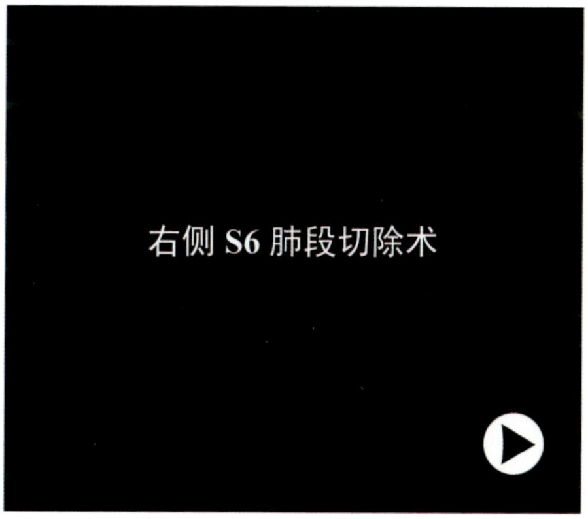

▲ 视频 11-11　右侧 S6 解剖肺段切除术

（▶ https://doi.org/10.1007/978-3-031-14455-4bl）

关键信息

1. 预先计划、仔细分析 CT 和充分解剖是避免事故和错误的两个重要步骤。
2. 分离下肺韧带和后胸膜褶有助于显露下肺静脉；V^6 是最上面较小的肺段分支。
3. 许多情况下，通过钝性解剖可以进入裂底部的肺动脉；有时需要分离覆盖在裂内肺动脉上的少量实质。

4. 切断动脉有助于安全解剖 B^6。支气管周围组织的解剖有助于进入支气管平面。可以从肺裂环绕显露 B^6，但通常从后部显露更方便。
5. 识别和分割肺段间平面是肺段切除术的最后一步。从前到后张开内镜缝合器，确保下方保留 $V^{7\sim10}$ 和上方保留 $A^{7\sim10}$，包括切除肺段的远端残端。

第 12 章　右肺总基底肺段切除术*（S7 + S8 + S9 + S10）

Right Common Basal Segmentectomy (S7 + S8 + S9 + S10)

Narasimman Sathiamurthy　Diong Nguk Chai　Benedict Dharmaraj　著

一、解剖学标志

（一）动脉分支

A^6 的动脉变异是右总基底肺段切除术的主要问题，因为它是右肺下叶唯一需要保留的肺段。A^6 最常见的分支是单干支（82.6%），其次是双干支（17%）和三干支（0.4%）。双干支变异可能使总基底动脉的分支变得复杂，因为 A^{6b+c} 可能在 A^{10} 附近分支。这要求对实质进行更深的解剖，以识别和保留 A^{6b+c}，可能需要在远端将 A^{10} 与 A^{7+8+9} 分离。从 CT 和 3D CT 研究 A^6 的流向以防止血管意外分支非常重要（图 12–1 A）[1–3]。

（二）静脉分支

下叶的肺段间静脉和段内静脉都在肺实质的深处，不像上叶的肺段间静脉那样在表面。

V^6 流入左心房（7.9%）或上肺静脉（1.6%）的位置可能会出现解剖变异[4]。基底段静脉通常流入下肺静脉，变异主要局限于分支的模式[4]（图 12–1B）。

（三）支气管分支

S6 的支气管 B^6 通常早期从中间支气管分出，其余基底段共用总基底支气管（图 12–2）。基底支气管的变异通常局限于其中，不涉及 B^6[2]。

---

*. 本章配有视频，可根据文前“补充说明”获取观看链接。

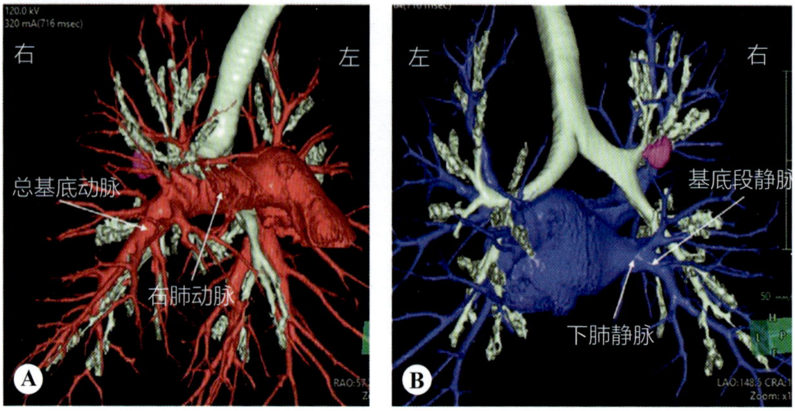

▲ 图 12–1　**A.** 左下叶基底段的动脉分支；**B.** 左下叶基底段的静脉分支

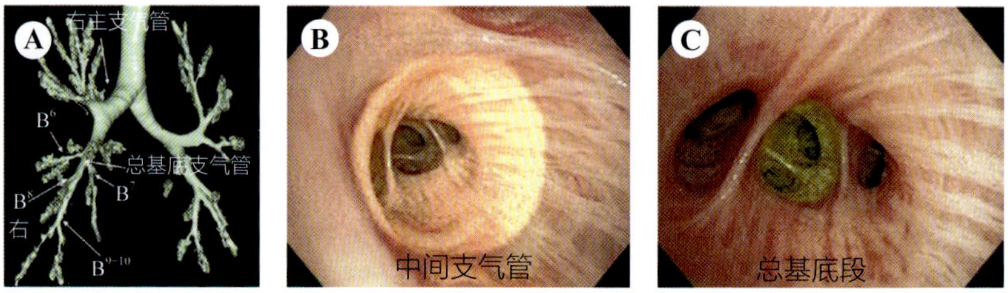

▲ 图 12–2　**A.** 右下叶基底段支气管分支；**B** 和 **C.** 中间支气管的支气管镜视图（**B**）和右下叶的总基底段（**C**）

二、单向入路的手术步骤

（一）解剖前斜裂

从前手术口用能量器械解剖前斜裂，并移除 11 组淋巴结，显露基底动脉（视频 12–1）。

提示与技巧 #1

如果斜裂不完整或发生融合，那么在下肺静脉和中叶静脉之间的沟处解剖将显露基底支气管和动脉。可以跟随基底动脉的前部无血管平面，且可安全分离前斜裂。

提示与技巧 #2

无须分离后斜裂，因为不会干扰解剖，还有助于防止 S6 扭转。

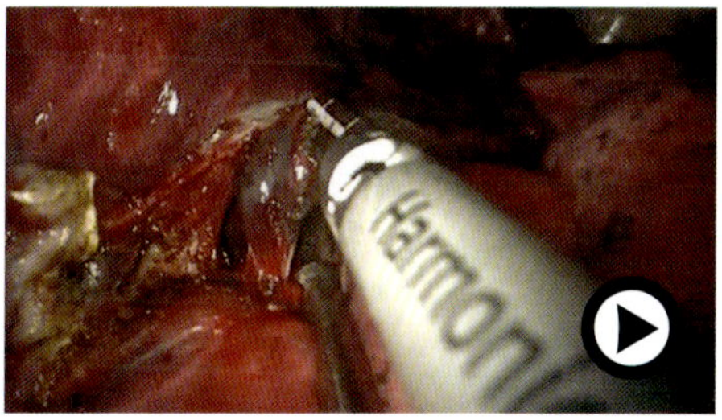

▲ **视频 12-1　清扫 11 组淋巴结，显露基底动脉**
（▶ https://doi.org/10.1007/978-3-031-14455-4cj）

（二）识别基底动脉和 A^6

显示 A^6 后，解剖、环绕和切断基底动脉。为防止损伤，动脉的解剖必须沿着无血管平面轻柔进行（图 12-3，视频 12-2）。

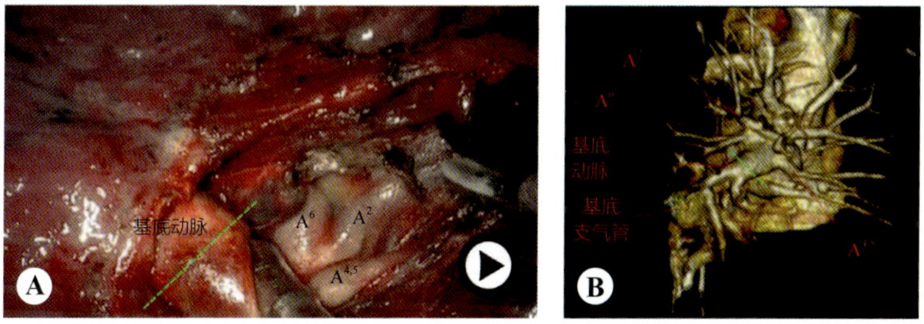

▲ **图 12-3　基底动脉和 A^6 的演示，绿线是横切线，解剖基底动脉并显示分支**
（参见视频 12-2，▶ https://doi.org/10.1007/978-3-031-14455-4ca）

提示与技巧 #3

A^{6b+c} 可以从一个单独的干支分出，远端更靠近 A^{10}，一定不能错过 A^{6b+c} [4]。如果怀疑术前 CT 结果，应继续在实质内对基底动脉进行解剖，直到看到可疑的 A^{6b+c}，A^{10} 应与 A^{7+8+9} 分开离断，防止 A^{6b+c} 的意外离断。

提示与技巧 #4

在肺裂处有密集粘连的情况下，无法看清基底动脉和 A^6 的轮廓，应从下肺静脉开始解剖。基底静脉和基底支气管分离后，可以安全离断 V^{6b+c} 以下的动脉。

（三）识别基底支气管和 B^6

离断基底动脉后下叶支气管可见。继续解剖以确定基底支气管、中叶支气管（$B^{4\sim5}$）和 B^6（图 12–4，视频 12–3）。基底支气管随后被环绕并用内镜缝合器切断。如果基底动脉离断后难以识别基底支气管，可用无创伤性抓钳夹住动脉远端残端，并向远端解剖进入实质内以识别支气管。注意避免损伤远端动脉残端，防止出现出血术野。

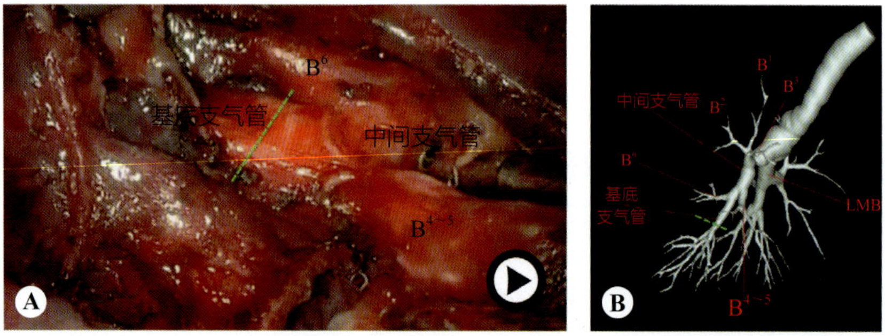

▲ **图 12–4** 基底支气管，B^6 和 $B^{4\sim5}$ 的演示，绿线是横切线，解剖并显示基底支气管
（参见视频 12–3，▶ https://doi.org/10.1007/978-3-031-14455-4cb）

提示与技巧 #5

分离基底支气管时应注意 $B^{4\sim5}$，防止缝合器对其造成损伤（视频 12–4）。

提示与技巧 #6

在基底支气管的环绕和缝合过程中，注意避免损伤向后走行的基底静脉。

（四）识别基底静脉和 V^6

静脉解剖期间，牵开支气管残端进行收回。然后，在实质内远端解剖下肺静脉，直至可以看到基底静脉和 V^6。然后使用血管内缝合器环绕并离断基底静脉（图 12–5，视频 12–4）。

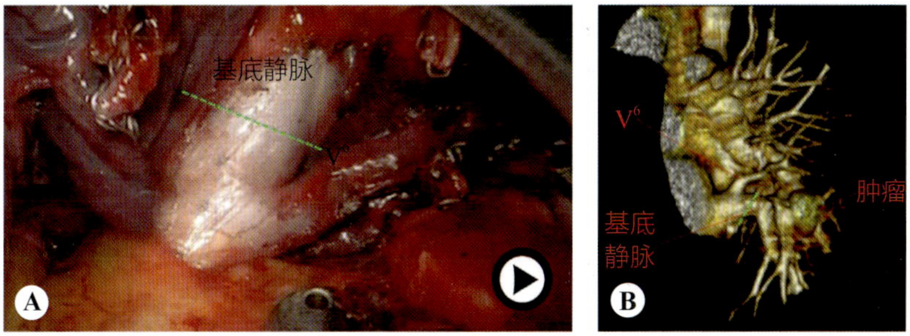

▲ 图 12-5　基底静脉和 V⁶ 的演示，绿点是横切线，解剖下肺静脉并显示其分支
（参见视频 12-4，▶ https://doi.org/10.1007/000-adg）

提示与技巧 #7

V⁶ 可能并不总是流入下肺静脉。V⁶ 可能流入左心房或上肺静脉。在某些情况下，V² 可能会流入下肺静脉 [4]。如果在术前 CT 中发现这些变异，需密切关注，防止不必要的静脉损伤和切除范围扩大。

（五）基底段和 S6 之间的段间平面的分割

界定 S6 和基底段之间的肺段间平面将通过 V⁶ 的走行并使用充气 – 放气技术确定 [5]。分割基底段可以用实质内镜缝合器，并保留 V⁶（图 12-6 和图 12-7，视频 12-5）。

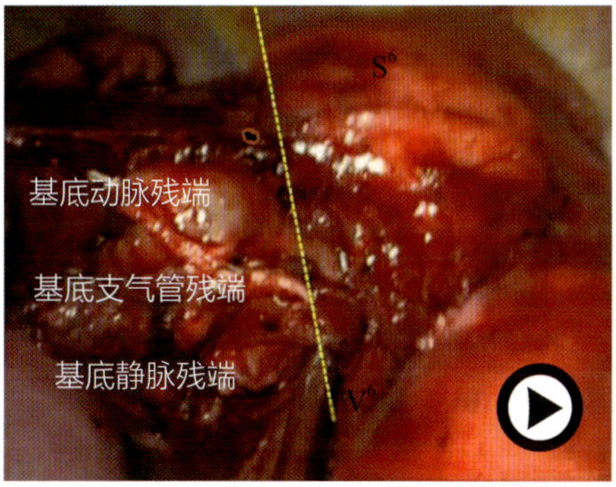

▲ 图 12-6　低于 V⁶ 的肺段间（S6 和基底段）分割线的演示，使用 V⁶ 作为分割上限从 S6 分割的基底段
（参见视频 12-5，▶ https://doi.org/10.1007/000-adh）

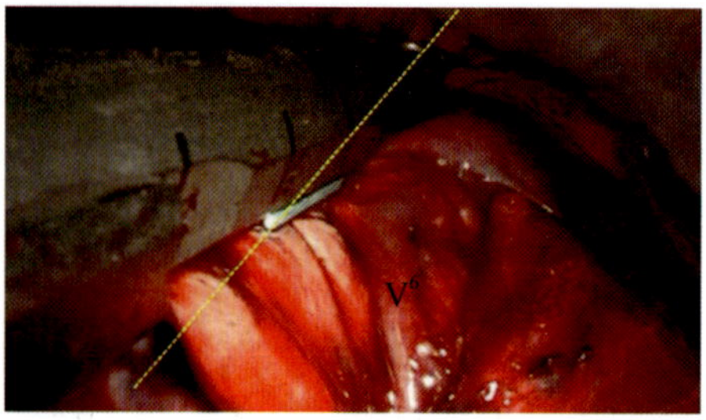

▲ 图 12-7　应在 V^6 可见的视野下用缝合器分离基底段

提示与技巧 #8

基底段和 S6 的肺段间分离由 V^{6b+c} 决定，这在术中很难识别，或者可以使用基底支气管离段后的膨胀 – 萎陷技术来看清肺段（图 12-6）。另一种方法是在基底动脉离段后静脉注射吲哚菁绿（参见第 4～6 章）。

（六）移除标本和关胸

可用内镜取物袋取出标本防止肿瘤播散，并进行离体检查以确定清晰的边缘。必须在关胸前检查剩余 S6 的扩张，并插入引流管。

提示与技巧 #9

如果标本大于手术口，可在移除内镜取物袋中的标本前移除伤口保护器。除了使用无菌润滑凝胶，这种方法可便于收回标本。

三、视频摘要

视频 12-6 展示了单向 VATS 右总基底肺段切除术入路。

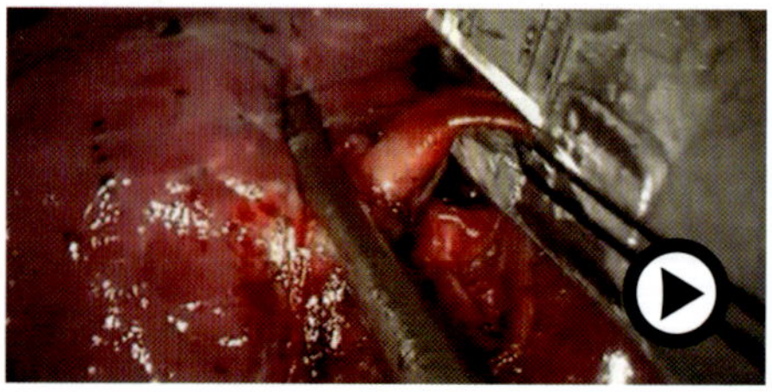

▲ 视频 12-6　单向 VATS 右肺下叶总基底段切除术
（▶ https://doi.org/10.1007/978-3-031-14455-4ck）

四、双向入路的手术步骤

（一）解剖前斜裂

该步骤可以与单向入路相同的方式执行。

（二）识别基底动脉和 A^6

解剖基底动脉，为单向入路确定 A^6。在离断前环绕基底动脉（图 12-8，视频 12-7）。

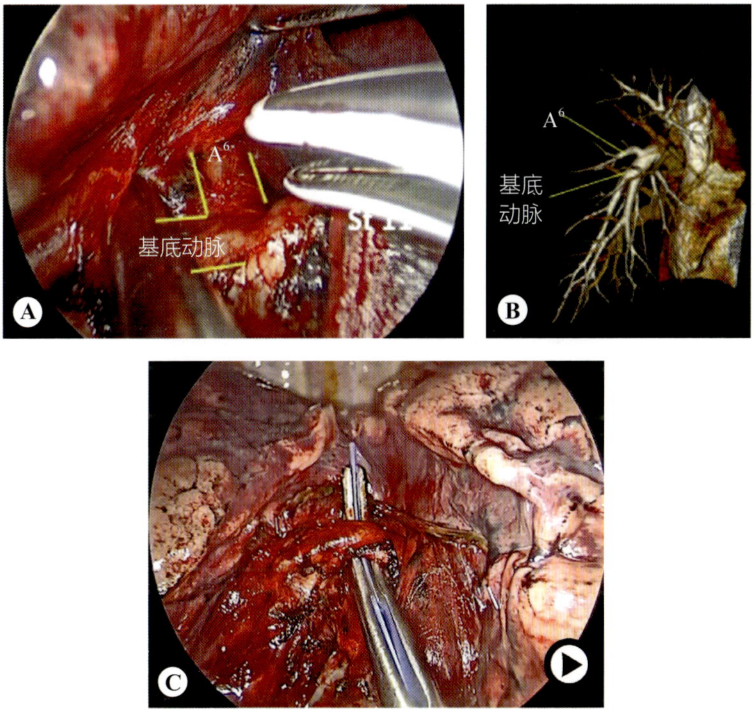

▲ 图 12-8　基底动脉和 A^6 的演示，在离断前解剖并环绕基底动脉
（参见视频 12-7，▶ https://doi.org/10.1007/000-add）

（三）识别基底静脉和 V^6

随后，向颅侧牵开基底段，显露下肺韧带。解剖韧带，并清扫 8 组和 9 组淋巴结，完全显露基底静脉和 V^6 静脉，环绕基底静脉（图 12-9，视频 12-8）。

（四）血管离断

确定动脉和静脉的解剖结构后，即可用血管内镜缝合器将血管离断（视频 12-9）。

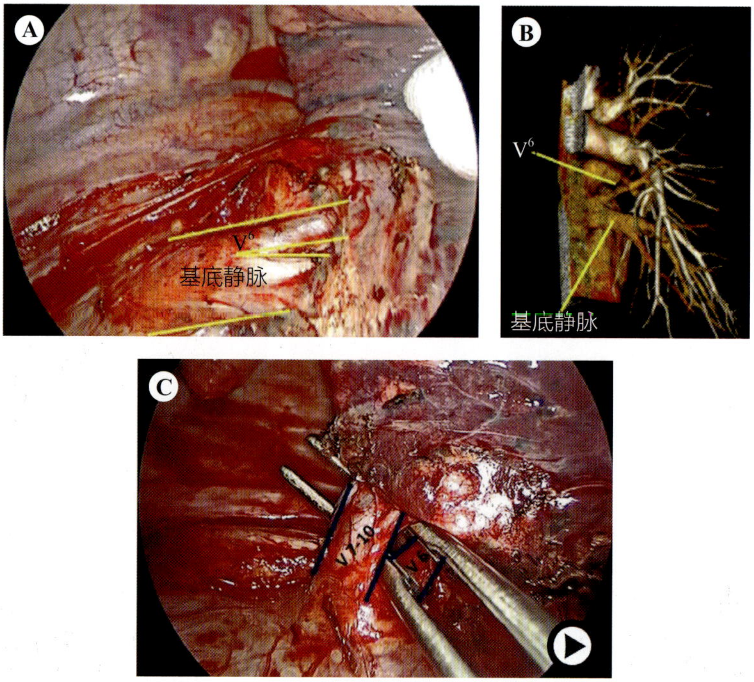

▲ 图 12-9　基底静脉和 V^6 的演示，在离断前解剖并环绕基底静脉
（参见视频 12-8，▶ https://doi.org/10.1007/000-adm）

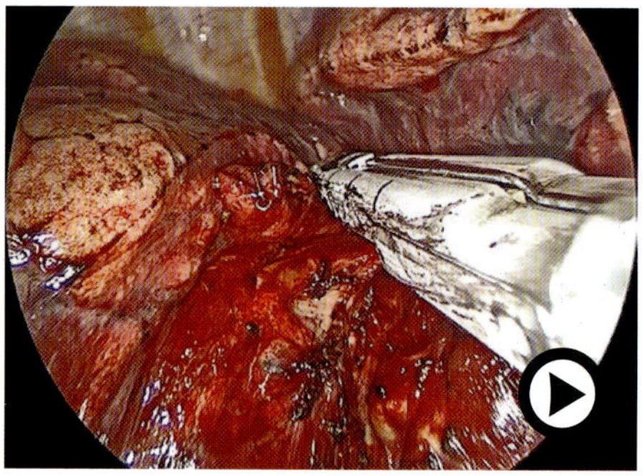

▲ 视频 12-9　确认解剖后的血管离断
（▶ https://doi.org/10.1007/978-3-031-14455-4cl）

提示与技巧 #10

如果冷冻切片显示淋巴结受累的证据，那么在离断前先环绕动脉和静脉也可以进行肺叶切除术而非肺段切除术。

（五）基底段和 S6 之间的段间平面的分割

离断基底血管将显露基底支气管。沿圆周进行支气管周围解剖，切除 12 组淋巴结，进一步显露 B^6。通过解剖基底支气管和 B^6，仔细保留 V^{6b+c} 以确定肺段间平面。

使用实质内镜缝合器分离肺段间平面，保持 V^{6b+c} 作为分离的上边界（图 12–10，视频 12–10）。

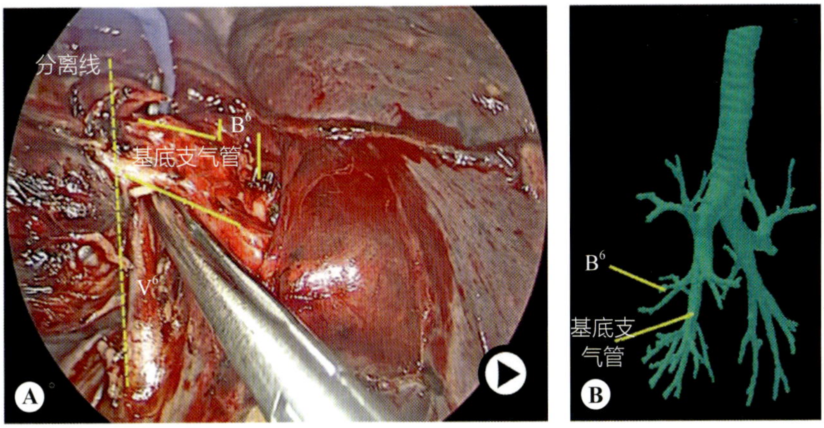

▲ **图 12–10**　基底支气管、B^6 和位于 V^6 下方的肺段间（S6 和基底段）分离线的演示，将 V^6 作为分离上限从 S6 分离的基底段

（参见视频 12–10，▶ https://doi.org/10.1007/000–adp）

提示与技巧 #11

在基底支气管和 B^6 之间进行解剖时，必须小心避免损伤位于 B^6 后侧的 V^{6b+c}。

（六）基底支气管的离断

完成肺段间平面分割后，用内镜缝合器离断基底支气管，保留 B^6（图 12–11，视频 12–11）。

提示与技巧 #12

如果肺段间 V^{6b+c} 可以确定肺段间平面分界，那么可以最后离断支气管。否则建议先离断基底支气管，并在离断前利用膨胀 – 萎陷技术辨认肺段间平面。如果最后离断支气管，就更容易引入缝合器。

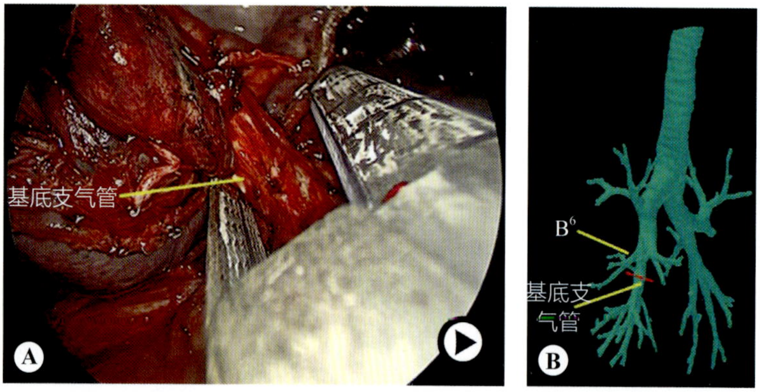

▲ 图 12-11 肺段分离后，可轻松执行基底支气管离断，基底支气管离断
（参见视频 12-11，▶ https://doi.org/10.1007/000-adq）

（七）移除标本和关胸

该步骤可以与单向入路相同的方式执行。

五、视频摘要

视频 12-12 展示了双向 VATS 右总基底肺段切除术入路。

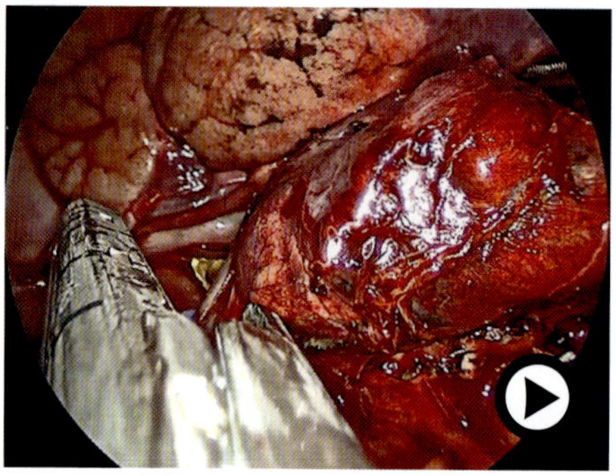

▲ 视频 12-12 双向 VATS 右肺下叶总基底段切除术
（▶ https://doi.org/10.1007/978-3-031-14455-4cm）

声明：经 Julio Sesma、Carlos Galvez 和 Jin-Shing Chen 医生书面许可，使用右侧总基底肺段切除术双向入路手术视频。

关键信息

1. 可以采用 VATS 单向或双向解剖入路执行右侧总基底肺段切除术。
2. 第一步是解剖前斜裂并辨认基底动脉和 A^6。无须分离后斜裂，可避免残余 S6 扭转。
3. 必须在离断基底动脉之前识别基底动脉和 A^6，请记住 A^6 分段的变异。
4. 必须在支气管壁附近环绕基底支气管，以防止损伤其后侧的基底静脉。
5. 解剖肺静脉时，必须注意可能引流入左心房或上肺静脉的 V^6 和可能引流入下肺静脉的 V^2 的变异。
6. 分割基底肺段和 S6 之间的段间平面时，必须密切关注 V^6。

第 13 章　右前内侧基底双肺段* 切除术（S7+S8）

Right Anteromedial Basal Bisegmentectomy (S7 + S8)

Diego Gonzalez-Rivas　Jiaxi He　Anna Minasyan　Alejandro Garcia
Norberto Santana Rodriguez　Duan Liang　Shuben Li　著

一、解剖学标志

（一）动脉分支

基底干的第一和第二分支通常是内基底段（A^7）和前基底段（A^8）肺动脉。然而，作为一种变异，A^7 和 A^8 有时共用来自基底干的共分支 [1]（图 13–1A）。

（二）静脉分支

静脉分支和分布更加多变。内基底肺静脉（V^7）可能不存在，而前基底分支（V^8）可能与外侧和后分支（V^9，V^{10}）共用一个共干 [1]（图 13–1B）。

（三）支气管分支

来自右下叶基底支气管的第一和第二分支是内侧基底（B^7）和前基底（B^8）支气管。大多数情况下，B^7 位于肺静脉的前侧或上方。B^7 不存在在极少数罕见情况下，只能辨认出 B^8。B^8 相对容易辨认，很少变异 [1]（图 13–2）。

二、手术步骤

（一）识别肺结节

建议在进一步手术前辨认并标记病变。术前定位技术已发展成熟并得到广

*. 本章配有视频，可根据文前“补充说明”获取观看链接。

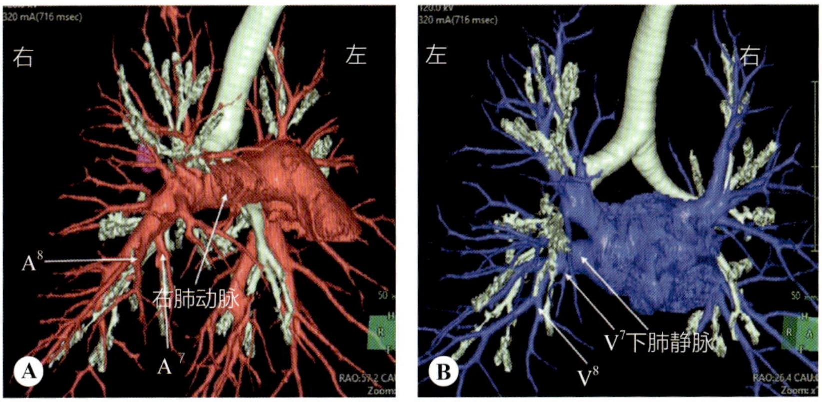

▲ 图 13-1　**A.** 右下叶动脉分支，箭示 A^7 和 A^8 动脉；**B.** 右下叶静脉分支，箭示 V^7 和 V^8 静脉

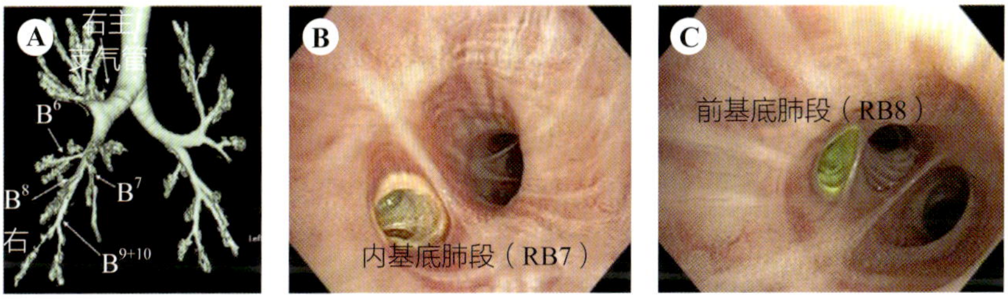

▲ 图 13-2　**A.** 右下叶支气管分支；**B.** 内基底肺段的支气管镜检查视图（黄色）；**C.** 前基底肺段的支气管镜检查视图（黄色）

泛应用，包括 3D 重建图像、定位针、染料和吲哚菁绿荧光胸腔镜定位。

除术前定位的其他视觉标记外，外科医生可以使用电灼器在脏胸膜上标记病变位置，这将有助于辨认目标肺段。如果进行复杂的联合解剖肺段切除术，必须充分了解解剖肺段标志。

（二）下肺韧带分离

建议在探查胸腔后再进行操作，包括游离胸膜粘连和下肺韧带的分离。这些操作可以调动肺部，有助于更好地显露解剖结构。此外，分离下肺韧带也有助于辨认右下肺静脉。外科医生可以使用标准能量器械（如电灼器、超声刀或 LigaSure）来解剖肺韧带。手术期间可同时切除肺韧带淋巴结（9 组）。外科医生可根据自身偏好执行此步骤。

（三）解剖斜裂并显露肺动脉

斜裂将右下叶与中叶和上叶分离。如果肺裂发育良好，外科医生可以首先解剖中部和下部之间的肺裂，然后继续用内镜钳和能量系统向后方分离。同样可以使用缝合器完成肺裂解剖，并显露右肺动脉的基底干。

如果肺裂发育不良（无肺裂），外科医生可以先辨认下叶和中叶静脉。可以在斜裂下面、下叶和中叶静脉之间的空间继续进行解剖，下叶肺动脉将会显露。通过使肺动脉保持在肺裂下方，用缝合器向后方分离肺裂。肺裂完全分离时，此操作将会显露右肺基底干动脉和背段动脉（A^6）[2]（图 13–3）。

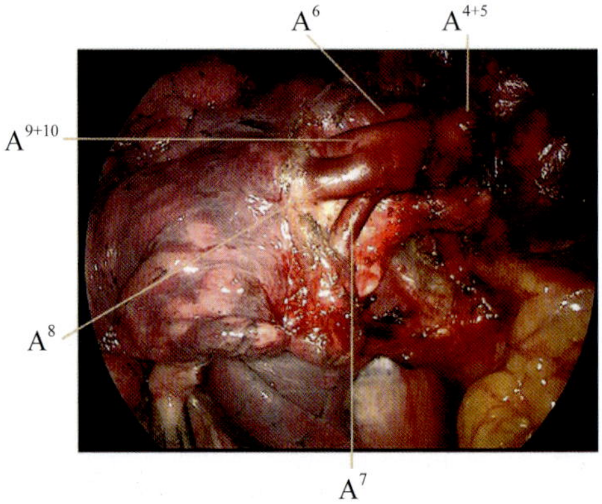

▲ 图 13–3　显露血管和支气管，分离 A^7 和 A^8

（四）右前内侧肺动脉分支（A^{7+8}）分离（视频 13–1）

在显露右下肺动脉基底干后，外科医生可以沿着基底干解剖连接组织或肺实质。基底干的第一和第二分支是内基底段（A^7）和前基底段（A^8）肺动脉。手术期间外科医生应充分显露并仔细观察基底干的分支，以辨认目标肺段动脉的解剖结构。用直角钳环绕 A^7 和 A^8 后，使用血管缝合器，离断这些动脉（图 13–3）。

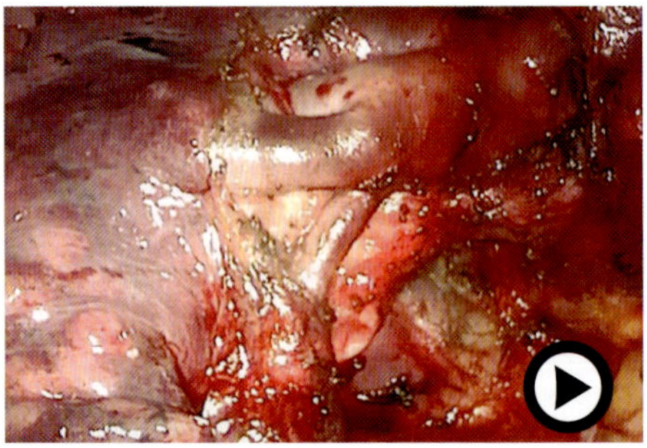

▲ 视频 13–1　分离 A^7 和 A^8
（▶ https://doi.org/10.1007/978-3-031-14455-4db）

提示与技巧 #1

建议使用弯尖血管缝合器，也可以将这些肺段分支结扎，然后用血管夹进行分离。可以使用缝线或血管阻断带环绕并牵开动脉分支，确保血管缝合器安全推进。

可能的解剖变异：基底干分出 2 条末梢分支，然后分离成为内侧基底肺段、后基底肺段、外侧基底肺段和前基底肺段供血。最高有 70% 概率右下叶动脉的第二分支为内侧基底分支 [3]。

（五）右前内侧肺静脉分支（V^{7+8}）分离（视频 13–2）

肺静脉系统在分布方面更加多变。内基底肺静脉（V^7）可能不存在，而前基底分支（V^8）可能与外侧和后分支（V^9，V^{10}）共用一个共干 [1]。因此，建议在离断肺动脉后入路（图 13–4）。

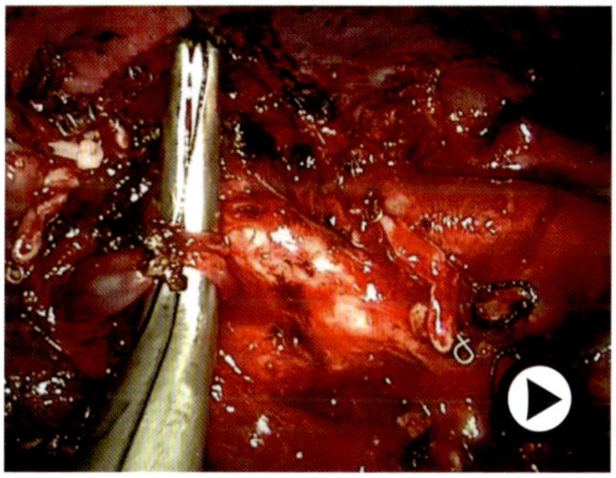

▲ 视频 13–2　分离 V^8（V^7 已经分离）
（▶ https://doi.org/10.1007/978–3–031–14455–4dc）

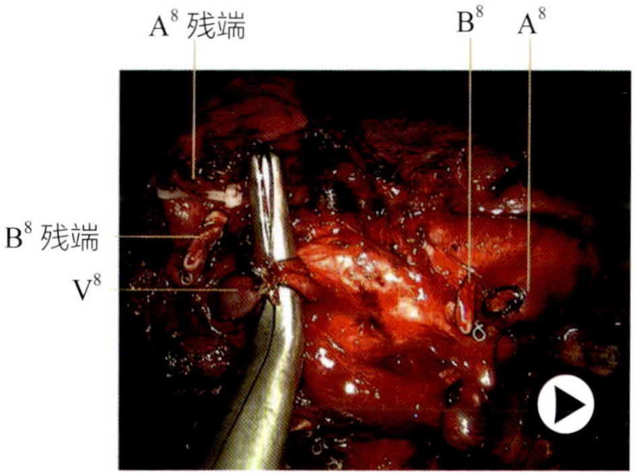

▲ 图 13–4　分离 V^8，分离 B^7 和 B^8
（参见视频 13–3，▶ https://doi.org/10.1007/978–3–031–14455–4da）

前内侧肺静脉（V^{7+8}）可以从两个方向入路。外科医生可以在下肺韧带分离后辨认下肺静脉。可以解剖并分离适当的肺段肺静脉分支，或者可以在支气管分支离断后辨认肺段静脉分支。横断肺动脉后，静脉开始显露。在用缝线和聚合物血管夹进行结扎后，可以使用超声刀系统或 LigaSure 分离静脉。基于自身偏好，也可以使用血管缝合器。

（六）右前内侧支气管分支（B^{7+8}）分离（视频 13–3）

前内侧肺动脉分支解剖将会显露平行肺段支气管。来自右下叶基底支气管的第一和第二分支是内基底（B^7）和前基底（B^8）支气管。大多数情况下，B^7 位于肺静脉的前侧或上方。在极少数罕见情况下，B^7 不存在，只能辨认出 B^8。B^8 相对容易辨认，变异很少[1]。可用直角钳环绕支气管，然后用缝合器分离（图 13–5）。

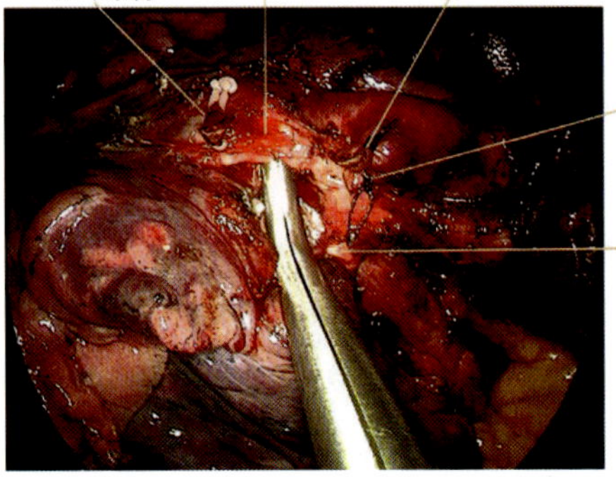

▲ 图 13–5　分离 B^8

困难和警告

推进缝合器通过支气管时，应特别注意位于支气管后的后基底肺动脉和外侧基底肺动脉。由于空间有限，橡胶导管有助于引导缝合器的砧座安全地穿过支气管。外科医生触发缝合器前应始终要求麻醉师给肺充气，以确认横断肺段支气管的正确性。

（七）识别和分割肺段间平面（视频 13–4 至视频 13–6）

在肺段切除术期间可以使用各种方法辨认肺段间平面，详细说明见前述章节。最常用的方法是差异吹气法。在横断支气管后向肺充气时，目标肺段保持塌陷，而其他肺段保持充气。或者，外科医生可以要求麻醉师在横断前为肺逐渐充气。

肺充气后，可以夹住或横断目标肺段支气管。一段时间后，目标肺段保持充气，其余叶逐渐放气[4]。外周静脉吲哚菁绿（ICG）注射和荧光胸腔镜检查有助于辨认肺段间平面。在结扎或横断目标肺段的动脉和静脉后，可以静脉注射 ICG。几分钟内，在荧光胸腔镜下，保留的肺段将变成绿色，而目标肺段保持灰色[5, 6]。

肺段间切缘可以用烧灼器分界，用缝合器分离。用卵圆钳使目标肺段朝向上叶可显露肺段间平面，有助于切除。切除应从肺段门沿着标记的段间平面开始。支气管血管残端应包含在切除肺段中，以确保完全解剖切除（缝合线中不

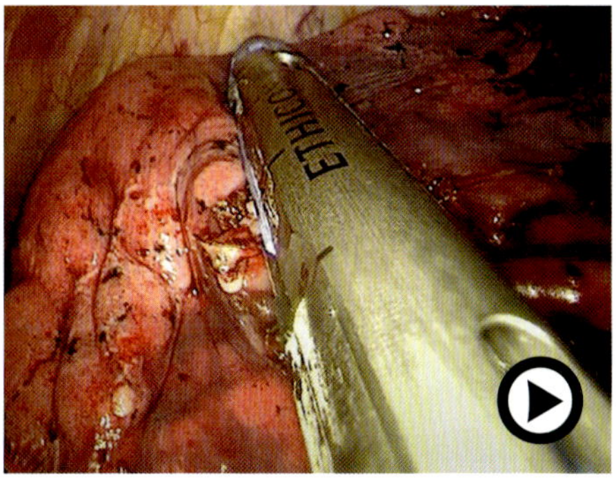

▲ 视频 13-4　**S6** 初始分界
（▶ https://doi.org/10.1007/000-ads）

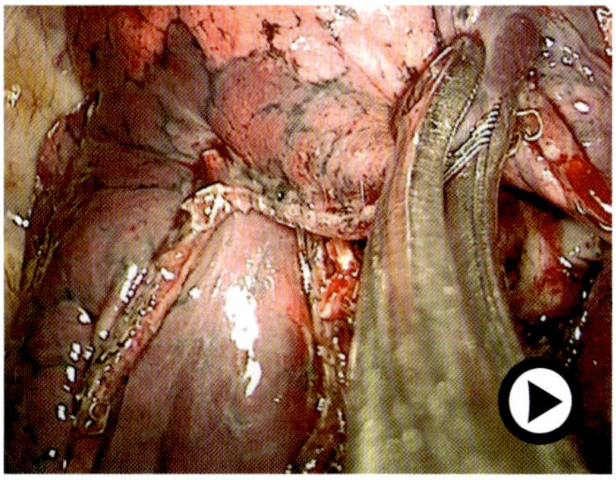

▲ 视频 13-5　与 **S9** 至 **S10** 进行分离
（▶ https://doi.org/10.1007/000-adx）

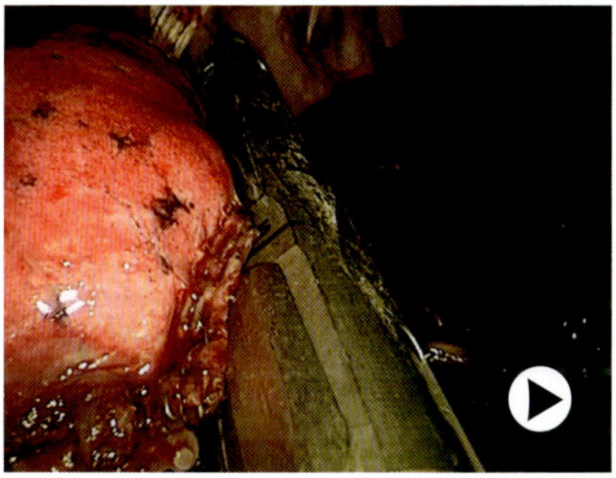

▲ 视频 13-6　**S6** 最终分离
（▶ https://doi.org/10.1007/000-ady）

应显示远端支气管或血管残端）（图 13-6）。

风险与警示

1. 应始终辨认肺段间静脉和段内静脉。
2. 如有疑问，对肺段间平面进行膨胀—萎陷试验或充气试验。
3. 标本中必须可见支气管、静脉和动脉的远端残端。

三、视频摘要

视频 13-7 展示了右 S7+S8 解剖双肺段切除术，可作为本章详细描述内容的总结。

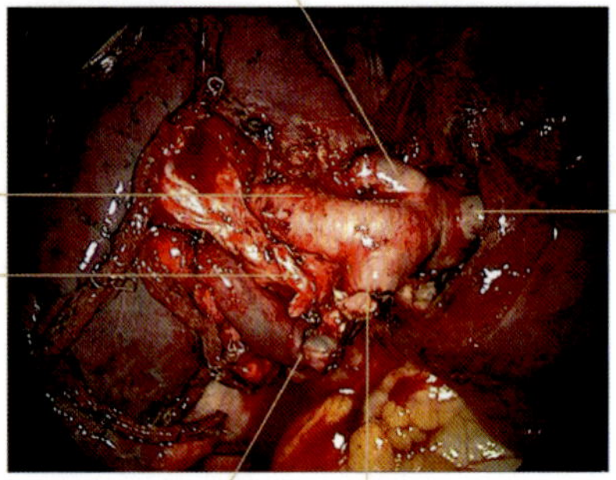

▲ 图 13-6　最终结果

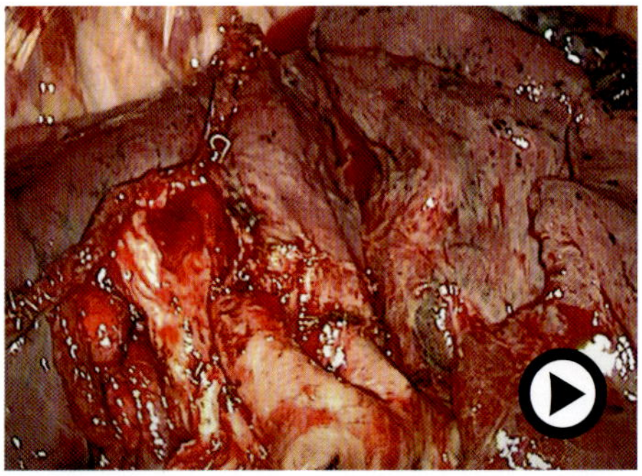

▲ 视频 13-7　右 S7+S8 解剖性双肺段切除术
（▶ https://doi.org/10.1007/978-3-031-14455-4dh）

关键信息

1. 应可视化术前 CT 并进行详细研究，促进辨认手术期间的解剖结构，并避免切割错误的解剖结构。
2. 粘连的松解和下肺韧带的离断将允许在手术期间实现肺的充分游离。
3. 如果肺裂发育良好，第一步将是斜裂解剖和肺动脉显露。如果肺裂发育不良，则下叶和中叶静脉辨认会非常有用。
4. 肺静脉系统在分布方面更加多变，建议在解剖肺动脉后再行入路。
5. 前内侧肺动脉分支解剖将会显露平行肺段支气管。B^7 和 B^8 通常是第一分支和第二分支。
6. 移除 10 组、11 组、12 组淋巴结，显露支气管血管结构。

第 14 章　右后外侧基底双肺段* 切除术（S9+S10）

Right Lateroposterior Basal Bisegmentectomy (S9 + S10)

Sergio Bolufer　Carlos Galvez　Santiago Figueroa　Andrés Obeso
Francisco Lirio　Leyre Sebastián　Julio Sesma　著

一、解剖学标志

（一）动脉分支

最常见的动脉分支是向远端分支的共干 A^9+A^{10}（70%）（图 14–1A）。然而，A^9 和 A^{10} 可以分别从肺裂中的下叶肺动脉发出，甚至是与 A^8 的不同组合，如具有独立 A^{10} 分支的 A^8+A^9 共干（10%）。约 16% 的患者分段为分裂分叉型，包括两种变异：A^8 和 A^8+A^9+A^{10}（14%），与更罕见的 A^8+A^9 和 A^9+A^{10}（2%）[1–3]。

（二）静脉分支

静脉分支比动脉分支显示出更大的异质性。最常见的简单分叉类型是 V^8+V^9 和 V^{10}（25%），以及 V^8 和 V^9+V^{10}（20%）（图 14–1B）。在半数下静脉中，分裂分叉型分段可表现为两种模式：V^8+V^9+V^{10} 和 V^{10} 或 V^8+V^9 和 V^9+V^{10}。

很少发现 V^8、V^9 和 V^{10} 直接来自右下肺静脉根部的三分叉分段 [1–3]。

V^6 明显缺失时，在右 S9+S10 解剖性肺段切除术中应考虑两个重要的解剖变异。V^6 可以从穿过斜裂后部的副 V^2 分支发出，或者在异常情况下，直接来自左心房并位于中间支气管下方通向 S6（“异常 V^6”）[1]。

*. 本章配有视频，可根据文前“补充说明”获取观看链接。

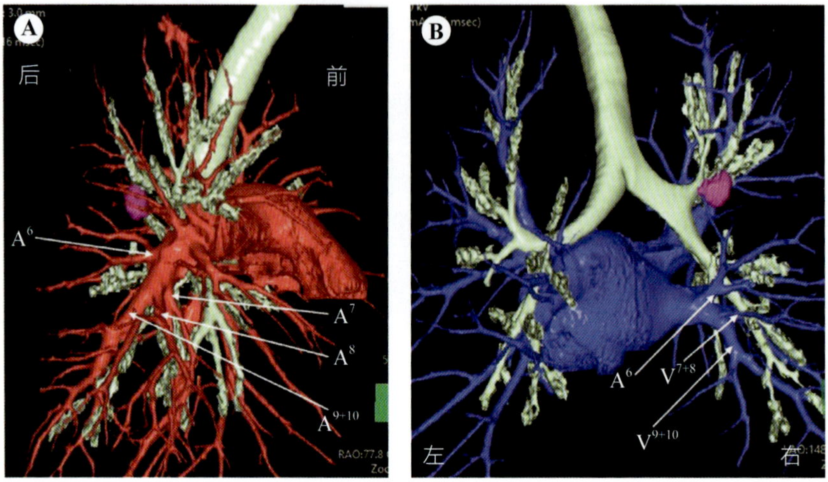

▲ **图 14-1　术前支气管和血管重建，CT 患者图像的 3D 模型便于血管和支气管肺段分支辨认，从而有助于手术规划**

A. 前视图和下视图（A^7、A^8、A^9+A^{10}）；B. 后视图（V^6、V^7+V^8、V^9+V^{10}）

（三）支气管分支

右外侧基底肺段（S9）和后基底肺段（S10）的支气管分支模式主要在于 B^9+B^{10}（作为单一支气管干）（80%）（图 14-2）和 B^8+B^9（作为共干），以及 B^{10}（作为独立干）（15%）。另一种非常罕见的组合在于直接从基底支气管发出的 B^8、B^9 和 B^{10}（不到 5% 概率）[1-3]。

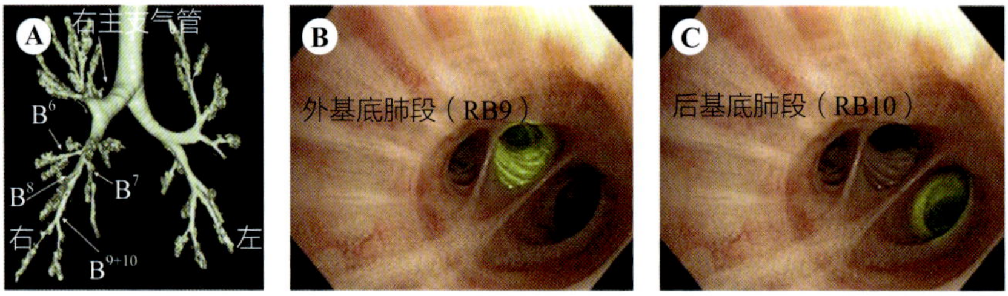

▲ **图 14-2　A. 右下叶基底段的支气管分支；B. 外基底段的支气管镜视图；C. 后基底肺段的支气管镜视图**

建议在开始外科手术之前进行支气管镜检查，以检查右基底支气管的肺段分支，从而防止进一步混淆，并避免切除范围大于计划的（视频 3-4）。

二、手术步骤

（一）打开斜裂

S9+S10 解剖性肺段切除术的第一步是打开并仔细解剖斜裂，辨认右下叶的所有动脉分支（图 14–3）。11 组、12 组和 13 组的叶间淋巴结切除术可以显露动脉及其肺段分支。在肺段动脉分支上方的肺实质上施加侧向牵引力，可以在解剖时仔细显露动脉内容物（视频 14–1）。

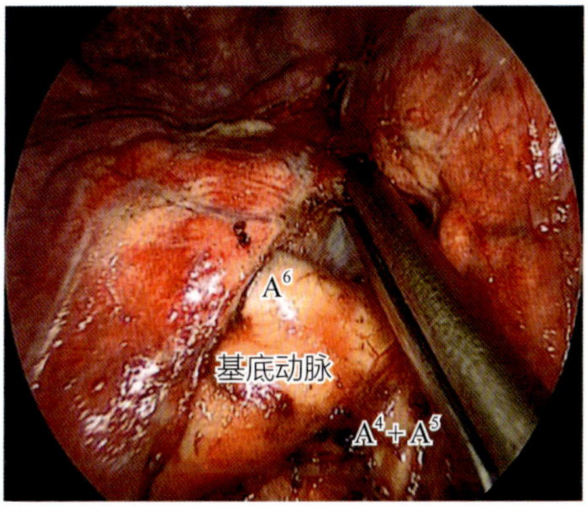

▲ 图 14–3　右下叶的动脉分支

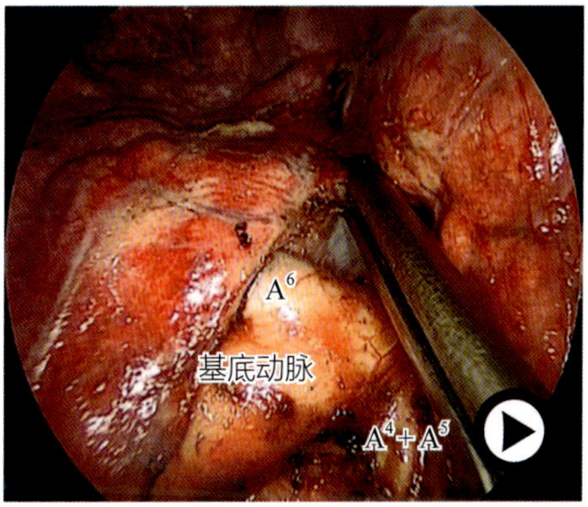

▲ 视频 14–1　打开斜裂，在肺段动脉分支上方的肺实质上施加侧向牵引力，可以在解剖时仔细显露动脉内容物

（▶ https://doi.org/10.1007/000-aed）

提示与技巧 #1

如果斜裂发育不完全的情况下，可以通过在下肺静脉和中叶静脉之间进行解剖来促进此过程。在此分离的正上方，将出现中叶和下叶支气管之间的支气管隆嵴，以及肺裂中的肺基底动脉，这将作为在其正上方进行隧道钝性解剖的引导。然后，从前到后进行内镜缝合，完成斜裂分离后，将显露所有叶间内容物。

提示与技巧 #2

斜裂后侧分离是在完成 S6 和 S10 之间的肺段间平面时促进后部显露的步骤。然而，在指示此操作之前，应仔细评估 S6 扭转或漏气风险（视频 14–2）。

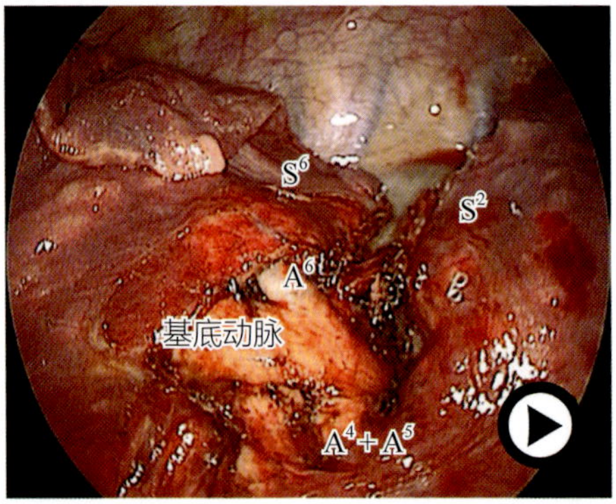

▲ **视频 14-2** 斜裂后侧分离是在完成 **S6** 和 **S10** 之间的肺段间平面时促进后部显露的步骤

（▶ https://doi.org/10.1007/000-ae1）

（二）显露和控制动脉肺段分支，分离

为了辨认前面描述的最常见动脉肺段模式（图 14-4），应尽可能在远端进行解剖。随着解剖进展，必须特别注意实质和血管脆性，以及先前辨认分支的频繁细分，其变异性在远端叶内解剖中显著增加。

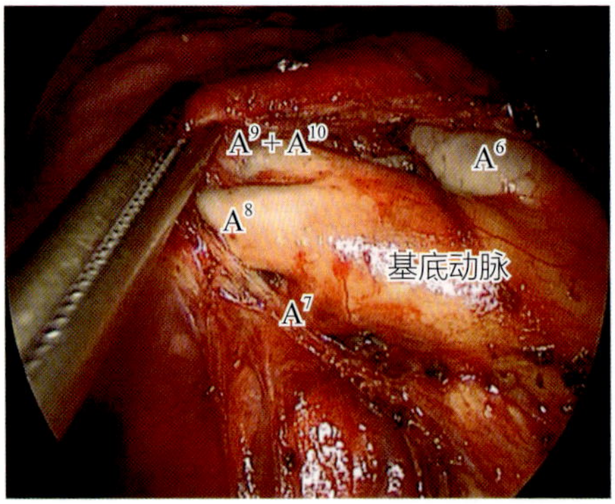

▲ **图 14-4** 最常见的动脉肺段模式

提示与技巧 #3

由于 A^9+A^{10} 总动脉干通常表现为完全的叶内配置，为了直接控制，建议预先控制并向前牵引 A^8。此操作称为“圈环技术”[4]（图 14-5）（视频 14-3）。在安全控制 A^9+A^{10} 后，基于个人偏好使用内缝合器（视频 14-4）、血管夹、缝线或先进的能量器械对这些分支进行分离。

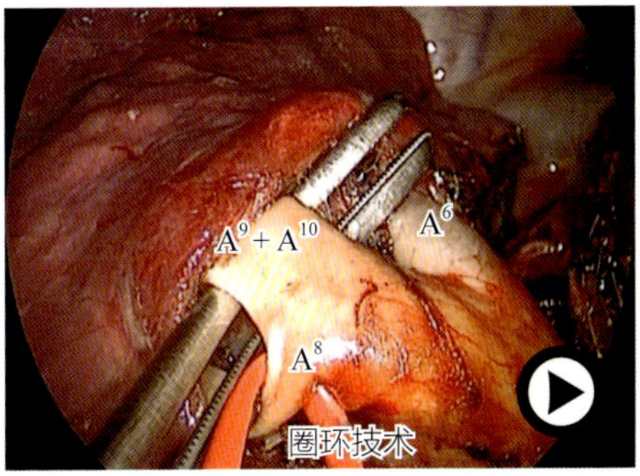

▲ 图 14-5 “圈环技术”，在控制 A^9+A^{10} 之前控制和牵引 A^8。由于 A^9+A^{10} 通常表现为完全的叶内配置，建议预先控制并向前牵引 A^8（参见视频 14-3，▶ https://doi.org/10.1007/978-3-031-14455-4ea）

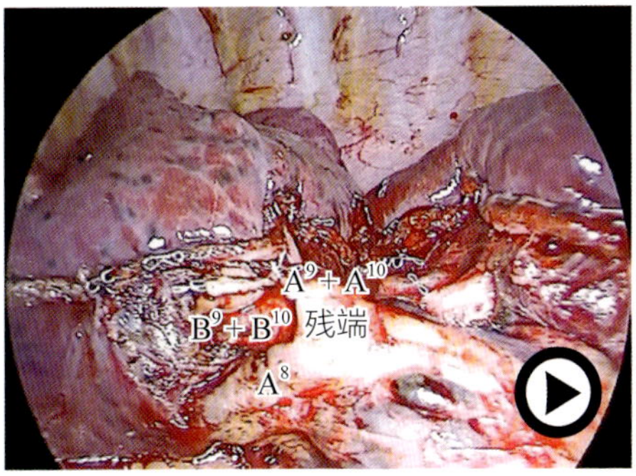

▲ 视频 14-4 切断 A^9+A^{10}
（▶ https://doi.org/10.1007/000-ae3）

解剖变异

视频 14-5 展示了进行 S9+S10 解剖性肺段切除术时下叶动脉肺段分支的 3 种动脉模式：① A^7+A^8 和 A^9+A^{10}；② A^7、A^8 和 A^9+A^{10}；③非常罕见的分裂分叉 A^8+A^9 和 A^9+A^{10}（低于 2% 概率）。

提示与技巧 #4

A^9+A^{10} 分离有时可能位于远端，因此可以预先完成 S6 和 S10 之间的肺段间平面（视频 14-6），以便于动脉肺段分支显露、控制和随后的分离。

（三）显露和控制静脉肺段分支，分离。

分离下肺韧带和后纵隔胸膜，需要时可以完成 7 组、8 组和 9 组的系统性淋巴结切除术。然后解剖下肺静脉，显露其初始分离部位，即 V^6、上基底静脉和下基底静脉。有约 80% 的概率 V^9+V^{10} 从上基底静脉发出 [5]。然而，建议进行远端解剖，以确认静脉模式。在此步骤中，必须注意避免切断下基底静脉或其分支。进行足够远端的解剖时，在 V^8 和 V^9+V^{10} 之间执行圈环技术，以实现 V^9+V^{10} 的显露、控制和切开（图 14-6）（视频 14-7）。静脉分离有时深入到远端实质，可行的方案是从肺裂中的 B^9+B^{10} 支气管切断开始，提起远端 B^9+B^{10} 残端，显露朝向残端的 V^9 和 V^{10} 分支（图 14-7）。之后，切断 V^9 和 V^{10}，进一步抬高

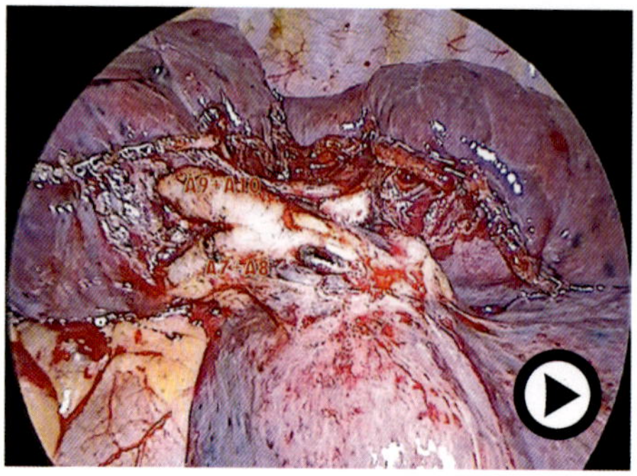

▲ 视频 14–5　进行 **S9+S10 解剖性肺段切除术时下叶动脉肺段分支的 3 种动脉模式：① A^7+A^8 和 A^9+A^{10}；② A^7、A^8 和 A^9+A^{10}；③非常罕见的分裂分叉 A^8+A^9 和 A^9+A^{10}**

（▶ https://doi.org/10.1007/000-ae4）

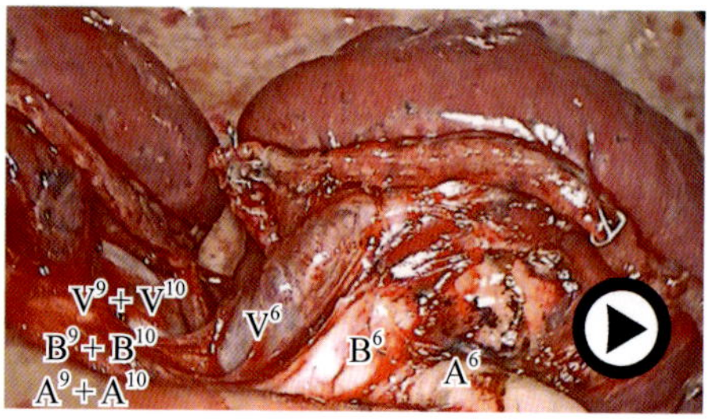

▲ 视频 14–6　**任何血管分离前 S6 和 S10 之间的肺段间平面**

（▶ https://doi.org/10.1007/000-ae5）

远端残端[5]（视频 14–8）。在其他情况下，已经分裂的 V^{10} 可能在 B^9+B^{10} 前部和上部走行，从而允许其在支气管控制之前进行切断（视频 14–9）。

提示与技巧 #5

在此步骤中，有时可以向前牵拉右下叶并将其拉出体外穿过操作切口后，通过在 S9+S10 实质界限处增加 2 根简单的牵引缝线，以促进下肺静脉的远端清扫（图 14–8 和图 14–9，视频 14–10）。

未发现 V^6 与下肺静脉的总基底静脉连接时必须小心。如前所述，V^6 可以从 V^2 发出（作为副分支），穿过斜裂后侧，或者直接来自左心房。

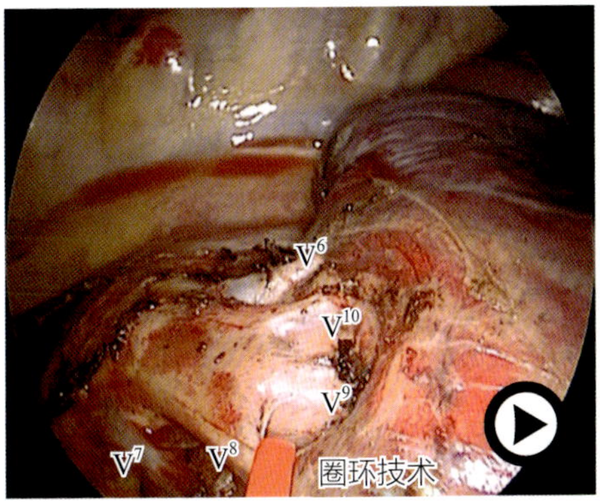

▲ 图 14-6　解剖下肺静脉，以显露其初始分离部位。在 V^8 和 V^9+V^{10} 之间执行圈环技术，以实现 V^9+V^{10} 的显露、控制和切断
（参见视频 14-7，▶ https://doi.org/10.1007/978-3-031-14455-4eb）

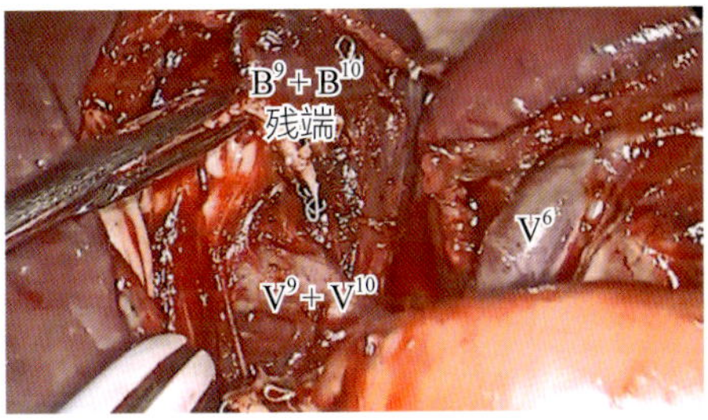

▲ 图 14-7　提起远端 B^9+B^{10} 残端，以显露朝残端向后延伸的 V^9+V^{10} 分支

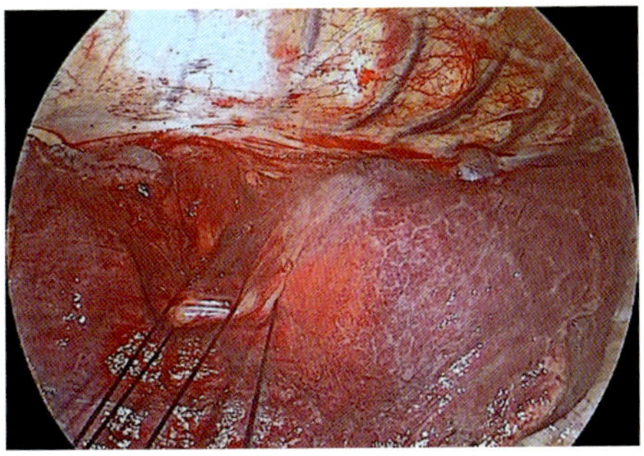

▲ 图 14-8　**S9+S10** 实质界限中的牵引缝线

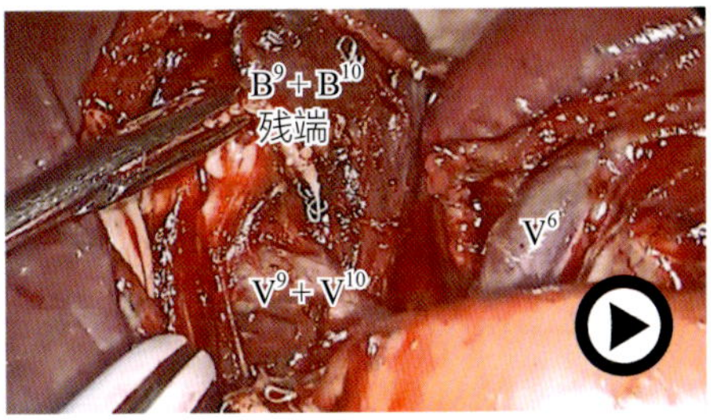

▲ 视频 14-8　从肺裂切断 B^9+B^{10} 支气管，将远端 B^9+B^{10} 残端用作显露 V^9 和 V^{10} 分支的引导
（▶ https://doi.org/10.1007/000-ae7）

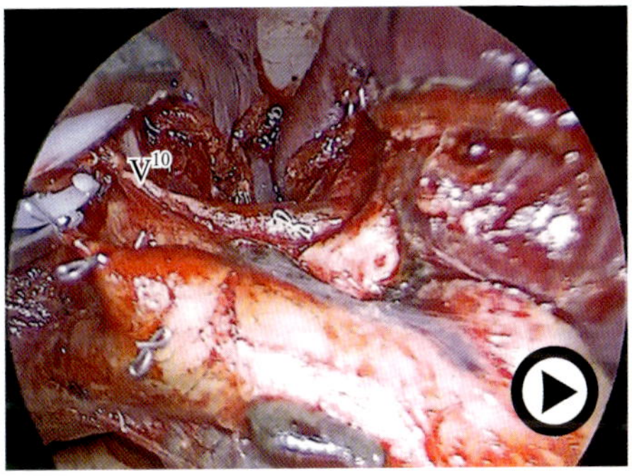

▲ 视频 14-9　分裂的 V^{10} 在 B^9+B^{10} 前部和上部走行，从而在支气管控制之前进行切断
（▶ https://doi.org/10.1007/000-ae8）

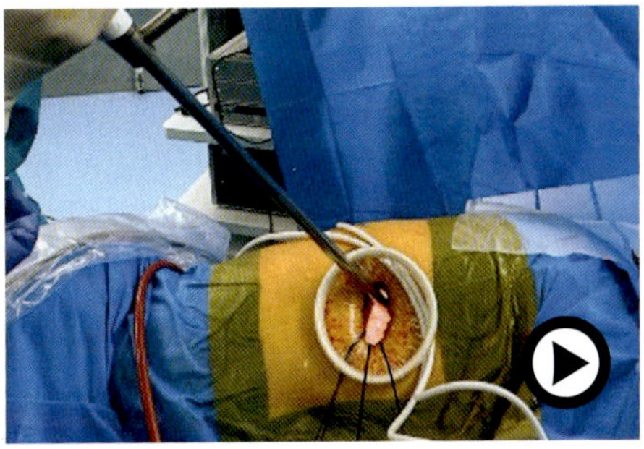

▲ 图 14-9　牵引缝线从操作切口穿出的外部视图，牵引缝线显露下肺静脉的远端解剖
（参见视频 14-10，▶ https://doi.org/10.1007/978-3-031-14455-4ec）

（四）完成 S9+S10 和 S6 之间的肺段间平面

横断 V^9+V^{10}（图 14–10）后进行叶内解剖，从斜裂开始以完成 S9+S10 和 S6 之间的肺段间平面。应从该位置精确辨认 A^6、B^6 和 V^6，以避免在此步骤中损伤 V^6（图 14–11）。V^{10} 和 V^6 之间的实质分离将引导肺段间平面（图 14–12）。控制肺段间平面后，可以用血管环带来引导内缝合器并提起肺段间实质线（视频 14–11）。

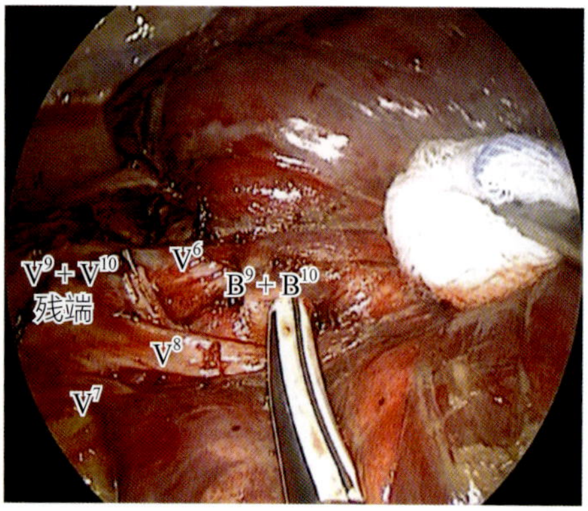

▲ 图 14–10　V^9+V^{10} 分离

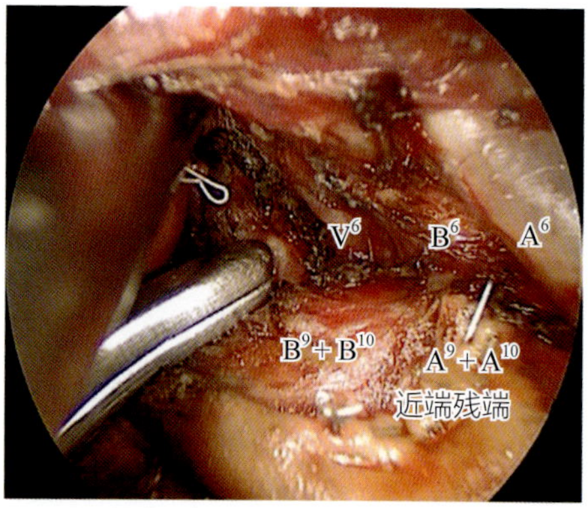

▲ 图 14–11　在完成 S^9+S^{10} 和 S^6 之间的肺段间平面时，应从肺裂处完全辨认 A^6、B^6 和 V^6，避免损伤 V^6

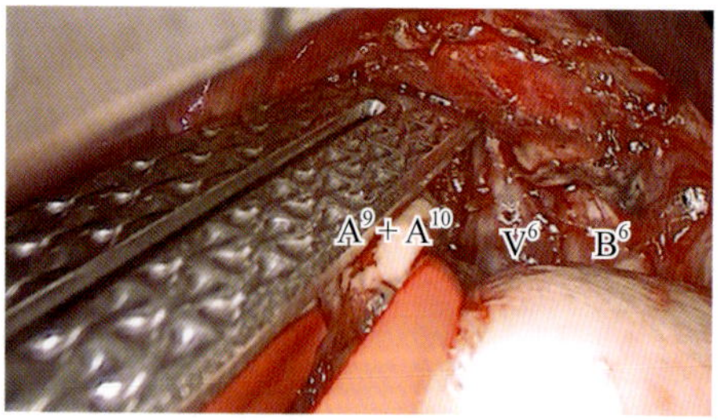

▲ 图 14–12　V^{10} 和 V^6 之间的实质分离将引导 S^9+S^{10} 和 S^6 之间的肺段间平面

提示与技巧 #6

在血管（动脉、静脉或两者）切断之前分离肺段间平面时应特别小心，避免血管撕裂（视频 14–6）。另外，此步骤有时可以促进之后的血管和支气管分离。

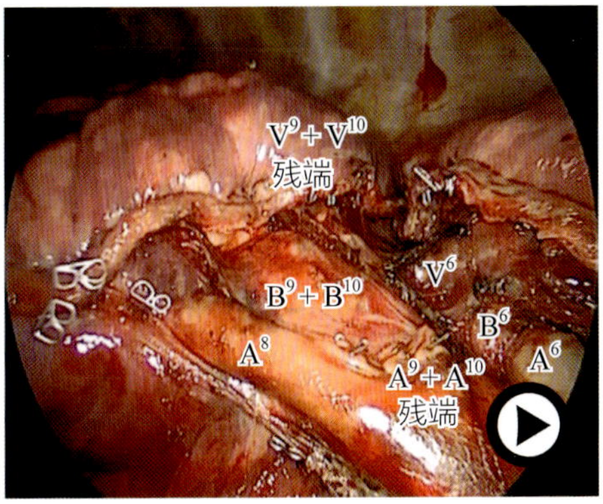

▲ 视频 14-11　**A^9+A^{10} 和 V^9+V^{10} 切断之后的 S10 至 S6 肺段之间平面，避免血管撕裂最简单和推荐的方式**

（▶ https://doi.org/10.1007/000-aea）

（五）B^9 和 B^{10} 的支气管显露和离断

在完成 S9+S10 和 S6 之间的肺段间平面后（图 14-13），通过向上拉右下叶，充分显露 B^9+B^{10} 支气管分离。将从前到后控制 B^9+B^{10}（图 14-14），随后用内缝合器进行离断（视频 14-12）。

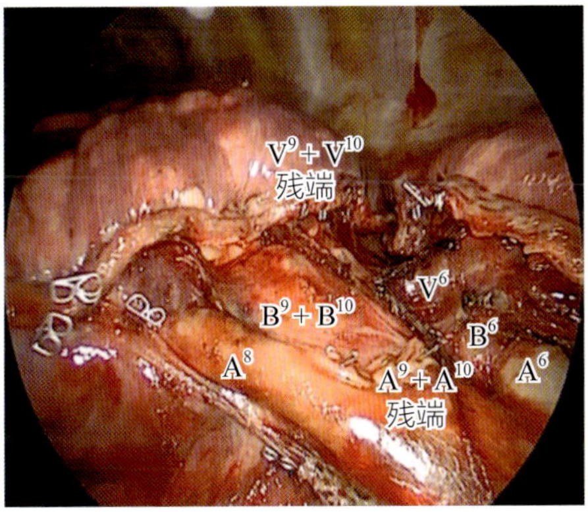

▲ 图 14-13　**完成 S9+S10 和 S6 之间的肺段间平面，剩余支气管和血管结构**

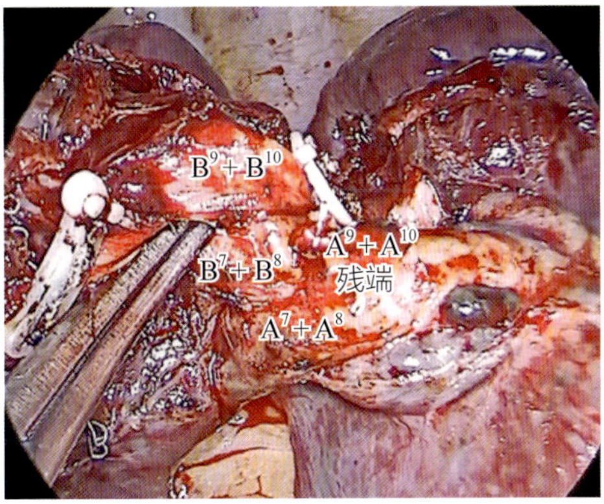

▲ 图 14-14　**控制 B^9+B^{10}**

提示与技巧 #7

通过经支气管照明的术中支气管镜检查，以及在 B^9+B^{10} 的肺段支气管钳夹下通气，界定 S7+S8 和 S9+S10 之间的肺段间平面，有助于双重检查支气管分离。

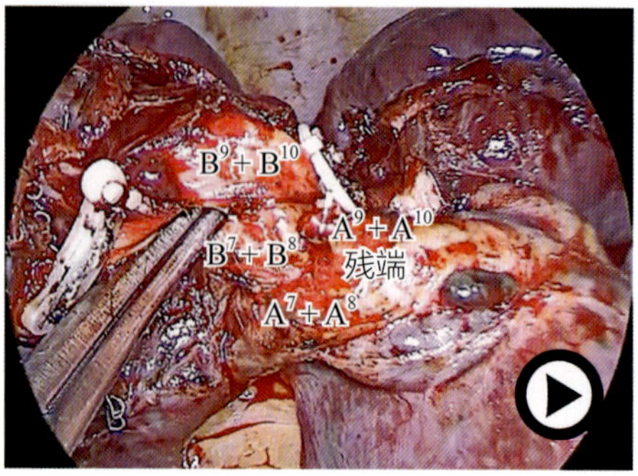

▲ 视频 14–12　**B^9+B^{10} 的离断**

（▶ https://doi.org/10.1007/000-aeb）

解剖变异

显示了 B^9 和 B^{10} 的两种模式，即 B^9+B^{10} 共干、独立的 B^9 和 B^{10}（视频 14–13）。

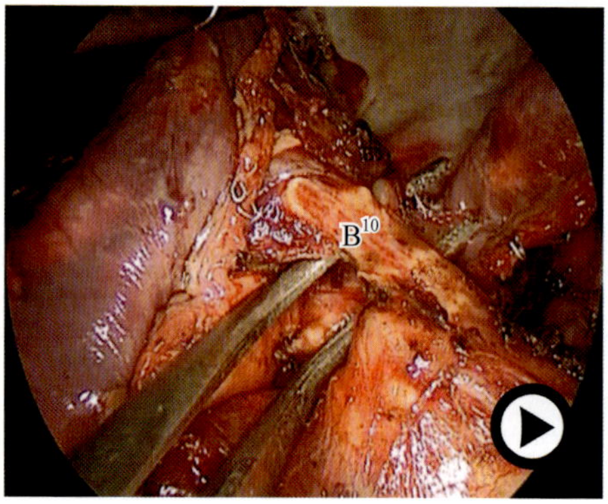

▲ 视频 14–13　**B^9 和 B^{10} 两种模式：B^9+B^{10} 共干、独立的 B^9 和 B^{10}**

（▶ https://doi.org/10.1007/000-aec）

提示与技巧 #8

必须注意 V^8，因为 V^8 在 B^9+B^{10} 后面向前走行。如果 V^9+V^{10} 尚未分离，建议在此步骤中特别注意这些分支。

（六）完成 S9+S10 和 S7+S8 之间的肺段间平面

B^9+B^{10} 横断后，应仔细完成 S9+S10 和 S7+S8 之间的肺段间平面，以切除标本，这是手术的最后也是最具挑战性的一步。

首先，S9 必须与 S8 分离，从两段的隔面开始沿段间平面的前侧进行分离（图 14–15），抓住并提起标本，同时将内缝合器的砧座指向 A^8 和 B^8 上方，以及 B^9+B^{10} 和 A^9+A^{10} 残端下方的肺门（图 14–16）。

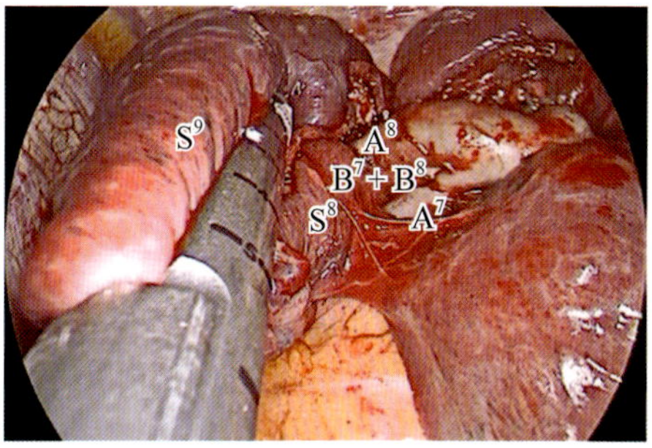

▲ 图 14–15　从膈面开始，将 **S8** 和 **S9** 之间段间平面的前侧用缝合器进行切割固定

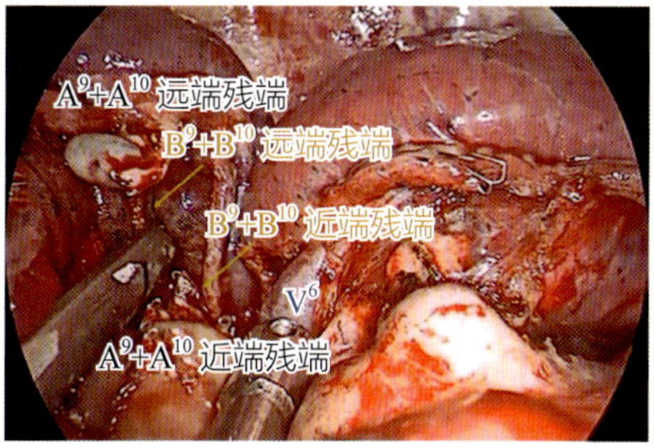

▲ 图 14–16　将内缝合器的砧座指向 $\mathbf{A^8}$ 和 $\mathbf{B^8}$ 上方与 $\mathbf{B^9}$+$\mathbf{B^{10}}$ 和 $\mathbf{A^9}$+$\mathbf{A^{10}}$ 残端下方的肺门

然后，S10 应与 S7 分离，在两个肺段的隔面上缝合上述肺段间平面的后侧（图 14–17）。由下肺静脉引导此操作。抓住并拉回 S10，将内缝合器指向下肺静脉，即可分离 V^9+V^{10} 残端和 V^8 之间的实质（图 14–18）。

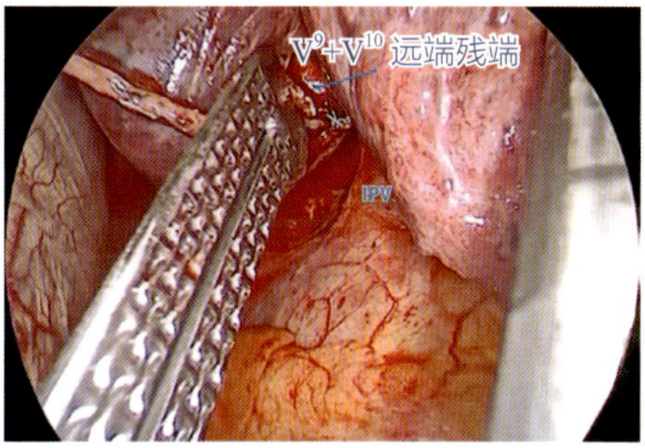

▲ 图 14–17　**S10** 应与 **S7** 分离，在两个肺段的隔面上缝合肺段间平面的后侧

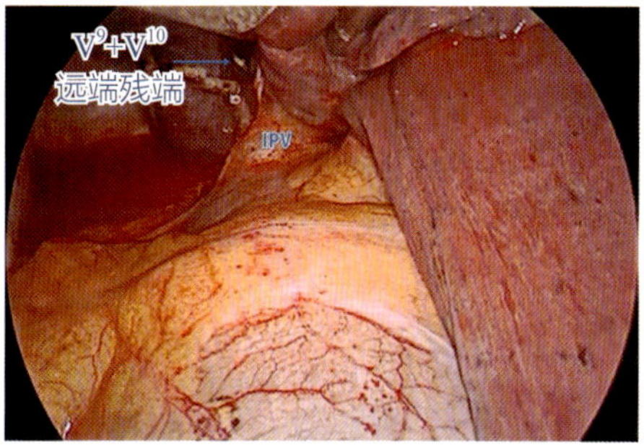

▲ 图 14–18　内缝合器必须指向下肺静脉，以便分离 $\mathbf{V^9}$+$\mathbf{V^{10}}$ 残端和 $\mathbf{V^8}$ 之间的实质

最终，连通两个分离平面，以便移除肺段 S9 和 S10（图 14–19，视频 14–14）。

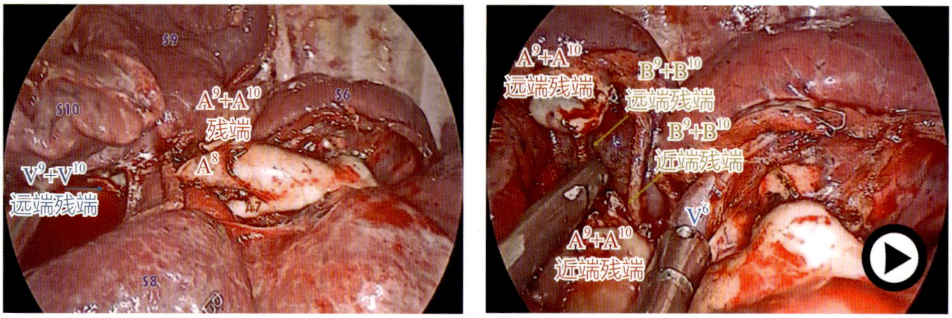

▲ **图 14–19** **连通两个分离平面（前部 S8 至 S9 和后部 S7 至 S10），以便移除肺段 S9 和 S10。完成 S9+S10 和 S7+S8 之间的肺段之间平面**

（参见视频 14–14，▶ https://doi.org/10.1007/978–3–031–14455–4ed）

（七）移除标本和关胸

必须用内镜观察袋取出手术标本，以避免肿瘤播散到操作切口中，并使其顺利通过肋间隙。

提示与技巧 #9

取出标本前移除伤口牵开器及使用无菌润滑剂有助于此操作。

关胸前，检查下叶剩余肺段（S6+S7+S8）的复张及其正确位置可避免扭转。

提示与技巧 #10

支气管镜检查有助于抽吸分泌物和检查剩余肺段腔。

三、视频摘要

视频 14–15 展示了右下叶 S9+S10 解剖双肺段切除术，可作为本章详细描述内容的总结。

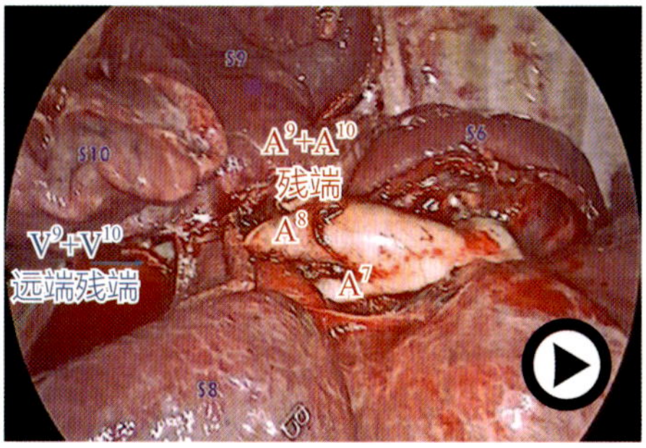

▲ 视频 14–15　右 **S9+S10** 解剖性双肺段切除术

（▶ https://doi.org/10.1007/000-aee）

关键信息

1. 右 S9+S10 双肺段切除术的第一个手术步骤是动脉解剖和分离，可在斜裂分离后执行此步骤。S9 和 S10 的共干（A^9+A^{10}）是最常见的模式。
2. 第二步是肺段静脉解剖和分离。有 80% 的概率出现在 V^6 和 V^7+V^8 之间的上基底静脉中引流的静脉（V^9+V^{10}）。
3. 对于后肺段间平面分离（S6 至 S9+S10），必须仔细解剖 V^6 和 B^9+B^{10} 之间的裂隙，使用血管环带有助于用内缝合器进行分离。此步骤可以在肺段动脉和静脉的血管分离后进行简化。如果在分离之前执行，那么必须小心避免损伤目标肺段血管。
4. 提起动脉残端，可以轻松地辨认出总肺段支气管 B^9+B^{10}，并且可以在后侧段间平面分离后进行解剖。
5. 在完成后侧段间平面分离后，可以轻松地执行支气管分离。对于支气管检查，选择性钳夹和再通气或术中纤维支气管镜经支气管照明似乎很有用。
6. 最具挑战性的一个步骤是 S7+S8 和 S9+S10 之间的前侧段间平面分离。必须特别注意保留剩余肺段的肺段支气管血管结构（S7 和 S8）。

致谢：感谢 Alicante 医院整个手术团队，以及参与开发新外科技术以治疗肺癌这一 21 世纪另一重大疾病的其他专业人员。

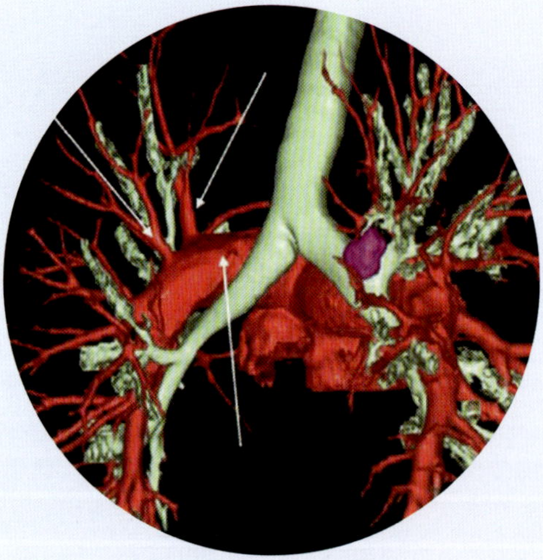

第三篇 左肺亚肺叶切除术

Left Lung Sublobar Resections

第 15 章　左尖后双肺段切除术（S1+S2）*

Left Apicoposterior Bisegmentectomy (S1 + S2)

Evan T. Alicuben　Inderpal S. Sarkaria　Julio Sesma　Carlos Galvez
Sergio Bolufer　著

一、解剖学标志

左上叶由 4 个解剖肺段组成。固有段包括尖 – 后肺段 S1+S2 和前肺段 S3，以及舌段包括上舌段 S4 和下舌段 S5[1]。

（一）动脉分支

上叶动脉解剖结构可变。最常见的是尖 – 后肺段 S1+S2 有两条动脉分支：A^{1+2a+b} 分支（与 A^3 的近端共干发出）和 A^{1+2c} 血管（起源于 A^6 动脉近端和叶间动脉的入口进入肺裂后侧）（图 15–1A，图 15–2，图 15–3，视频 15–1）。也经常会遇到其他分支模式。这些模式包括血管 A^{1+2a}、A^{1+2b}、A^{1+2c} 的三分叉（视频 15–2）或交替肺段 A^{1+2a}、A^{1+2b+c} 的分叉，这些模式的出现频率相似。然而，在肺门和肺裂解剖期间，通常会遇到从主肺动脉发出的其他单独分支，应预计到这种情况（图 15–4，视频 15–3）。有约 10% 的概率 A^3 干可能从叶间动脉发出，靠近舌段分布，远离 A^{1+2c} 干。遇到这种情况时，必须辨认并保留这条动脉，除非打算进行完整的固有段肺段切除术。大多数情况下舌段动脉从叶间动脉的末端发出，作为总分支（A^{4+5}）或单独分支（A^4 和 A^5）。然而，这些动脉有 15%～20% 的概率从近端主肺动脉（纵隔型 A^{4+5}）发出，并穿过上叶静脉和支气管结构之间。这种解剖变异通常最初是“隐藏”的，可能不容易看到，但必须在缝合静脉和支气管解剖结构时辨认出这种解剖变异，避免动脉意外损伤和潜在的严重出血并发症。

---

*. 本章配有视频，可根据文前“补充说明”获取观看链接。

（二）静脉分支

相反，上叶的静脉解剖结构变异极小。可以轻松地辨认上肺静脉到固有段和舌段（V^{4+5}）的分支。然后，固有段过早分支形成尖－后 V^{1+2} 和前 V^3 的静脉分离（图 15-1B，图 15-5，视频 15-4）。在极少数情况下（1%～2%），共干 V^{1+2+3} 可能深入实质。在这些情况下，外科医生应确定单独 V^{1+2} 的分离是否安全和（或）可行，或者是否应考虑实施完整的固有段切除术或尖后双段切除术，而不正式切除静脉。

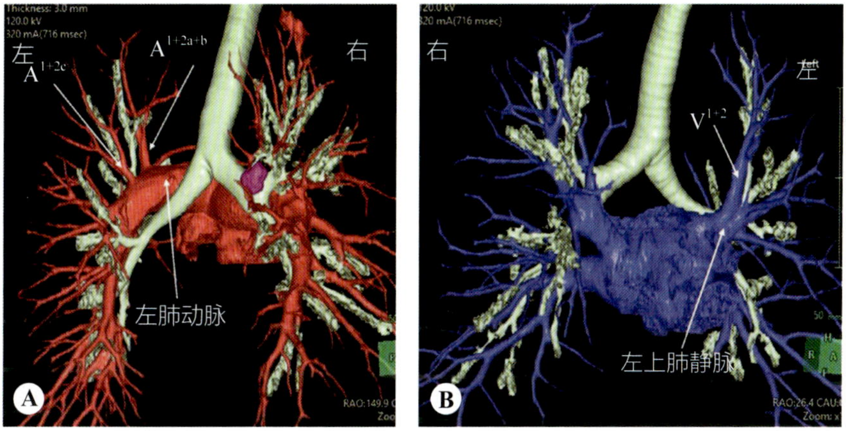

▲ 图 15-1　**A. 肺段 S1+S2、A^{1+2a+b}、A^{1+2c} 的动脉解剖；B. 肺段 V^{1+2} 的静脉解剖结构**

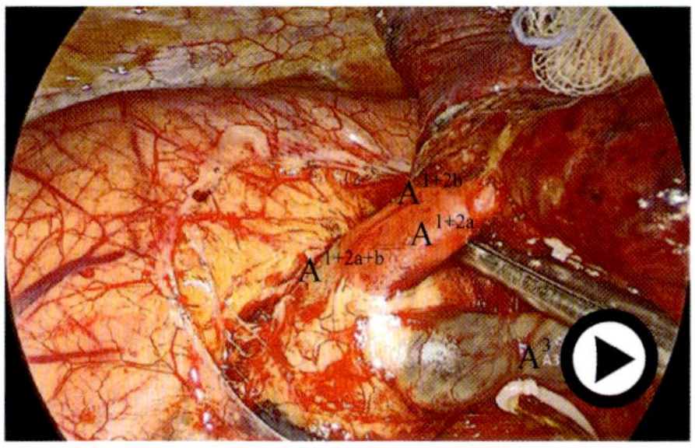

▲ 图 15-2　从近端共干发出的 A^{1+2a+b} 分支，尖后肺段最常见的动脉分支，包括 A^{1+2a+b} 和 A^{1+2c} 分支

（参见视频 15-1，▶ https://doi.org/10.1007/978-3-031-14455-4fa）

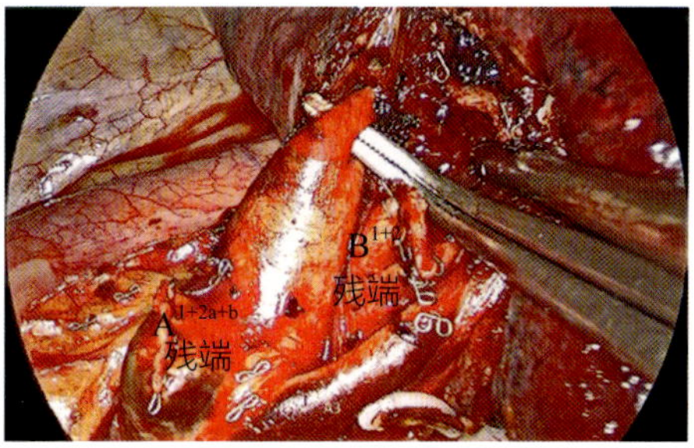

▲ 图 15-3　起源于 A^6 动脉近端的 A^{1+2c} 血管

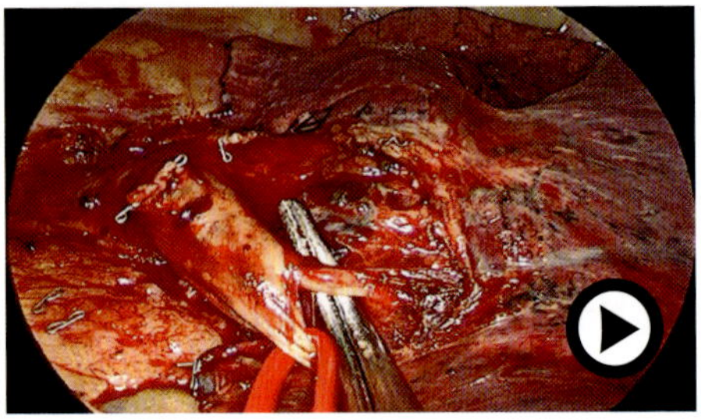

▲ 视频 15-2　带有 3 个独立分支的动脉分支变异，即 A^{1+2a}、A^{1+2b} 和 A^{1+2c} 动脉

（▶ https://doi.org/10.1007/000-aeg）

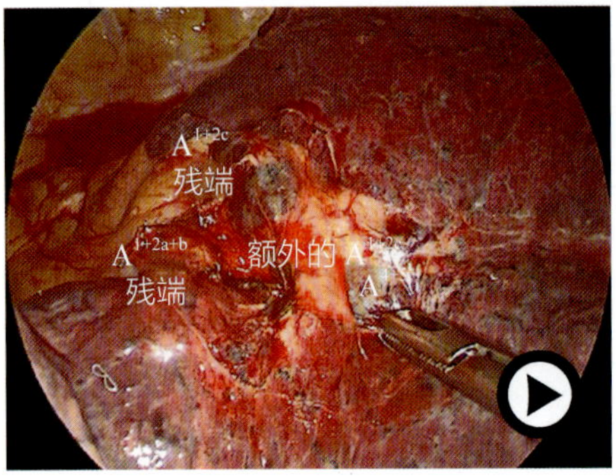

▲ 图 15-4　额外的单独分支 A^{1+2c}，可以在肺裂内遇到额外的肺段动脉，如额外的 A^{1+2c} 分支正好在舌动脉之前

（参见视频 15-3，▶ https://doi.org/10.1007/978-3-031-14455-4fb）

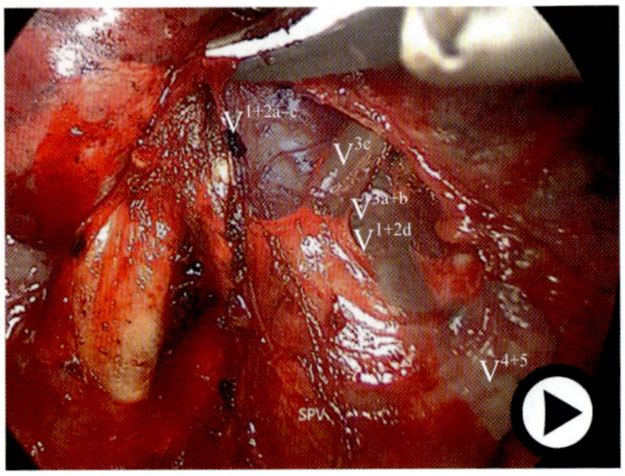

▲ 图 15-5　尖 - 后 V^{1+2} 和前 V^3 的静脉分支，V^{1+2a-c} 的尖后肺段的肺段静脉解剖

（参见视频 15-4，▶ https://doi.org/10.1007/978-3-031-14455-4fc）

（三）支气管分支

支气管解剖沿着这些段，其中上叶支气管在固有段分为肺段支气管 B^{1+2} 和 B^3 之前分裂成固有段和舌段 B^{4+5} 支气管（图 15-6 和图 15-7，视频 15-5）。在一些患者中，固有段支气管可能过早分支，表现为上叶支气管三分叉。或者，B^3 支气管也可能过早分支（B^{3a} 和 B^{3b+c}），造成相似外观。

二、手术步骤

（一）前肺门解剖

从前肺门上侧打开纵隔胸膜，显露上肺静脉，以清楚辨认每个固有肺段和

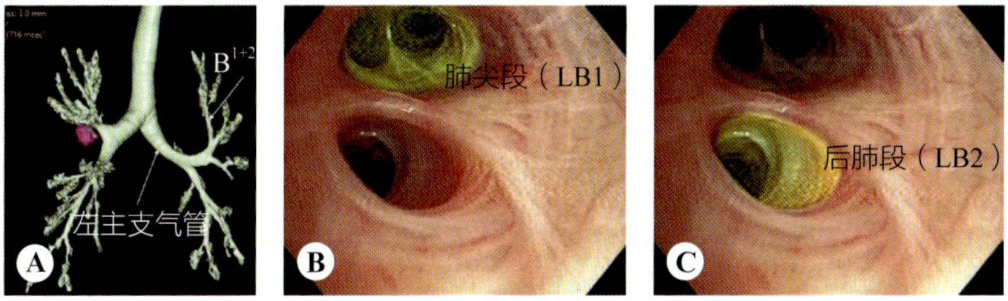

▲ 图 15-6　支气管解剖结构（内镜视图）

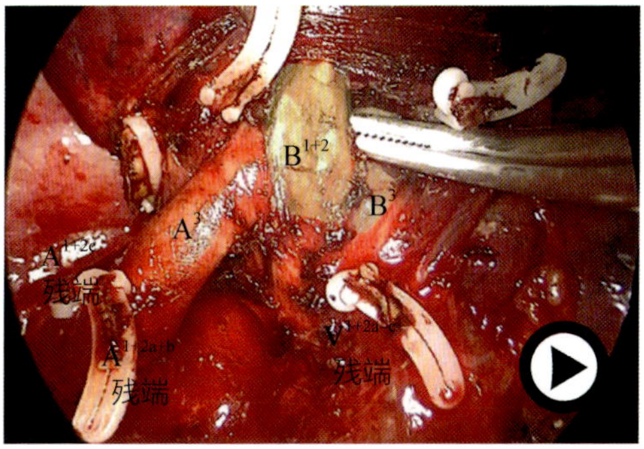

▲ 图 15-7　肺段支气管 B^{1+2}，尖后肺段支气管（B^{1+2}），在前肺段动脉（A^3）后面和前肺段支气管（B^3）左侧延伸

（参见视频 15-5，▶ https://doi.org/10.1007/978-3-031-14455-4fd）

舌段的分支。固有段静脉最上方的分支便是 V^{1+2}。左主肺动脉和第一干的分支（A^{1+2a+b} 和 A^3）通常位于静脉的上方和后方（视频 15-6）。移除 5 组淋巴结。这一清扫术一部分可在后侧入路完成，有助于显露。

提示与技巧 #1

在未先分离肺静脉和（或）支气管分支的情况下，可能很难为所有动脉分支进行环周解剖。提前离断 V^{1+2} 通常会改善相关近端肺动脉干的可视化（图 15-8，视频 15-7），以及允许辨认罕见但有潜在危险的近端 A^{4+5} 变异，此变异位于上肺静脉和上叶支气管之间。

（二）后肺门解剖

在最初的下肺韧带松解术后，通过打开覆盖在肺门上的后纵隔胸膜开始解剖。此步骤辨认的主要结构包括（从颅侧到尾侧）进入肺裂后侧的肺动脉的叶

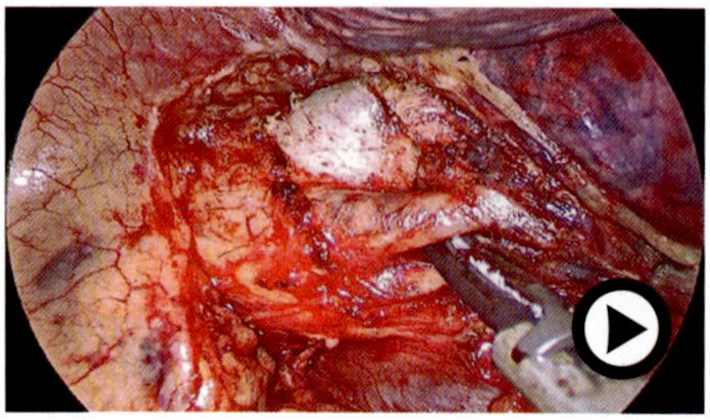

▲ 视频 15-6　纵隔胸膜打开和前、上肺门分离，以便显露动脉
（▶ https://doi.org/10.1007/000-aem）

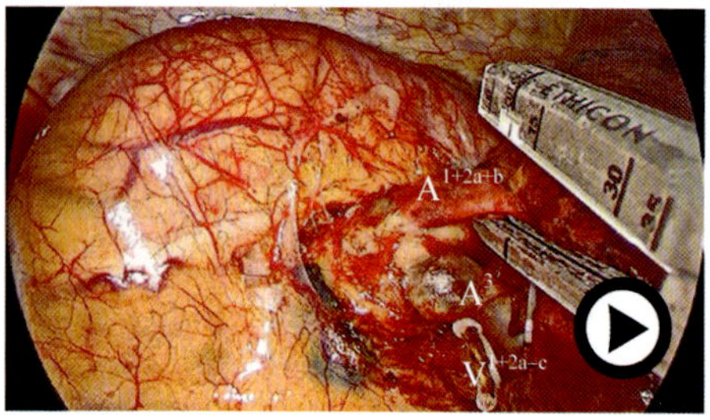

▲ 图 15-8　**V^{1+2} 的提前离断通常会改善相关近端肺动脉干的可视化，解剖和离断 A^{1+2a+b}**
（参见视频 15-7，▶ https://doi.org/10.1007/000-aep）

间侧、左主支气管（LMB）和下肺静脉（IPV）。

通过后肺门入路，沿肺门向近端和裂隙内的远端显露整条肺动脉，从而辨认舌段 A^{4+5} 和后肺段 A^{1+2c} 的分支（视频 15-8）。此时 A^{1+2c} 动脉的提前离断有助于进一步的肺门深部淋巴结切除、B^{1+2} 肺段支气管辨认和环周解剖（图 15-9，视频 15-9）。

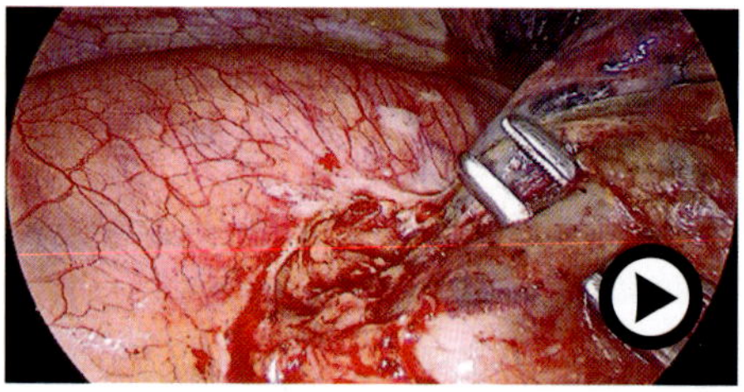

▲ 视频 15-8　解剖后肺门，显露裂隙内肺入口和 A^{1+2c}
（▶ https://doi.org/10.1007/000-aep）

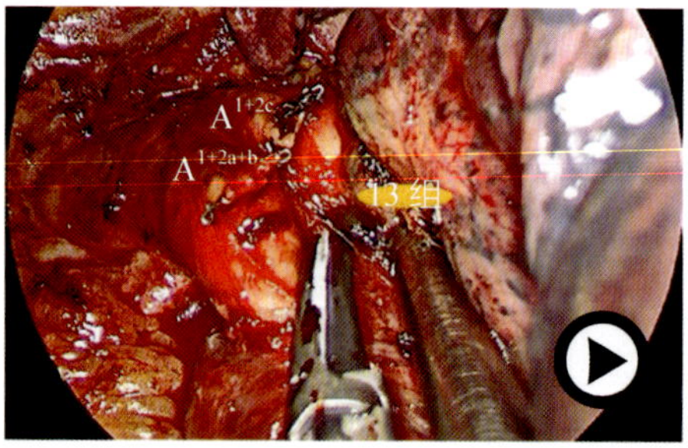

▲ 图 15-9　**A^{1+2c} 动脉的提前离断有助于进一步的肺门深部淋巴结切除，以及 B^{1+2} 肺段支气管辨认和环周解剖，解剖和离断 A^{1+2c}**
（参见视频 15-9，▶ https://doi.org/10.1007/000-aeq）

提示与技巧 #2

我们通常倾向于在手术早期执行 7 组淋巴结（隆嵴下）、11 组淋巴结的下部分（次级隆突）和 5 组淋巴结清扫，以确定存在淋巴结转移，并可能改变手术计划，用肺叶切除术替代肺段切除术。
动脉、静脉和支气管肺段离断的确切顺序并不重要，通常取决于手术过程中出现的个体患者解剖结构。我们倾向于清晰显露并首先离断动脉解剖结构。然而，在离断 A^{1+2c} 分支之后离断肺段 B^{1+2} 支气管，这通常可以更好地界定第一总动脉干偏向腹侧的 A^3 和偏向背侧的 A^{1+2ab} 分支。

风险与警示

考虑到遇到的解剖变异，在解剖过程中应注意清楚地辨认尖－后肺段的额外动脉分支。根据个体患者解剖结构，这种解剖可以几乎完全辨认上叶的所有动脉分支，包括 A^{1+2ab} 和 A^3 动脉的初始共干。然而，通常完全显露所有分支需要额外进行前部解剖，以及显露和分离相关支气管和（或）静脉解剖结构。

（三）肺裂解剖

基于外科医生的判断，可以在后肺门解剖之前和（或）同时进行肺裂显露，通常取决于所呈现的解剖结构。向上方和外侧牵开上叶，以打开肺裂。在肺裂完整或接近完整的患者中，这一操作可以显露肺裂内穿过的肺动脉。这在其他肺裂发育不全的患者中可能更具挑战性，在动脉表面形成解剖平面后，可以用电烙器或缝合器分离肺裂。在辨认出肺动脉的一段后，可在剩余的叶间 PA 上展开一个平面，并且通常可以使缝合器安全地从裂中穿过到达后肺门，以完全显露动脉解剖结构。手术期间不能忽视持续纵隔和肺段间淋巴结切除术的重要性，这对于早期辨认可能排除肺段切除术的转移瘤、清楚地辨认肺段解剖结构及促进缝合器直接、安全通过至关重要。

提示与技巧 #3

在 S1+S2 肺段切除术中，通常无须分离大部分肺裂。理想情况是，在舌段动脉分支之前显露是更可取且充分的方式，因为舌段将会保留下来。这也有助于防止剩余上叶的不当旋转（和罕见扭转）（图 15–10，视频 15–10）。但这些由外科医生自行决定。对于困难和（或）深部的肺裂发育不全，将肺裂的后侧分离到后 A^{1+2c} 血管的起点可能就足够了，并允许充分显露以分离肺段间实质（视频 15–11）。在实践中，理想情况是分离肺裂，直到充分显露允许在次级隆嵴和舌动脉和基底动脉分支之间清扫 11 组淋巴结，通常在显露后切除该淋巴结。

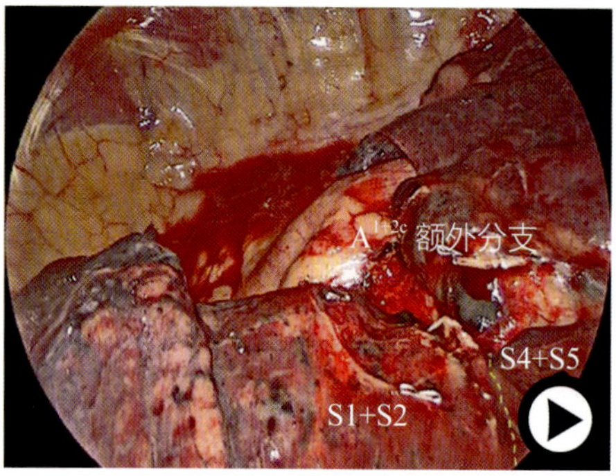

▲ **图 15-10** 在 **S1+S2** 肺段切除术中，通常无须分离大部分肺裂，后裂分离以显露任何额外肺段动脉
（参见视频 15-10，▶ https://doi.org/10.1007/000-aer）

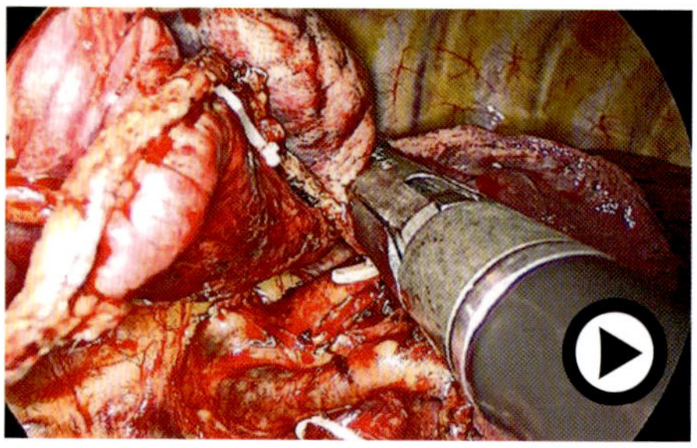

▲ **视频 15-11** 分离发育不全的后裂和 A^{1+2c}，以便为进一步肺段间平面分离做准备
（▶ https://doi.org/10.1007/000-aes）

（四）结扎和离断支气管血管肺段

清楚辨认支气管和血管结构的肺段分支后，用胸内缝合器离断这些分支。基于外科医生的判断，并且根据任何给定患者肺门的个体解剖显露和相对形态，可以用从肺门前部或后部入路的缝合器来分离这些结构。通常从肺门前部入路分离静脉分支 V^{1+2}（图 15-11，视频 15-12）。在此阶段区分 A^{1+2} 和 A^3 可能具有挑战性，牵开肺有时会扭曲正常的解剖形态。无法清楚辨认这些分支时，可进一步解剖 A^{1+2}，最初仅切断最后侧（背侧）分支，以保持到 A^3 的潜在血流（图 15-12，视频 15-13）。随着其他结构的切断，动脉解剖结构可以进一步明确，并在必要时切断。如果起初肺段分布不清晰，静脉结构结扎也应采取类似的保守入路。如果尚未显露，结合 A^{1+2c} 血管离断与彻底的肺段淋巴结切除术，可清楚辨认和解剖肺段支气管 B^{1+2}（通常从后肺门入路最容易观察到），然后用缝合器离断（图 15-13，视频 15-14）。

提示与技巧 #4

在手术开始时执行支气管镜检查，可能有助于预测支气管解剖的分支模式并确认 B^{1+2} 肺段支气管的辨认。值得注意的是，支气管镜光很容易辨认，因此可作为一种有用的术中辅助手段，以清楚辨认相关支气管解剖结构。其他策略可见相关章节。

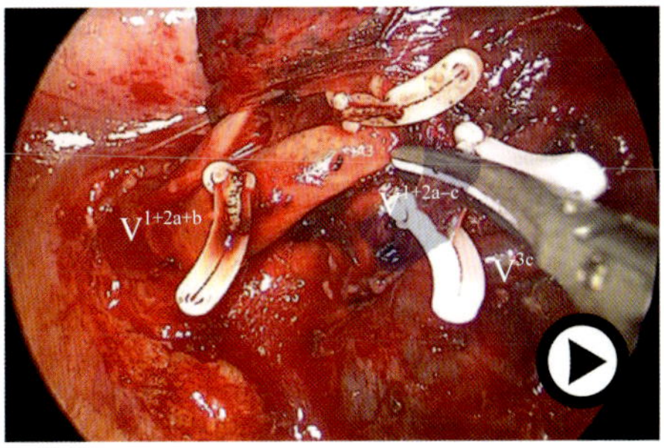

▲ **图 15-11**　通常从肺门前部入路离断静脉分支 V^{1+2}，离断 V^{1+2a-c}
（参见视频 15-12，▶ https://doi.org/10.1007/000-aet）

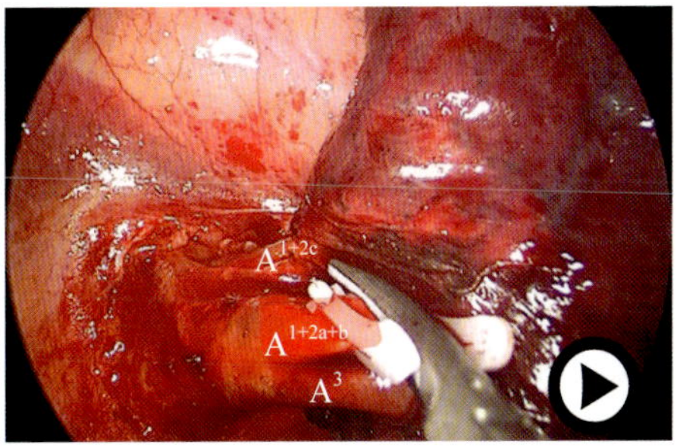

▲ **图 15-12**　可以进一步解剖 A^{1+2}，最初仅离断最后侧（背侧）分支，以保持 A^3 的潜在血流，仔细区分 A^{1+2a+b} 和 A^3 肺段动脉
（参见视频 15-13，▶ https://doi.org/10.1007/000-aev）

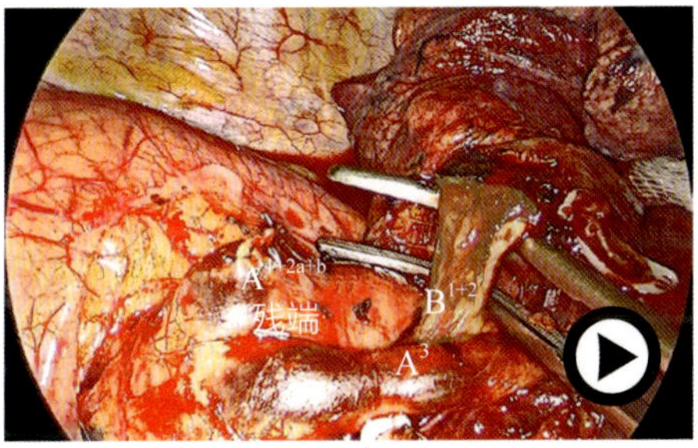

▲ **图 15-13**　将 A^{1+2c} 血管离断与彻底的肺段淋巴结切除术相结合，可清楚辨认和解剖肺段支气管 B^{1+2}，解剖和离断尖后 B^{1+2} 支气管
（参见视频 15-14，▶ https://doi.org/10.1007/000-aew）

（五）肺段间实质分离

肺段 S1+S2 分离需要一条单独的缝合线，必须包括标本中相关的分离肺门结构，包括 V^{1+2}、A^{1+2ab}、A^{1+2c} 和 B^{1+2}。必须始终谨慎权衡保留肺组织与确保足够的切缘（图 15-14，视频 15-15）。

虽然有几种策略辨认实质肺段平面，但在我们的实践中，术中近红外荧光成像和血管造影术，以及在肺段血管离断后静脉注射吲哚菁绿可以根据不同的灌注清晰地辨认失去血供的 S1+S2 实质[2]（图 15-15）。已灌注的 S3 和 S4+S5 在 NIFI 下显示为荧光绿色，并与失去血供的 S1+S2 清晰地分界，后者仍然显示为深色。在肺表面标记规划的分离线，然后进行分离。

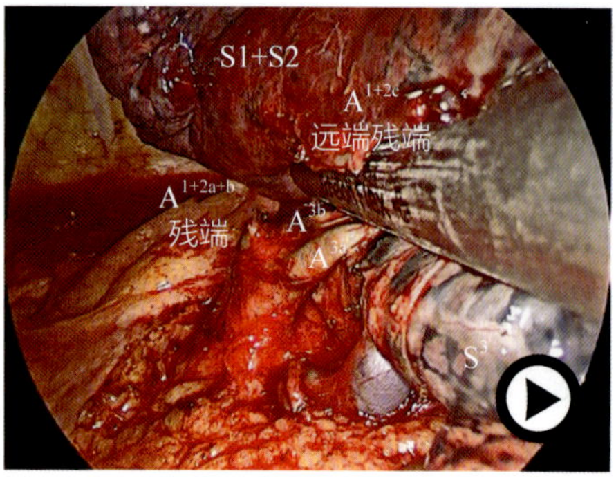

▲ 图 15-14　肺段 **S1+S2** 分离需要一条单独的缝合线，必须包括标本中相关的分离肺门结构。分离肺段间平面
（参见视频 15-15，▶ https://doi.org/10.1007/000-aef）

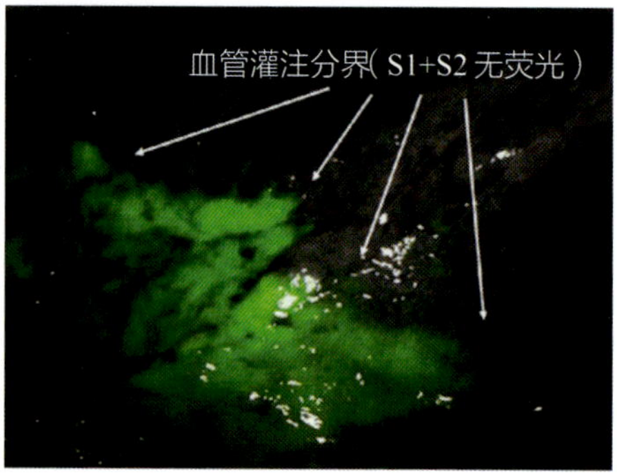

▲ 图 15-15　在肺段血管离断后静脉注射吲哚菁绿可以清楚地辨认失去血供的 **S1+S2** 实质

一段叙述性摘要视频进一步讨论了先前描述的几个手术要素（视频 15-16）。

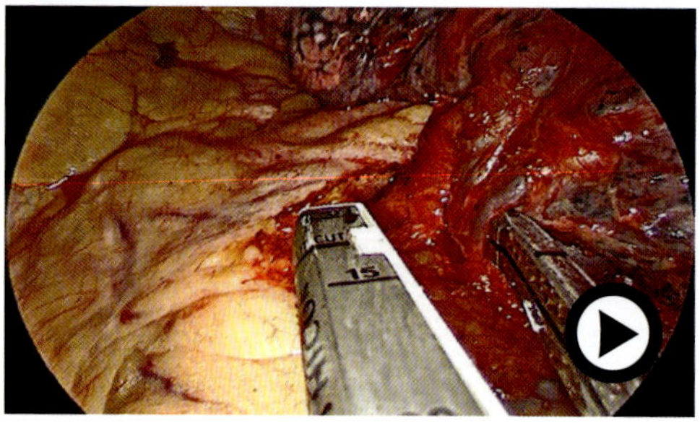

▲ 视频 15-16　尖后肺段切除术的摘要剪辑
（▶ https://doi.org/10.1007/000-aey）

提示与技巧 #5

如果未良好可视化，在前后入路之间交替缝钉击发组合可能有助于完成肺段缝钉线。这还有助于确保将已分离的肺门支气管血管肺段解剖纳入标本，并且有助于避免损伤或意外切断剩余肺段的正常结构。进行一些轻微的解剖以使分离后的肺门结构“延长”并自由活动及远端支气管残端的略微牵开也可有助于确保将其纳入切除的标本中。

关键信息

1. 在 S1+S2 肺段切除术期间，不同动脉解剖的预测至关重要，其中多支 A^{1+2c} 后动脉最常见。
2. 在整个手术过程中进行彻底的淋巴结切除术将能够评估转移和肺段切除术的适宜性、相关和（或）变异解剖的清晰可视化以及缝合器的最佳安全通道。
3. 行 S1+S2 肺段切除术时，可灵活调整动脉、支气管和动脉的分离顺序，应通过相关解剖的清晰识别和安全结扎决定。
4. 同样，S1+S2 肺段间实质的前后连续缝合灵活策略有助于清晰地识别剩余肺门结构，同时确保将已分离肺门结构纳入标本。
5. 视频 15–16 展示了左肺上叶尖后肺段切除术。

第 16 章　左前肺段切除术（S3）*

Left Anterior Segmentectomy (S3)

Michel Gonzalez　Amaia Ojanguren　著

一、解剖学标志 [1–9]

（一）动脉分支

左上叶动脉由前动脉干和后动脉干组成。在 90% 的病例中，肺段动脉（A^3）从前动脉干分支为两个亚肺段动脉（图 16–1A）。然而，有 10% 的概率 A^3 从主肺动脉分支，以独立的形式从叶间裂处发出。18% 的患者存在来自纵隔的副舌动脉。在这种情况下，必须小心进行前主干的解剖。纵隔舌动脉在静脉和 B^{1+2+3} 支气管主干之间向前延伸，并与支气管紧密接触。

虽然罕见，但前肺段动脉可能出现在舌动脉附近，甚至与舌动脉形成一个单一主干。因为这种解剖变异会增加肺段切除术的复杂性，所以必须在术前予以确定。

（二）静脉分支

左上肺静脉通常（98%）接受来自三个静脉分支的引流：尖后静脉（V^{1+2}）、分为上、下和后分支的前静脉（V^3）及舌静脉（V^{4+5}）（图 16–1B）。关于静脉分支，在缝合前应该检查是否存在单条肺静脉。在某些罕见情况下，V^{1+2} 可以与 V^3 形成一个共干。

（三）支气管分支

左上支气管直接分支为舌支气管和一个共干，该共干分为前 B^3 和尖后分支 B^{1+2}（图 16–2）。虽然被视为典型表现，但仅在 46% 的患者中发现上述固有段支气管分布到尖后分支（B^{1+2}）和前分支（B^3）的情况 [6]。B^1 和 B^2 可以分别出现。与右侧不同，支气管解剖变异较为罕见（图 16–3 和图 16–4）。

---

*. 本章配有视频，可根据文前“补充说明”获取观看链接。

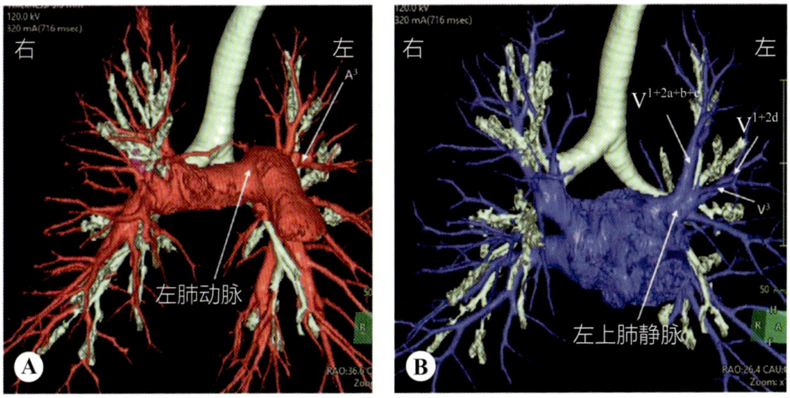

▲ 图 16-1　**A.** 左上叶 **S3** 的动脉分支；**B.** 左上叶 **S3** 的静脉分支

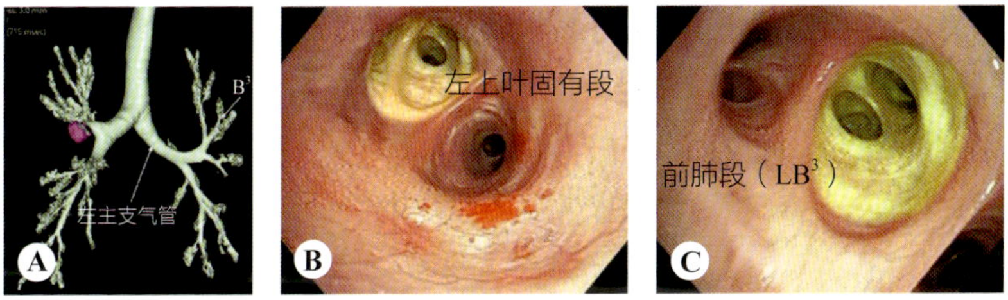

▲ 图 16-2　**A.** 左上叶 **S3** 的支气管分支；**B.** 左肺上叶支气管的支气管镜视图；**C.** B^3 的支气管镜视图

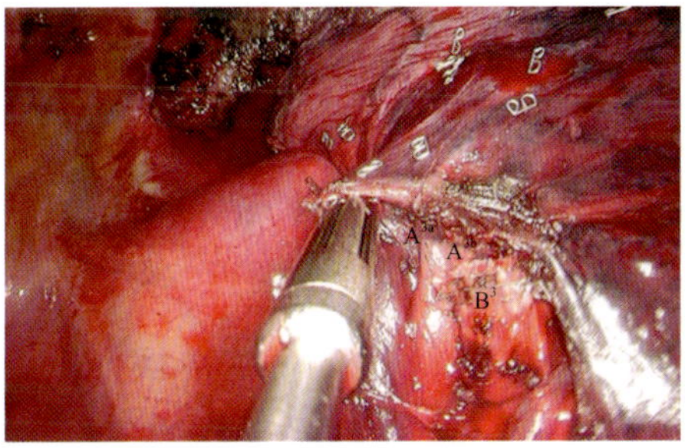

▲ 图 16-3　术中视野显示 **S3**（前段）的两条亚段动脉

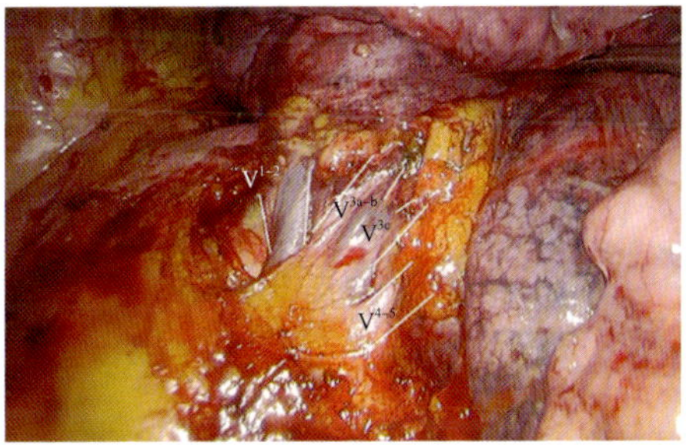

▲ 图 16-4　充分解剖上叶静脉，以明确各肺段静脉的分支

二、手术步骤

（一）控制和切断 V^3

解剖从前纵隔开始，在肺门上方的胸膜入路。用吸引器将上叶向后拉。用钩形单极电钩在膈神经后面切开纵隔胸膜。从上静脉到主肺动脉，然后在解剖沿着

上行路径，从上肺静脉到主肺动脉进行，然后延伸至主肺动脉后方直至后纵隔。这个操作步骤可以显露上肺静脉及其所有分支，并将其从周围组织中分离出来（视频 16–1）。实际上，所有分支都必须仔细清扫足够长度，避免错误辨认，也就是说：V^{1+2}、V^{3a+b} 和 V^{4+5}。在可行的情况下还可以保留肺段间静脉 V^{3c}（视频 16–2）。

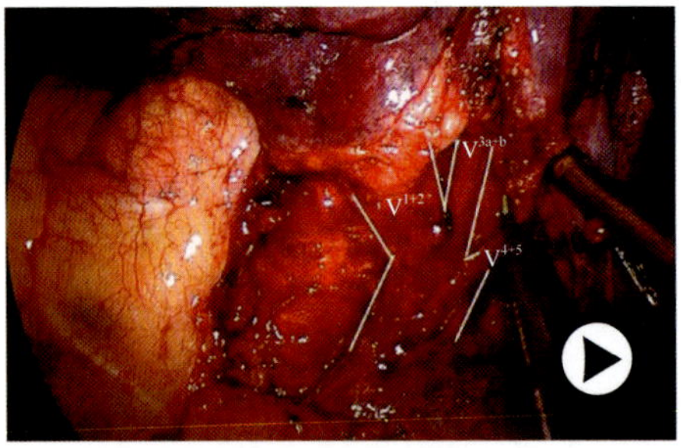

▲ **视频 16–1　显露左肺上叶肺段静脉分支**

（▶ https://doi.org/10.1007/978-3-031-14455-4ga）

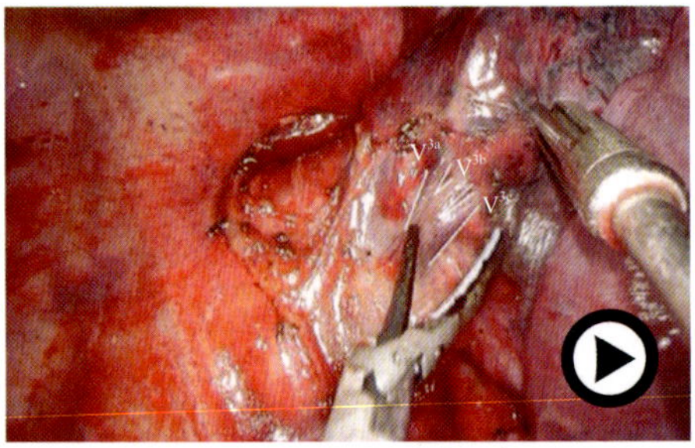

▲ **视频 16–2　解剖和离断 V^3**

（▶ https://doi.org/10.1007/978-3-031-14455-4gb）

提示与技巧 #1

最重要的一点是清楚显露 V^3，注意避免损伤 V^{4+5}。静脉解剖结构不清晰时，最好是离断最明显的亚肺段静脉，继续进行实质内解剖。

提示与技巧 #2

环绕显露 V^{3a+b} 后向前牵开上叶，以便在静脉周围牵引吊带的帮助下放置缝合器。为防止位于 V^3 后面的前肺段动脉损伤，缝合器尖端必须朝向头部。

（二）解剖和离断 B^3

离断静脉后，即可使用吸引装置或镊子将前肺段拉向顶部，以便显露左上支气管（视频 16–3）。通过用钩形单极电钩进一步解剖实质来识别前肺段支气管（B^3）（视频 16–4）。用一条血管阻断带包裹 B^3。此时，应继续缝合，并让缝合器朝向头部。位于前肺段支气管后面的肺段 A^{1-3} 解剖有助于识别 B^3（视频 16–3）。

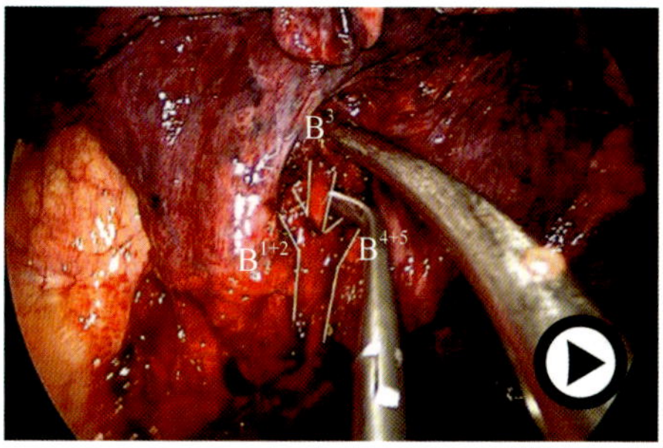

▲ 视频 16–3　解剖 B^3

（▶ https://doi.org/10.1007/978-3-031-14455-4gc）

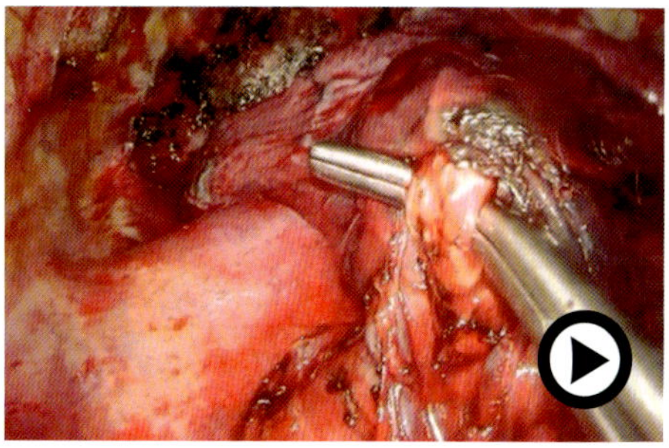

▲ 视频 16–4　显露和离断 B^3

（▶ https://doi.org/10.1007/978-3-031-14455-4gd）

提示与技巧 #3

虽然不常见，但在识别 B^3 和舌支气管时可能会出现错误，因为两者都有前行走向。如有疑问，建议在横断前夹住目标支气管并扩张肺叶。支气管镜检查也可能是正确识别被夹 B^3 的有效选择。

提示与技巧 #4

三个肺段肺支气管（B^{1+2} 和 B^3）行程较短，这导致其识别和解剖较为困难。强烈建议进一步解剖实质，以清晰识别每个肺段支气管的方向。在支气管横断之前清除 12 组和 13 组的淋巴结可以减少误判，并获得进入肺段动脉的通道。向顶部轻轻牵引前肺段是追踪目标支气管的一种有用方法。

风险与警示

在插入缝合器以离断肺段支气管时，必须小心避免损伤位于 B^3 后面的 A^{1+2} 肺段动脉。因此，缝合器应朝向头部。

（三）离断 A^3

如视频 16–5 所示，A^3 位于 V^{1+2} 和 B^3 残端之间的凹槽。环绕 A^3 后向头部放置缝合器尖端，并离断肺段动脉（视频 16–6）。肺段间平面可以用钩形或双极器械进行部分分割，以便解剖肺段动脉。

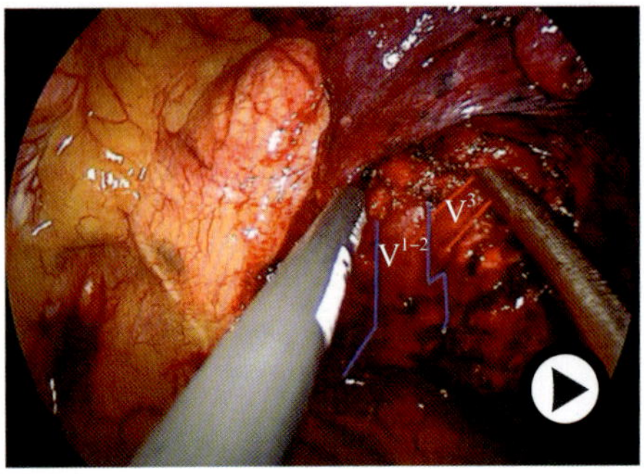

▲ 视频 16-5　控制和离断肺段动脉 A^{3a} 和 A^{3b}
（▶ https://doi.org/10.1007/978-3-031-14455-4ge）

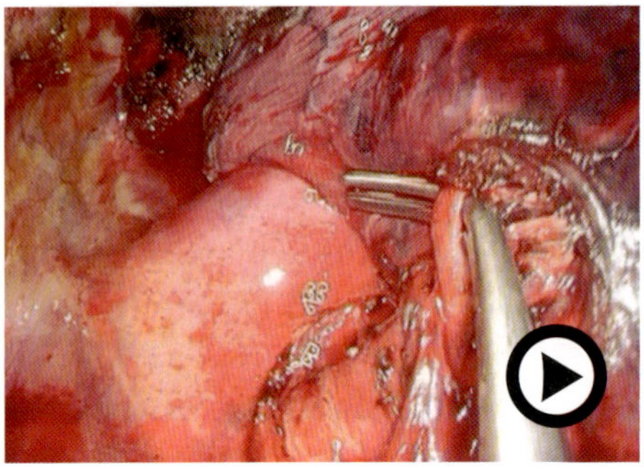

▲ 视频 16-6　解剖和离断 A^3
（▶ https://doi.org/10.1007/978-3-031-14455-4gf）

提示与技巧 #5

轻轻牵引目标肺段是获得充分显露和正确识别前肺段支气管和血管方向的关键技巧。如果通过保持朝向头部的角度来适当操作缝合器，那么可以克服 VATS 固有有限角度。

（四）识别和分离肺段间平面

为确保肿瘤的手术切缘安全，在可行的情况下，通过电灼点标记肿瘤的位置（视频 16-7）。这对于避免在肺段间平面（intersegmental plane，ISP）分界时遗漏肿瘤尤其重要。ISP 的识别方式可以是在肺段动脉横断后用近红外成像系统全身注射吲哚菁绿，或者是任何其他可作该用途的技术。通过内镜缝合器的连续应用来分离 ISP。

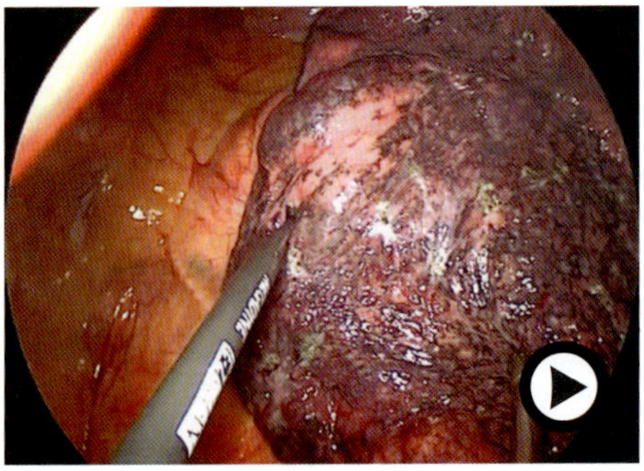

▲ 视频 16-7　使用 ICG 界定和分离肺段间平面
（▶ https://doi.org/10.1007/000-af5）

建议从前侧和下侧开始缝合，在 S3 和 S4+S5 之间分离平面。注意保持支气管血管残端可见并在标本侧内部。因此，缝钉稍微朝向头部。在该操作中，向顶部轻轻牵引 S3 有助于明确肺段边界。一旦完成这一步，即可以以前后方式完成 S1+S2 和 S3 之间的 ISP。两条缝合线（一条分离 S3 与尖后段，一条分离 S3 与上舌段）决定了 S3 的三角形形状。最后，将缝钉放置在尖后段边界上，并移除 S3。

提示与技巧 #6

在上述操作期间，必须再次检查缝合器夹钳的位置，以避免撞击或夹住剩余支气管血管结构。为此，摄像头的位置系统移动如下。首先，将摄像头放置在工作切口的下边界，以便控制薄夹钳在肺动脉上方的位置。然后，将摄像头放置在切口顶部，检查缝合器厚夹钳在实质上的位置。

（五）关胸

将标本收回到标本袋中。然后进行系统性淋巴结清扫。最后，在第二肋和第八肋间隙之间通过局部麻醉（布比卡因 0.5%）实施肋间阻滞。放置 28 French 胸管，并在直视下进行肺复张。

三、视频摘要

视频 16–8 展示了单孔 VATS 左 S3 肺段切除术，可作为本章的概述总结。

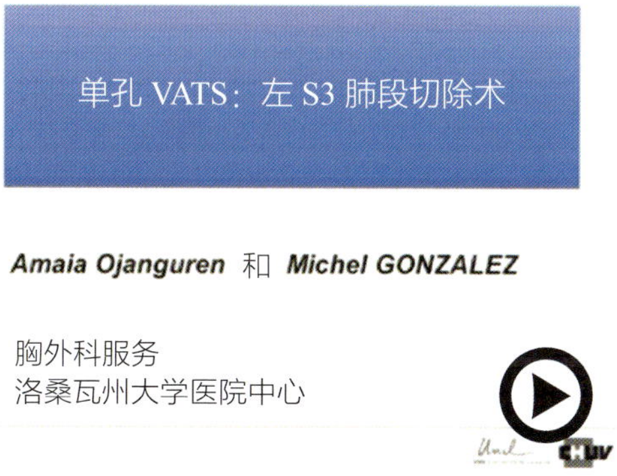

▲ **视频 16–8　单孔 VATS 左 S3 肺段切除术**

（▶ https://doi.org/10.1007/000-af6）

关键信息

1. 通过显露上肺静脉的方式从前纵隔开始解剖。所有分支，V^{1+2}、V^{3a+b}、V^{4+5} 等都必须游离足够长度，以避免识别错误。静脉解剖异常或不清晰时，建议离断最明显的亚肺段静脉，并使用钩形单极电钩继续切开静脉上方的实质。
2. 通过进一步解剖实质来识别 B^3。向顶部轻轻牵引前肺段有助于显露 B^3。缝合器朝向头部，避免损伤位于 A^{1-3} 后面的 B^3。
3. 在支气管横断前清除站组 12 和 13 的淋巴结可以减少误判，并获得进入肺段动脉的通道。
4. A^3 位于 V^{1+2} 和 B^3 残端之间的凹槽中。如果动脉位置较深，建议首先分离 ISP 部分。
5. ISP 的识别方式可以是在肺段动脉横断后用近红外成像系统全身注射吲哚菁绿，或者是任何其他可作该用途的技术。缝合从前侧和下侧开始，在 S3 和 S4+S5 之间分离平面。然后以前后方式完成 S1+S2 和 S3 之间的 ISP。

第 17 章　左上固有段切除术（S1+S2+S3）*

Left Upper Trisegmentectomy (S1 + S2 + S3)

Borja Aguinagalde　Jon Zabaleta　Iker Lopez　Arantza Fernández-Monge
Jon Ander Lizarbe　José Miguel Izquierdo　著

一、解剖学标志

（一）动脉分支

关于动脉供应，有 90% 的概率 A^{3} 分支直接出现在肺动脉干。A^{1+2} 动脉可能以不同的方式表现：最常见的变异是 A^{1+2a+b} 的共干和 A^{1+2c} 的后分支，以及 A^{1+2a}、A^{1+2b} 和 A^{1+2c} 具有三个独立分支的变异。这两种形式占所有表现的近 60%；有 26% 的概率存在两个分支：A^{1+2a} 和 A^{1+2b+c}（图 17–1A）。

（二）静脉分支

除舌静脉（$V^{4}+V^{5}$）外，最常见的静脉引流（98%）表现为已分离的尖后静脉（V^{1+2}）和前静脉（V^{3}）。除舌段静脉（$V^{4}+V^{5}$）外，还可以观察到常见关于的 V^{1+2} 和 V^{3}[1]（图 17–1B）。

（三）支气管分支

上叶支气管通常（45%）分为两个分支（B^{1-3} 和 B^{4+5}），偶尔分为三个分支（27%），分别为 B^{1+2}、B^{3} 和 B^{4+5}[1]。一些研究中描述了不同的固有段支气管模式。在一项使用计算机断层扫描（CT）开展的支气管解剖描述性研究中，描述了 3 种主要模式 [2]。Ⅰ型最常见（64%），描述为 B^{3} 和共干 B^{1+2} 之间的分叉。Ⅱ型

---

*. 本章配有视频，可根据文前"补充说明"获取观看链接。

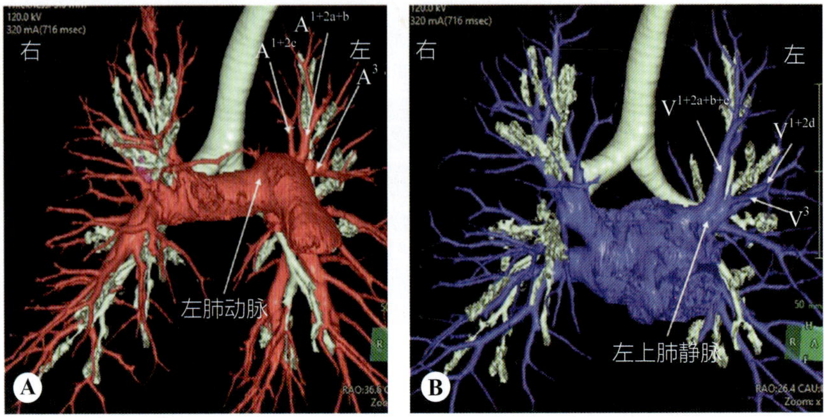

▲ 图 17–1　A. 左上叶固有段动脉分支；B. 左上叶固有段静脉分支

（23%）将是固有段在 B^1、B^2 和 B^3 处呈三叉状的类型。最后，Ⅲ型（10%）是观察到具有常见 B^{1+3} 支气管与 B^2 分叉的类型（图 17–2）。

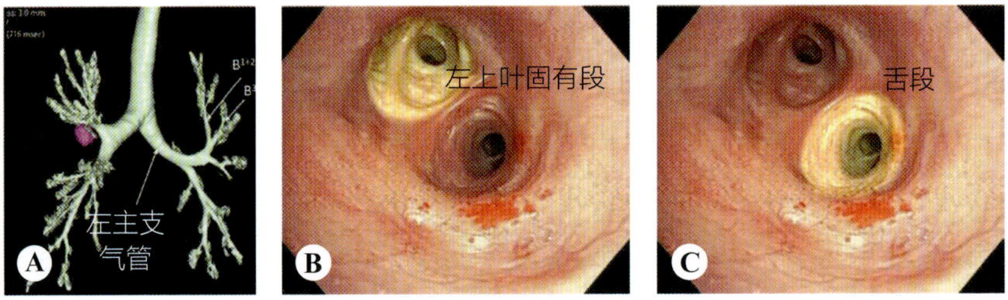

▲ 图 17–2　左上叶固有段支气管分支

进行固有段切除术时，其他不常见的变异可能更重要。这是 B^3 支气管变异的病例，这种变异与舌支气管形成共干（B^{4+5}）。

二、手术步骤

（一）识别、控制和切断 V^1～V^3（视频 17–1）

肺门肺静脉的识别通常并不复杂。两种最常见的解剖表现：一条总静脉 V^{1+2} 和 V^3（图 17–3）或两条独立静脉，一条为 V^{1+2}，另一条为 V^3 静脉（图 17–4）。

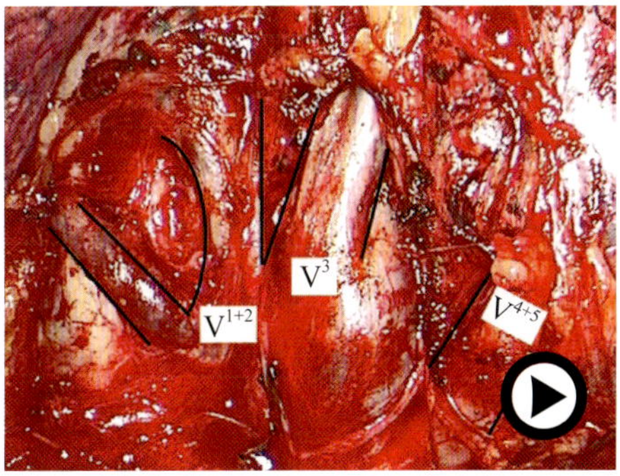

▲ 图 17-3　除了舌静脉之外的总静脉 V^{1+2} 和 V^3，识别、控制和切断 V^1 ～ V^3

（参见视频 17-1，▶ https://doi.org/10.1007/978-3-031-14455-4ha）

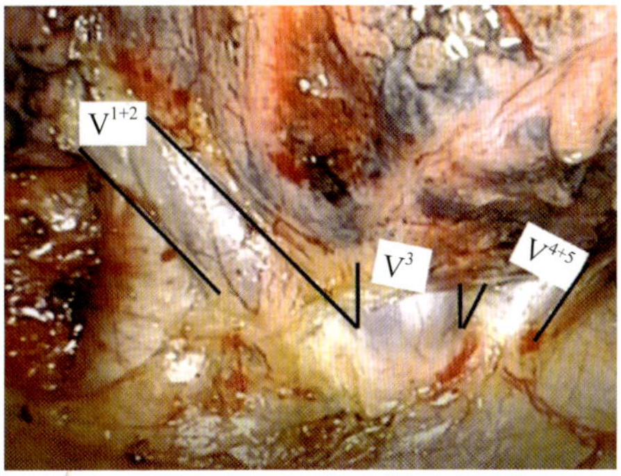

▲ 图 17-4　V^{1+2} 和 V^3 的两条独立静脉

风险与警示

识别和保护舌静脉非常重要。在某些情况下可以发现左肺静脉的共干（图 17-5），在此类情况下，下肺静脉可能会与舌静脉混淆。如果发生这种情况，将像 V^1～V^3 静脉一样切断整个上肺静脉。

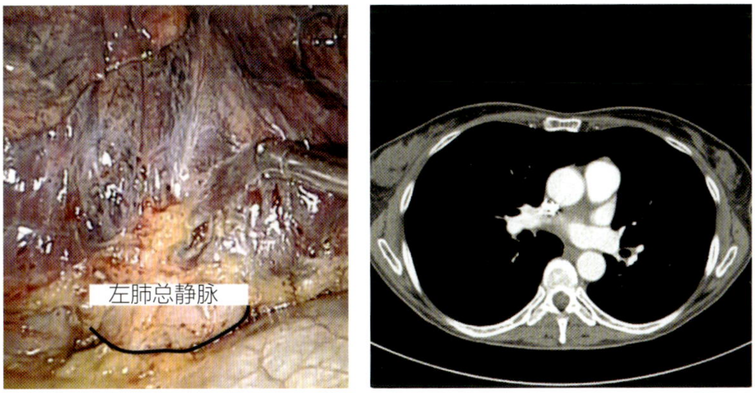

▲ 图 17-5　左肺总静脉干

提示与技巧 #1

如果左肺静脉共干，CT 的彻底预可视化有助于正确解读静脉位置，可以避免混淆。

（二）识别、控制和切断 $A^{1+2}+A^3$ 动脉（视频 17-2）

分离静脉后，就能更好地观察肺动脉。最常见的表现是两条独立分支，即 A^3 和 A^{1+2a+b}（图 17-6）。通常可以用机械缝合器同时切断这两个分支。

风险与警示

有时（特别是肺门有淋巴结或动脉解剖不充分时），可能会混淆这些分支与主肺动脉。因此，在游离 A^3+A^{1+2a+b} 期间，必须显露动脉干，避免意外切断左肺动脉（图 17-7）。

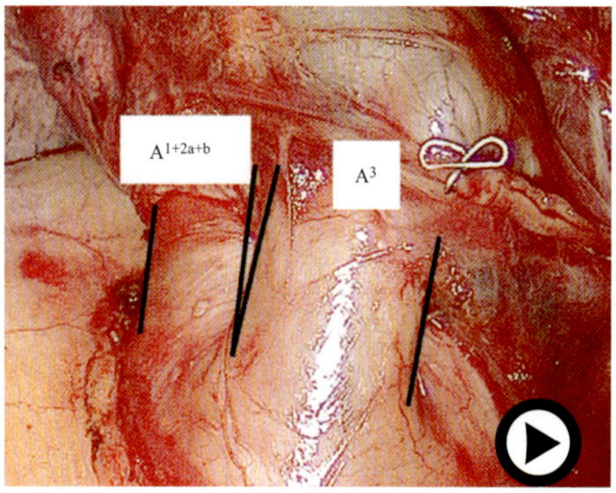

▲ 图 17-6　两条独立动脉分支 A^3 和 A^{1+2a+b}，识别、控制和切断 $A^{1+2}+A^3$ 动脉（参见视频 17-2，▶https://doi.org/10.1007/978-3-031-14455-4hb）

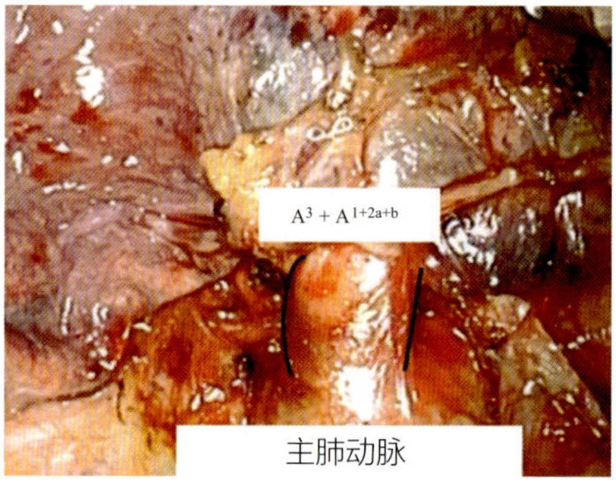

▲ 图 17-7　主肺动脉的正确可视化

（三）识别、控制和切断其余动脉

分离 A^3 和 A^{1+2a+b} 动脉后，更常见的是发现一条后动脉（A^{1+2c}）（图 17-8）。这条动脉大小通常有很大变化。离断这条分支可以使用机械缝合器或聚合物夹子，具体取决于分支的直径和高度（有时主动脉会对机械缝合器通过造成一定困难）（视频 17-3）。

提示与技巧 #2

如果想使用机械缝合器，但主动脉造成困难，在显示 A^6 分支并向上稍微牵引肺叶之前，这种方法都有助于完成动脉游离。如果对 A^{1+2c} 与 A^6 的识别有疑问，可以打开肺裂并在其后部寻找 A^{1+2c}（图 17-9，视频 17-4）。还可以在上部视野识别 S6 的顶部，向上拉上叶，然后沿着分支方向，可以评估其是否为 A^6（视频 17-5）。

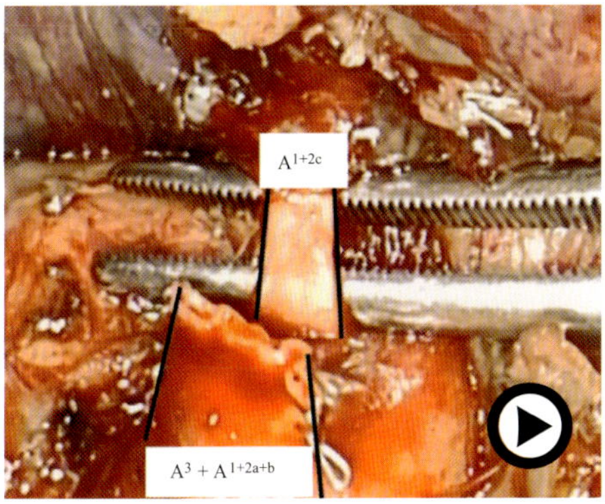

▲ 图 17-8　A^{1+2a+b} 残端后的后动脉 A^{1+2c}，识别、控制和切断 A^{1+2c}

（参见视频 17-3，▶ https://doi.org/10.1007/978-3-031-14455-4hc）

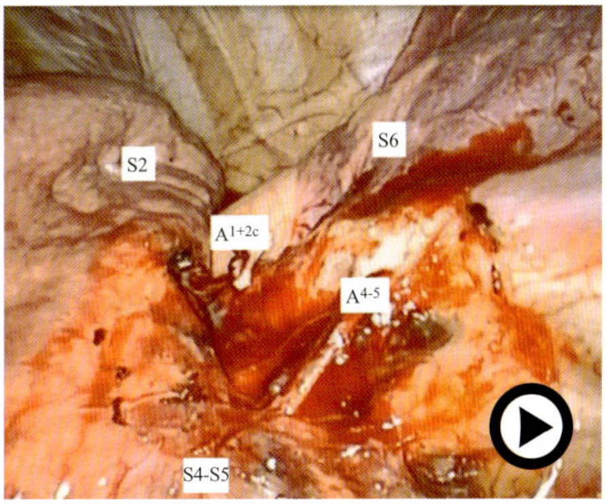

▲ 图 17-9　从肺裂中可见后动脉 A^{1+2c}，识别肺裂中 A^{1+2c}

（参见视频 17-4，▶ https://doi.org/10.1007/978-3-031-14455-4hd）

风险与警示

有时会有一条动脉到达固有段，直到分离 B^1—B^3 支气管后才能识别出来。这条动脉可以是 A^{1+2c}，也可以是 A^{3c}（视频 17-6）。有 30% 的概率舌段动脉来自纵隔，在静脉后和支气管前穿出（图 17-10）。在这些情况下，术前和术中解读时须小心，避免混淆舌段动脉和 A^3（视频 17-7）。

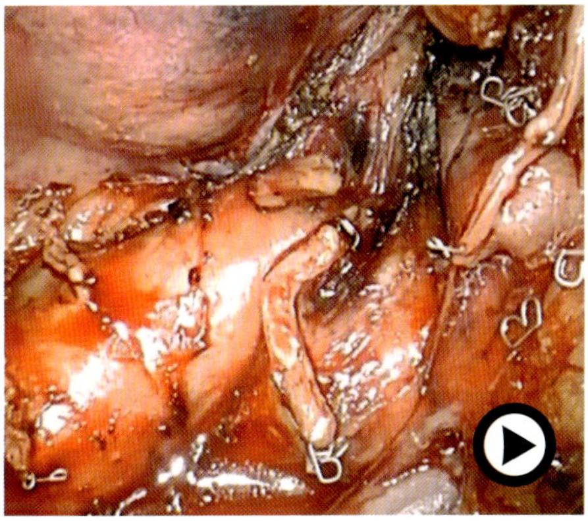

▲ 视频 17-5　判断是 A^{1+2c} 还是 A^6

（▶ https://doi.org/10.1007/000-afb）

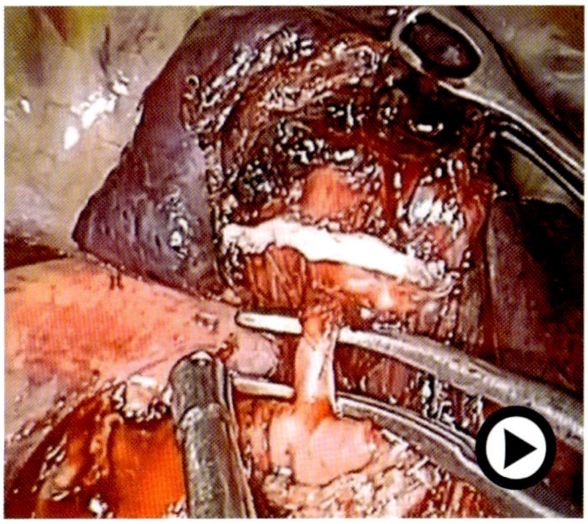

▲ 视频 17-6　位于支气管后的动脉

（▶ https://doi.org/10.1007/000-afc）

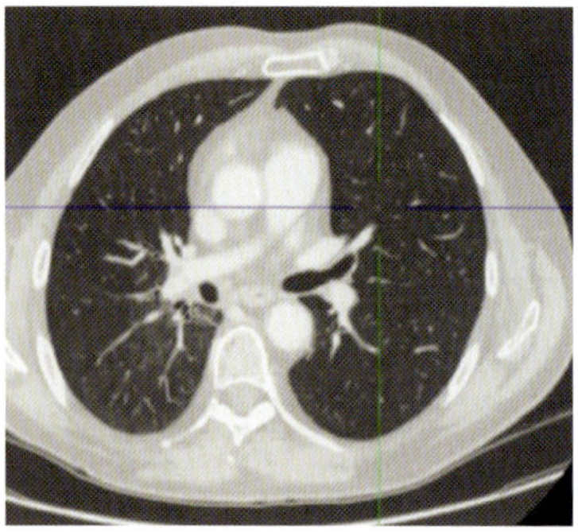

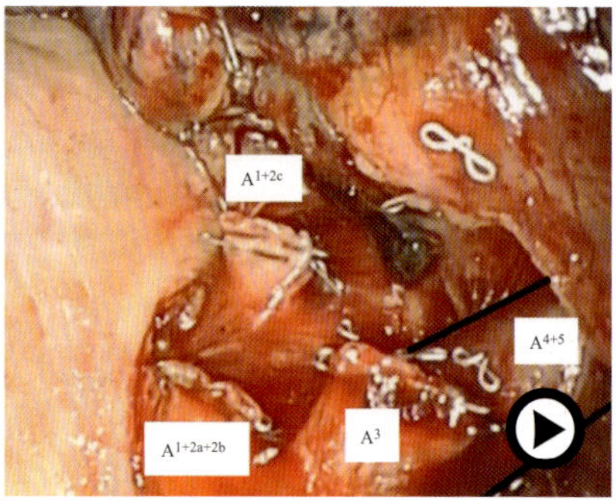

▲ 图 17-10　纵隔起源处的舌段动脉

（参见视频 17-7，▶ https://doi.org/10.1007/978-3-031-14455-4he）

（四）LUL 支气管及其 B^{1-3} 和 B^{4+5} 分离的显露。切断 B^1–B^3

在这一阶段可以解剖到支气管。必须确定固有段支气管和舌段支气管之间的分叉（图 17-11）。识别分叉后，支气管后部解剖就比左上肺叶切除的情况更简单，原因是我们是在更远离肺动脉处进行解剖，而这条重要的血管位于更远处。

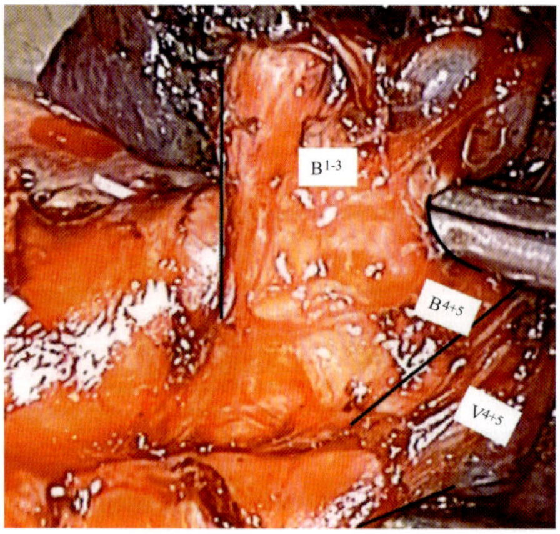

▲ 图 17-11　识别支气管分叉、B^1–B^3 和舌段支气管

提示与技巧 #3

分离所有动脉分支后，分离动脉干与实质，可进一步方便控制支气管。为识别 B^1–B^3 支气管和舌段支气管的分叉，因为支气管遵循与舌段静脉相同的方向，所以会将舌静脉作为参照（视频 17-8）。

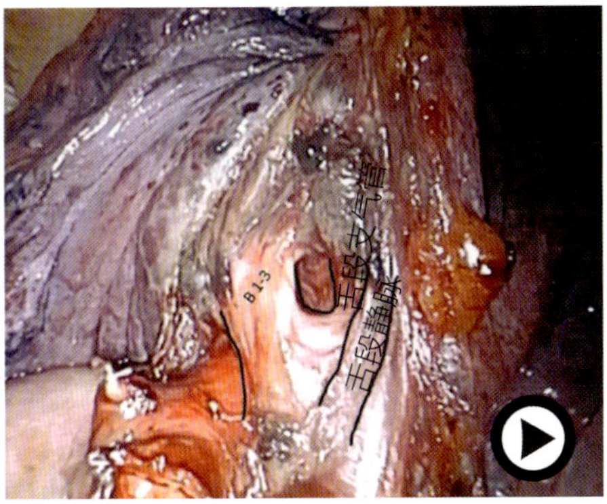

▲ 视频 17-8 作为支气管参照的舌段静脉

（▶ https://doi.org/10.1007/000-afe）

风险与警示

支气管后部解剖有损伤肺动脉的风险。有时，分叉处的淋巴结会增加清扫难度。解剖支气管后壁时，靠近支气管进行解剖非常重要（视频 17-9）。B^{1-3} 支气管迅速分裂成 B^{1+2} 和 B^3，因此最初可能会混淆 B^3 与舌段支气管（图 17-12，视频 17-10）。

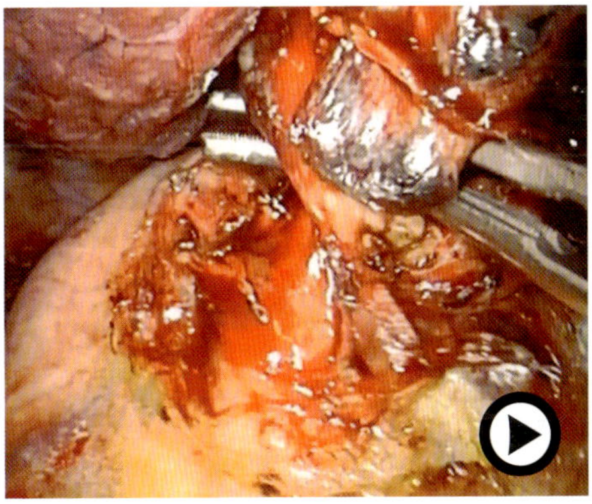

▲ 视频 17-9 解剖支气管后壁

（▶ https://doi.org/10.1007/000-aff）

（五）肺段间平面的准备

这是分离肺段间平面之前的一个重要步骤。精细解剖肺动脉、分离肺动脉与实质及清扫已分离支气管后的淋巴结是正确准备的关键（视频 17-11）。

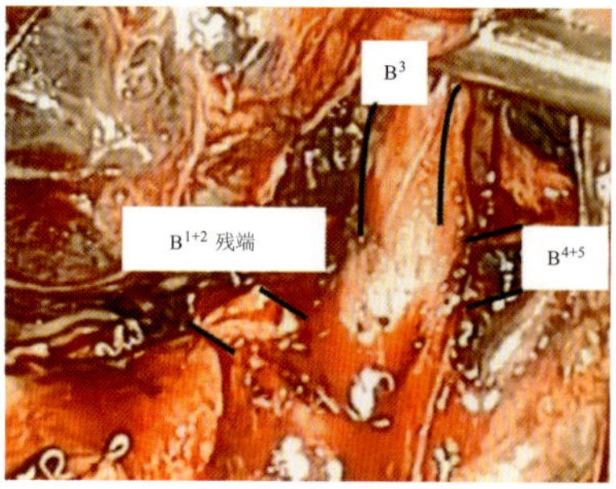

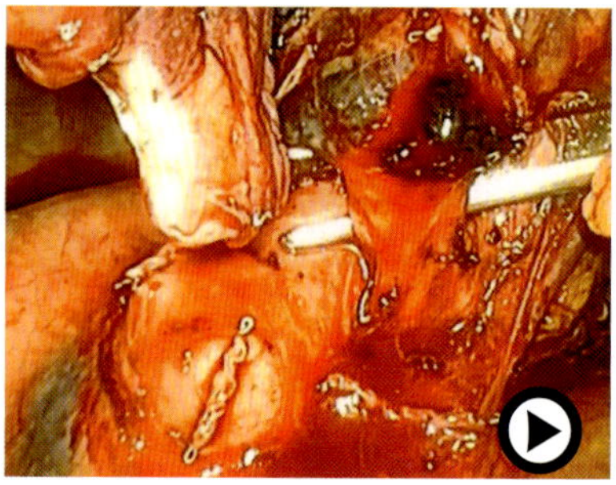

▲ 图 17–12　已分离的 B^{1+2} 和 B^{3} 支气管，支气管混淆
（参见视频 17–10，▶ https://doi.org/10.1007/978-3-031-14455-4hf）

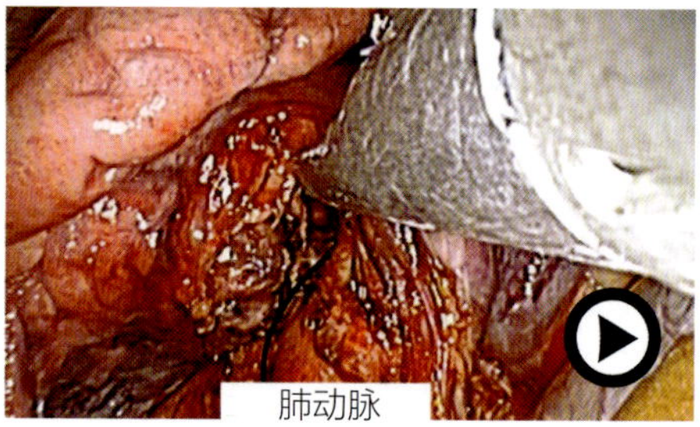

▲ 视频 17–11　准备肺段间平面
（▶ https://doi.org/10.1007/000-afh）

风险与警示

如果未能轻柔执行该步骤，会更难以正确插入机械缝线砧座（图 17–13）。完成准备后，插入会更加简便（视频 17–12）。需注意，有时在准备期间，可能会发现肺动脉的一个小分支，如果先前并未识别，可能会导致出血问题（视频 17–13）。

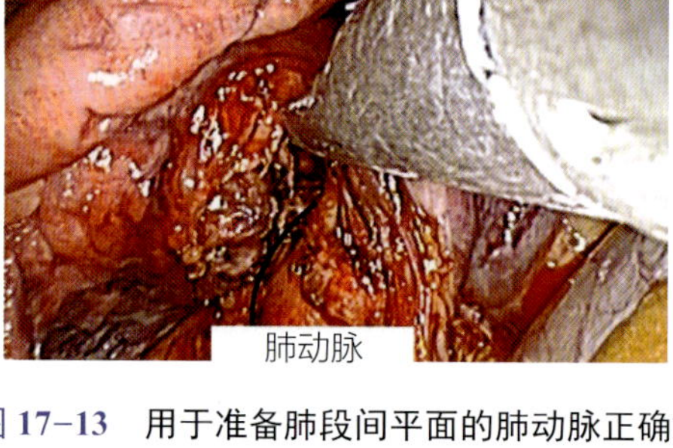

▲ 图 17–13　用于准备肺段间平面的肺动脉正确解剖

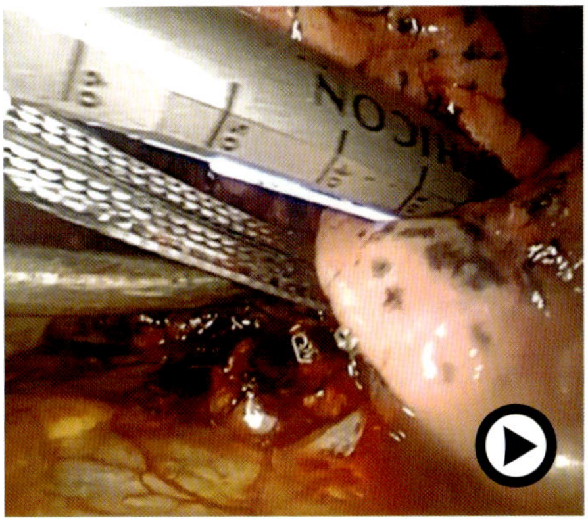

▲ 视频 17–12　准备后更简便
（▶ https://doi.org/10.1007/000-afj）

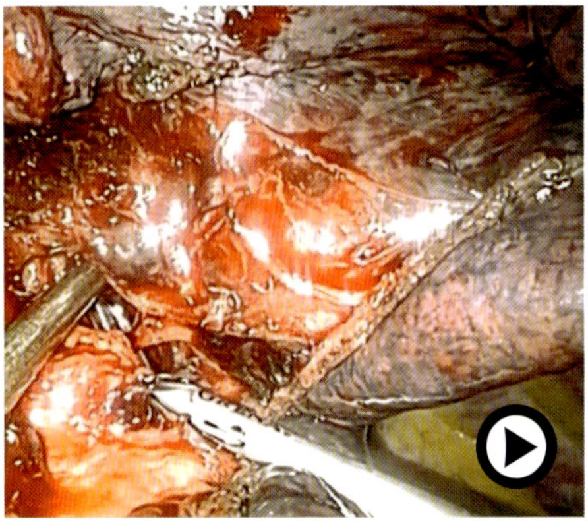

▲ 视频 17–13　肺段间平面准备期间的意外肺段动脉
（▶ https://doi.org/10.1007/000–afk）

（六）识别和分割肺段间平面

完成准备后，此时应分离肺段间平面。重要的是识别平面的正确方向，即从前到后和从上到下，约在 S6 的中间到达肺裂，并与斜裂形成约 80° 的交叉部分（图 17–14，视频 17–14）。

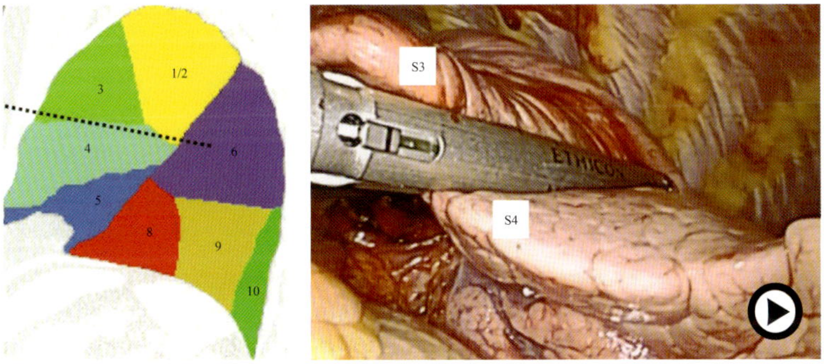

▲ 图 17–14　肺段间平面的正确方向，分离肺裂的正确方法
（参见视频 17–14，▶ https://doi.org/10.1007/978–3–031–14455–4hg）

提示与技巧 #4

如果使用多个端口，必须通过辅助端口而非主操作端口引入机械缝线。这有助于更容易地正确定位机械缝合器，因为如果从下方进行缝合，可能会留下部分 S2 与舌叶相连（视频 17–15）。

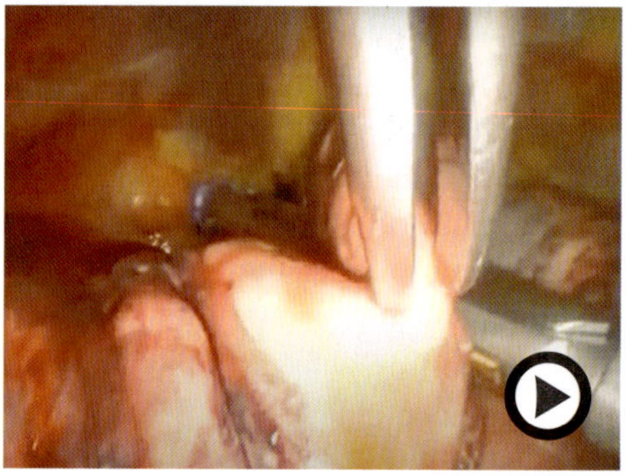

▲ 视频 17-15 正确的肺段间平面方向，以避免把 **S2** 留在舌段的风险
（▶ https://doi.org/10.1007/000-af7）

为正确分离该平面，将机械缝线一侧放在动脉顶部，然后调动肺，将实质放在两个砧座之间（视频 17-14）。

实质放置于两个砧座之间后，肺通气就可能有助于更清晰地识别平面，并在必要时重新定位实质（视频 17-14）。

（七）淋巴结切除术

尽管在肺切除过程中可能实施部分肺段间和肺叶间淋巴结切除术，但仍必须完成对主要 N1 和 N2 区域的充分取样，这些区域涉及叶的淋巴引流，或者进行系统性淋巴结清扫。

三、视频摘要

视频 17-16 展示了左上叶固有段切除术（S1+S2+S3）。

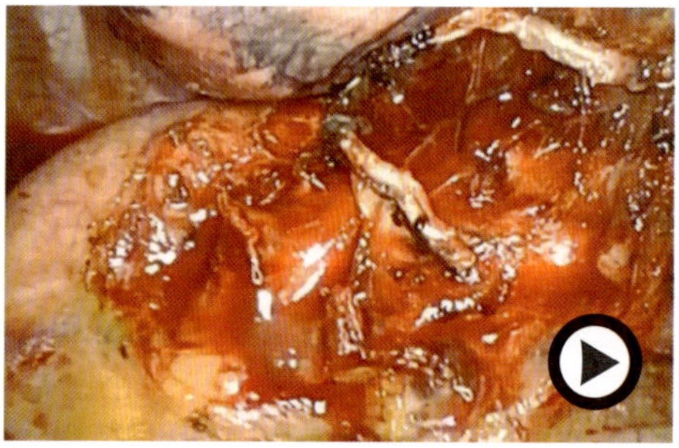

▲ 视频 17-16 左肺上叶固有段切除术总结（**S1+S2+S3**）
（▶ https://doi.org/10.1007/000-afp）

关键信息

1. 左上固有段切除术的第一个步骤是在肺门处分离肺静脉。两个最常见的解剖表现：一条共干的静脉后来分裂成 V^{1+2} 和 V^3 或两条独立静脉的静脉，一条为 V^{1+2} 和另一条 V^3 静脉。
2. 第二个步骤是解剖和分离肺动脉。最常见的表现是两条独立分支，即 A^3 和 A^{1+2a+b}。
3. 分离 A^3 和 $A^{1+2\ a+b}$ 动脉后，更常见的是发现一条后动脉（A^{1+2c}）。
4. 必须识别固有段支气管和舌段支气管之间的分叉（因为肺动脉位于更远处，所以支气管的后部清扫相比左上肺叶切除术的情况稍简单一些）。
5. 准备肺段间平面时，必须识别平面的正确方向：从前到后和从上到下，约在 S6 的中间到达肺裂，并与斜裂形成约 80° 的交叉部分。

致谢：衷心感谢 Kristin M. Rebescher 为视频讲解所做的工作。

第 18 章　左肺舌段切除术（S4+S5）*

Lingulectomy (S4 + S5)

Ricardo L. Oliveira　Francisco Suarez　Roger Normando　Paula A. Ugalde Figueroa　著

一、解剖学标志

（一）动脉分支

有一个来自叶间肺动脉（PA）的单一舌段动脉干最为常见，其分裂形成两个肺段分支（A^{4+5}）。然而，左上叶（LUL）的血管异常并不常见[1]。有多达26% 的患者叶间 PA 出现两个独立分支（A^4 和 A^5）[2]（图 18–1A）。

（二）静脉分支

左上肺静脉通常由三个主要肺段静脉分支组成，即 V^{1+2}、V^3 和 V^{4+5}。在极少数情况下，V^{4+5} 从下肺静脉分支（图 18–1B）。

（三）支气管分支

LUL 支气管通常分为两个主要分支，即 B^{1-3} 和 B^{4+5}[3]。还可能出现一个更不常见的模式，其中有 3 个独立肺段分支（B^{1+2}、B^3 和 B^{4+5}）或一个独立 B^{4a}[2]（图 18–2）。

二、手术步骤

本章描述了使用单切口入路的 VATS 舌段切除术手术步骤。针对许多手术步骤，显示对耐多药结核病患者的空洞性病变切除（图 18–3）。

首先需查看胸部 CT 结果，再使用 VATS 进行舌段切除，特别注意 LUL 的解剖学标志，尤其是舌段解剖学标志。在手术准备阶段，外科医生必须从各个

*. 本章配有视频，可根据文前“补充说明”获取观看链接。

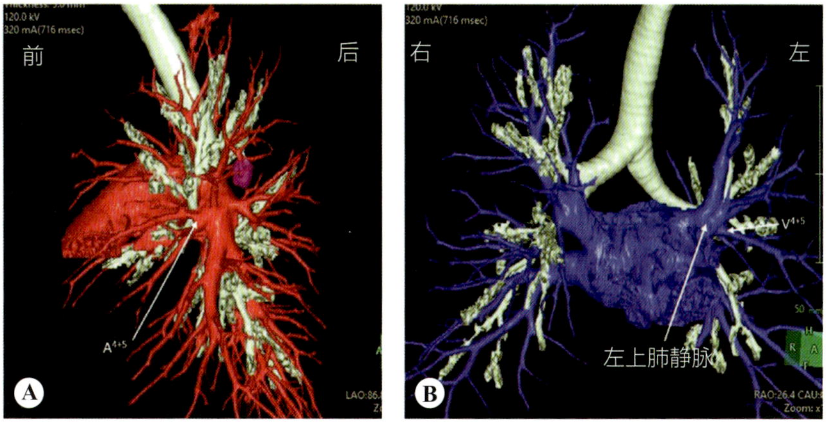

▲ **图 18-1　A.** 舌段动脉分支；**B.** 舌段静脉分支

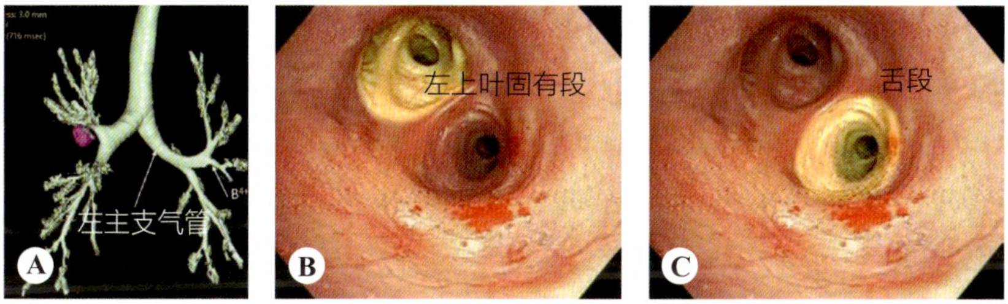

▲ **图 18-2　A.** 左上叶和左下叶的支气管分支；**B.** 从左主支气管看到的左上叶支气管（黄色）支气管镜视图；**C.** 从左上叶支气管看到的舌段支气管（黄色）支气管视图

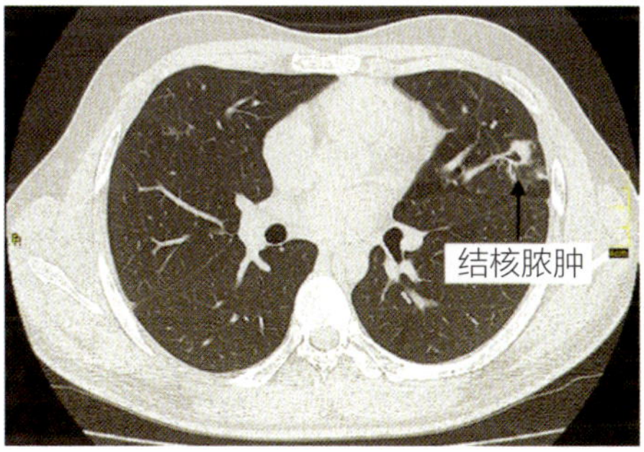

▲ **图 18-3　CT** 轴位视图显示肺舌段结核脓肿（黑箭）

角度查看成像结果：轴位、矢状位和冠状位。重要的标志可以是完整、接近完整或缺失的肺裂（图 18-4A）；血管分支，特别是舌段动脉和静脉（图 18-4B），以及肺段支气管。提前识别这些结构有助于外科医生实施手术。经证明，术前

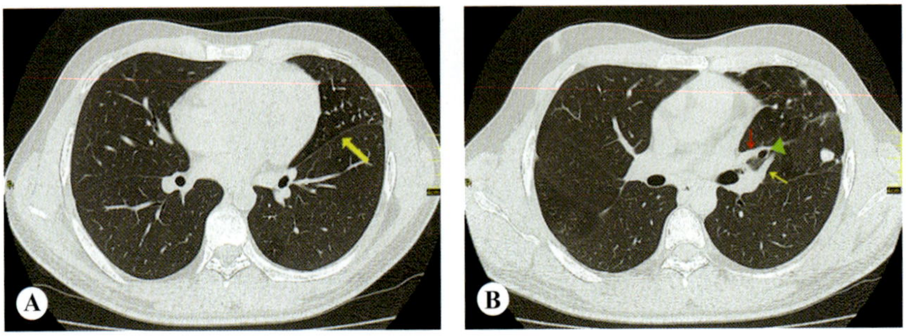

▲ **图 18-4** **A.CT** 的轴位视图显示左边完全斜裂（黄箭）；**B. CT** 显示舌段静脉（红箭）、舌段动脉（黄箭）和舌段支气管（绿箭）

高分辨率成像和 3D 重建有助于外科医生实施复杂手术[3]。

此处所述手术步骤还可以应用于多端口 VATS 入路，并且可以根据外科医生的个人实践、不同的临床情况或者在具有解剖变异的患者中按照不同的顺序实施。

（一）解剖肺裂以识别叶间肺动脉

所有手术通常在单肺通气的全身麻醉下实施。一旦进入胸膜腔并进行彻底检查，轻轻向头部牵开 LUL 就能充分显露肺裂。从前到后逐渐游离肺裂，直到充分显露叶间 PA 及其分支（图 18-5，视频 18-1）。

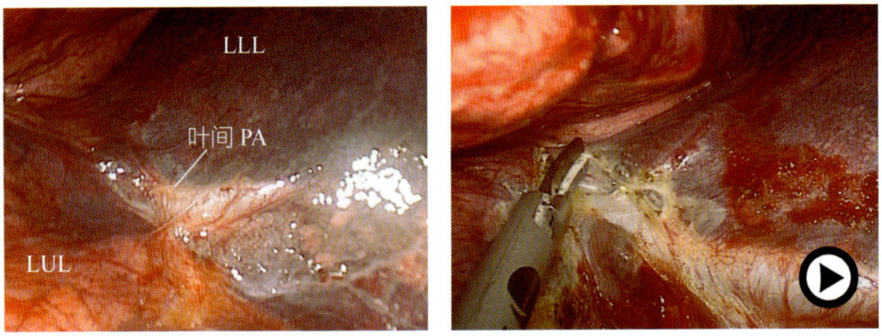

▲ **图 18-5** 完全解剖叶间肺动脉，显露舌段（A^{4+5}）、后侧（A^{1+2c}）和左下叶（A^6、A^8 和 A^{9+10}）动脉分支。肺裂和叶间肺动脉解剖

LLL. 左下叶；LUL. 左上叶（参见视频 18-1，▶ https://doi.org/10.1007/978-3-031-14455-4ia）

提示与技巧 #1

对于完整或接近完整的肺裂，可以清楚识别叶间 PA（图 18-6），通常使用电灼或能量器械（双极或超声剪刀）进行。

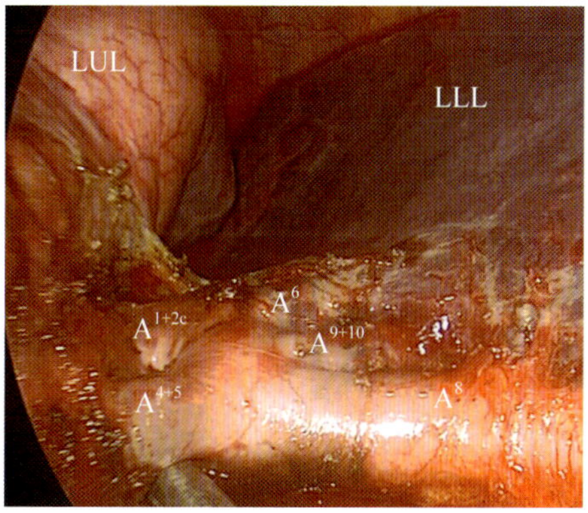

▲ **图 18-6　左侧完整斜裂和叶间肺动脉清晰可见**

LLL. 左下叶；LUL. 左上叶；PA. 肺动脉

提示与技巧 #2

为避免漏气，从肺裂朝向叶间 PA 的前方开始解剖比解剖肺裂寻找动脉更加简便。

提示与技巧 #3

因为这会让血管结构的松解更简便安全，所以推荐沿着外膜前平面进行解剖。在接受肿瘤切除术的患者中，这些平面通常光滑且容易解剖，但是在炎症患者中，并不总是很简单。

提示与技巧 #4

对于不完整的肺裂，从颅侧解剖上肺静脉和下肺静脉之间的空间，以识别肺叶次级隆嵴和叶间淋巴结（11 组），这些是到达叶间 PA 的标志。接下来在叶间 PA 的正上方创建一个通道，同时在肺裂中持续使用缝合器，即可实现肺叶间 PA 及其分支的充分显露（视频 18-2）。

（二）解剖和离断舌段动脉（A^{4+5}）

肺裂内识别叶间 PA 后，第一个到达 LUL 的动脉分支是舌段分支（A^{4+5}）（图 18-7）。有时可以识别两条独立的舌段动脉（A^4 和 A^5）。在仔细解剖 PA 和识别舌段分支后，切除叶间淋巴结有助于分离舌段分支。注意充分动员舌段动脉后再进行横断，可避免任何不必要的牵拉和最终导致血管意外（视频 18-3）。

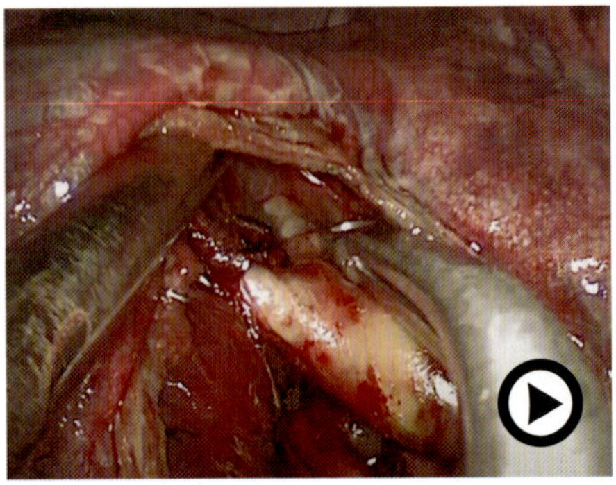

▲ **视频 18-2** 不完整肺裂游离

（▶ https://doi.org/10.1007/978-3-031-14455-4ic）

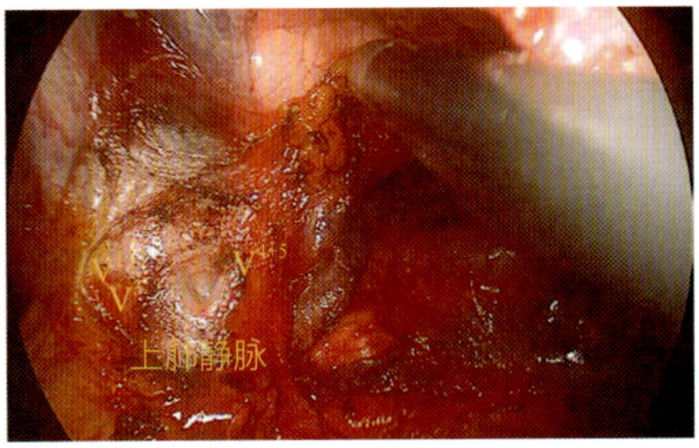

▲ **图 18-7** 肺门前视图显示上肺静脉及其分支

V^{1+2} 和 V^3. 固有段静脉分支；V^{4+5}. 舌段静脉分支

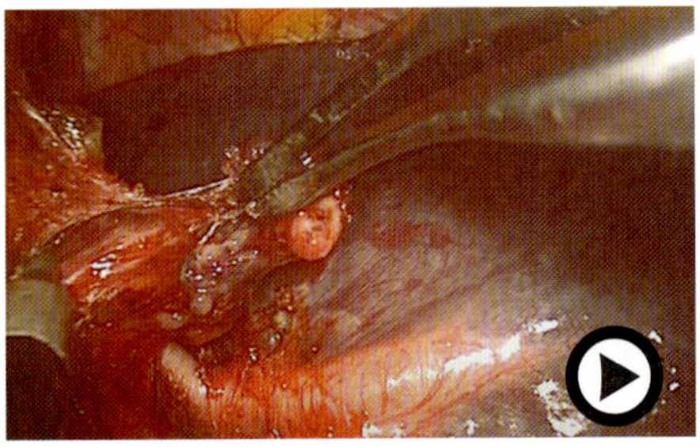

▲ **视频 18-3** 切除叶间淋巴结并分离舌段动脉

（▶ https://doi.org/10.1007/978-3-031-14455-4id）

解剖变异

舌段动脉供血的一种罕见的解剖变异是，舌段动脉干或副动脉起源于主 PA，并在 LUL 支气管和上肺静脉之间交叉[2, 4]。

（三）解剖和离断舌段静脉（V^{4+5}）

肺循环不同于体循环，在肺循环中，静脉输送氧合血，动脉输送缺氧血。因此，在肺部手术中，强烈建议非常精确地分离正确的静脉；否则可能会损伤肺功能。LUL 的三个主要分支（V^{1+2}、V^3 和舌段）通常可以在分离之前进行常规识别（图 18-7）。舌段静脉（V^{4+5}）是上肺静脉的最低分支，应水平向支气管方向解剖，垂直向肺实质方向解剖（视频 18-4）。

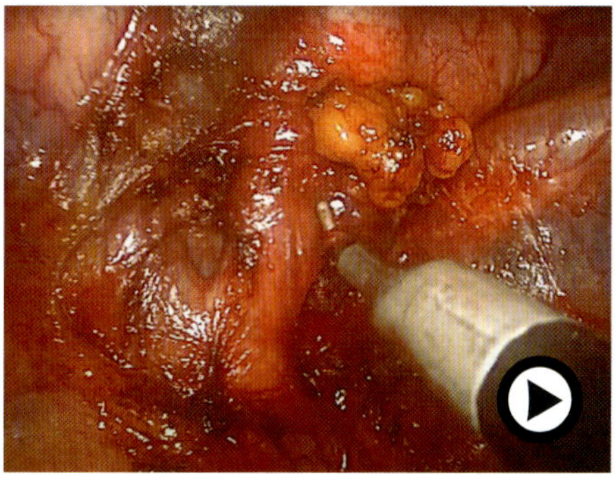

▲ 视频 18-4　舌段静脉游离
（▶ https://doi.org/10.1007/978-3-031-14455-4ie）

提示与技巧 #5

对于静脉异常的患者，可用血管缝合器切断最下方的静脉分支，但进一步的分离只能在明确解剖结构后进行。

解剖变异

虽然不常见，但舌段静脉可以引流至下肺静脉或左肺静脉，这就是为什么建议在切断舌段静脉之前清晰显示肺上下静脉之间的分离点（图 18-8）。

提示与技巧 #6

舌段切除术的一个有趣的技术详细信息是在轻轻抓住舌段实质组织、提起并向颅侧牵开后，肺门置于垂直位置，这样可以很好地显露和解剖肺门的三个部分，即静脉、支气管和动脉（图 18-9，视频 18-5）。在舌段静脉和动脉在有利的位置对齐时，可以用血管缝合器 60mm 钉匣同时缝合（视频 18-6）。

（四）解剖和离断舌段支气管

横断静脉和动脉就更容易识别支气管。LUL 支气管通常分为两个主要分支，即 B^{1-3} 和 B^{4+5}[2]。

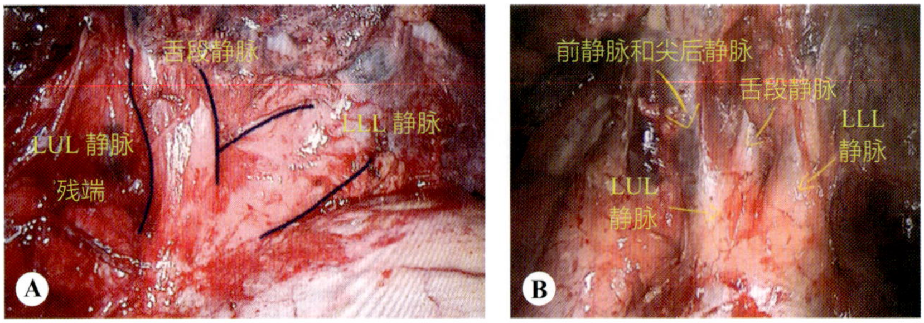

▲ 图 18-8　舌段静脉汇入下肺静脉（A）和舌段静脉汇入共干的左肺静脉（B）

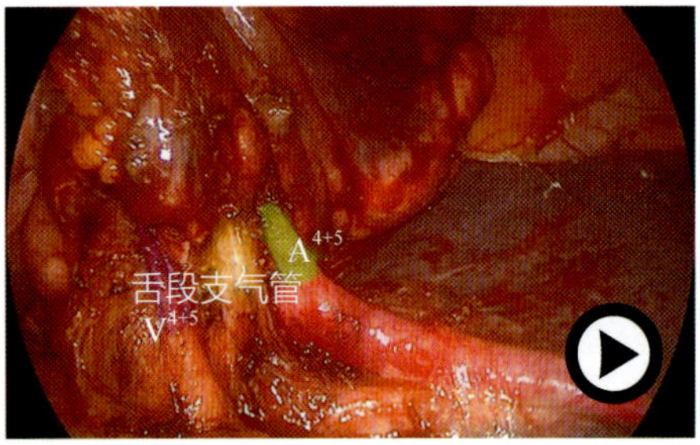

▲ 图 18-9　随着舌段肺门游离，舌段实质向颅侧牵开，舌段静脉（V^{4+5}）为紫色，支气管为黄色，动脉（A^{4+5}）为绿色，显露舌段肺门（参见视频 18-5，▶ https://doi.org/10.1007/978-3-031-14455-4ib）

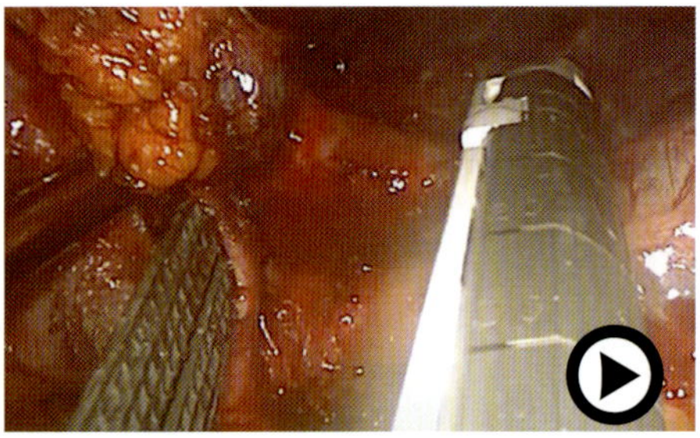

▲ 视频 18-6　切断舌段静脉和动脉
（▶ https://doi.org/10.1007/978-3-031-14455-4if）

解剖变异

也可能出现一种更不常见的模式，有三个独立的肺段分支（B^{1+2}、B^{3} 和 B^{4+5}）或一个独立的 B^{4a}[2]。

围术期支气管镜检查有助于说明肺段解剖结构，结合 CT 结果，有助于围术期识别肺段支气管。舌段支气管位于舌段静脉的后面。因此，通过首先离断血管，可以识别并安全地环绕肺段支气管（图 18-10）。建议沿着支气管壁朝向实质进行钝性垂直清扫，并完全切除肺段淋巴结，以便于观察肺段分叉和正确分离舌段支气管（视频 18-7）。

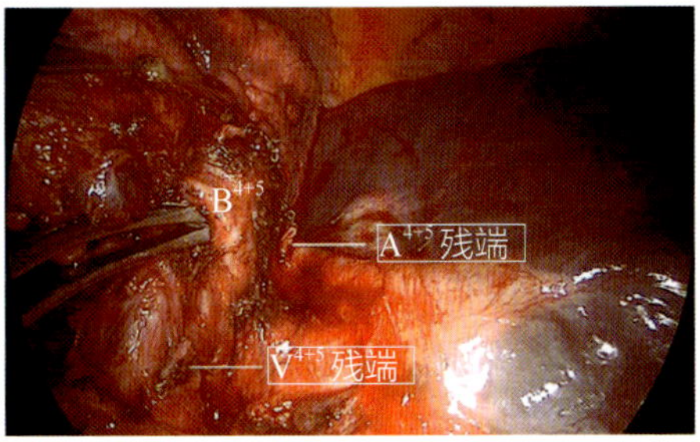

▲ 图 18-10　离断舌段静脉（V^{4+5}）和动脉（A^{4+5}）后，舌段支气管（B^{4+5}）可见

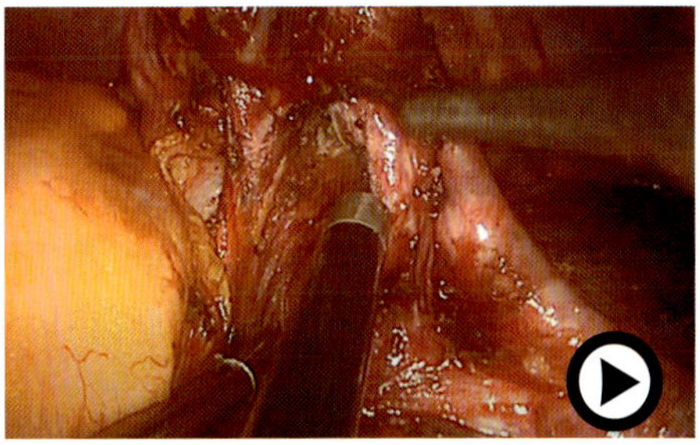

▲ 视频 18-7　游离舌段支气管
（▶ https://doi.org/10.1007/978-3-031-14455-4ig）

提示与技巧 #7

如果空间或角度不利于缝合器从支气管后面通过，使用血管阻断带或最终连接到钉匣（staple load）的橡胶导管引导其通过（视频 18-8）。

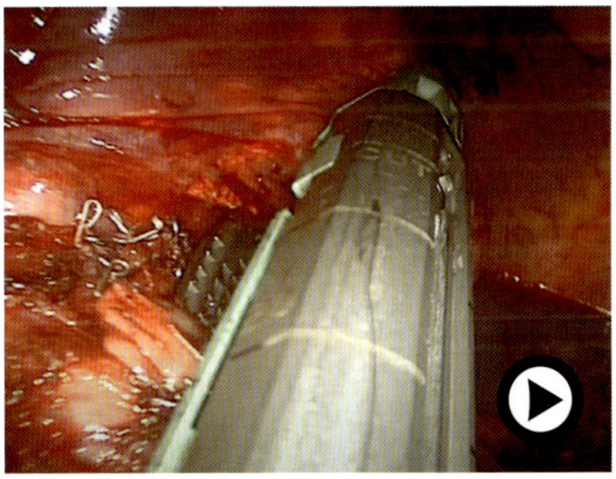

▲ 视频 18-8　切断舌段支气管
（▶ https://doi.org/10.1007/978-3-031-14455-4ih）

（五）分离肺段间平面

一些患者的舌段和固有段（S1 至 S2、S3）之间有副裂，通常不完整，有助于识别肺段间平面。如果不存在这种副裂，有多种方法可以正确识别肺段间平面。最常用的技术是在舌段支气管被夹住或离断后进行膨胀 – 萎陷。由于肺段 S1 至 S3 充气，S4+S5 和 S1 至 S3 之间的实质边界变得清晰。可以选择在肺完全充气后夹住或离断肺段支气管，可以防止舌段放气，缺点是过于耗时，并且

充气肺所占据的空间会限制 VATS 分离。更高级的选择是在横断血管后将吲哚菁绿（ICG）注射到患者体内[5]。全身注射 ICG 比其他肺段间平面识别方法更有优势，例如无须充气或额外的技术技能。

识别肺段间平面后连续使用缝合器完整切除舌段，并显示剩余支气管血管结构（视频 18–9）。

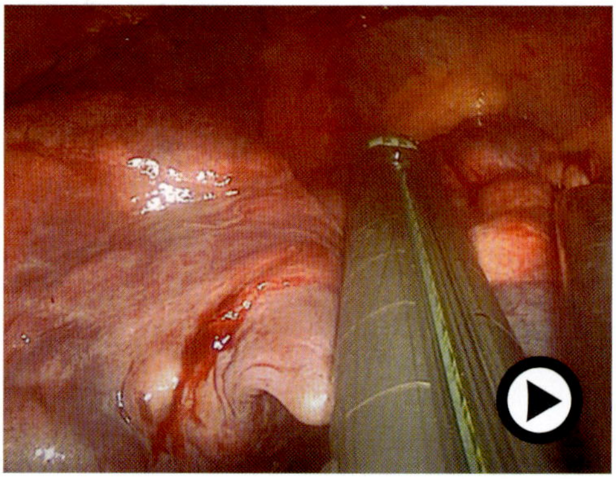

▲ 视频 18–9　分离肺段间平面
（▶ https://doi.org/10.1007/978–3–031–14455–4ij）

三、视频摘要

视频 18–10 展示了 S4+S5 左肺舌段切除术，可作为本章详细描述内容的总结。

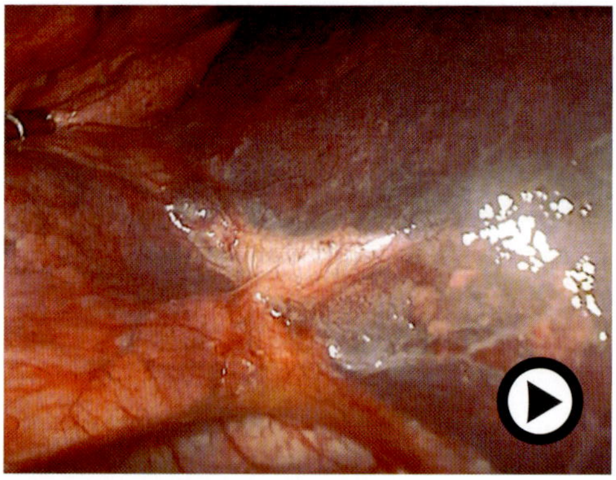

▲ 视频 18–10　S4+S5 左肺舌段切除术
（▶ https://doi.org/10.1007/978–3–031–14455–4ik）

关键信息

1. 解剖性肺段切除术是一种先进的手术，每种手术都因切除的肺段和患者的解剖结构而异。尽管舌段切除术是最简单的肺段切除术之一，但仍有许多入路和独特的手术策略。
2. 应审查术前影像学检查，如胸部 CT，并分析 LUL 和舌段解剖学标志。可以在术前预测可能发生的解剖变异。3D 重建是一种重要工具。
3. 第一步是适当显露叶间 PA 及其分支，可通过用内缝合器或能量器械将斜裂从前向后分离实现。
4. 横断前必须完全清扫并松解舌段动脉，有助于引入内缝合器。
5. 离断前必须正确识别舌段静脉。正常情况下，它是上肺静脉最下面的分支。关键是要避免剩余 LUL 肺段静脉离断。
6. 围术期支气管镜检查有助于说明 LUL 支气管分段，并有助于在手术中正确识别舌段支气管。在离断舌段动脉和舌段静脉后，舌段支气管可以更好地分离。
7. 使用膨胀 – 萎陷技术或 ICG 注射来识别肺段间平面。

第 19 章　左肺背段切除术（S6）*

Left Upper Segmentectomy (S6)

Gerardo Bruno　Atahualpa Campos　Pablo Palacio　著

一、解剖学标志

（一）动脉分支

有 80% 的概率左下叶的背段（S6、Nelson 或 Fowler 肺段）的动脉血管化对应于单个主干，也称为 Nelson 动脉。A^6 在上干远端，且位于舌段分支的近端，非常接近 A^2（图 19–1a）。其长度为 0.1～1cm，并且在 B^6 肺段支气管的上面和外面可见。因此，它通常是 S6 肺段切除术中需要检查的第一个要素 [1–3]。

（二）静脉分支

通过左下肺静脉的一个分支进行 S6 的静脉引流，该分支位于最上方（88%）。虽然它可能有起源于基底肺段的次级分支，但通常很容易分离（图 19–1b）。在这种情况下，只有上分支需要切断。V^6 通常有分支 V^{6a}、V^{6b} 和 V^{6c}。在 S6 肺段切除术中，仅应切断 V^{6a}，保留 V^{6b+c}[4, 5]。

（三）支气管分支

B^6 肺段支气管是下叶支气管的第一段支气管。它起源于后外侧，产生 3 个亚肺段支气管，即上支气管（B^{6a}）、外侧支气管（B^{6b}）和内侧支气管（B^{6c}）。其起源通常为一个单一的干，在内镜视野下位于 6 点钟方向，随后会发生前述的分叉。一种值得一提的起源位置解剖变异是，起源于基底锥体支气管，并有上升趋势（图 19–2）[6]。

二、手术步骤

（一）斜裂的打开及解剖和离断肺段动脉（A^6）

S6 肺段切除术的第一步是打开斜裂。已知有 20% 的患者斜裂不完整。进

*. 本章配有视频，可根据文前“补充说明”获取观看链接。

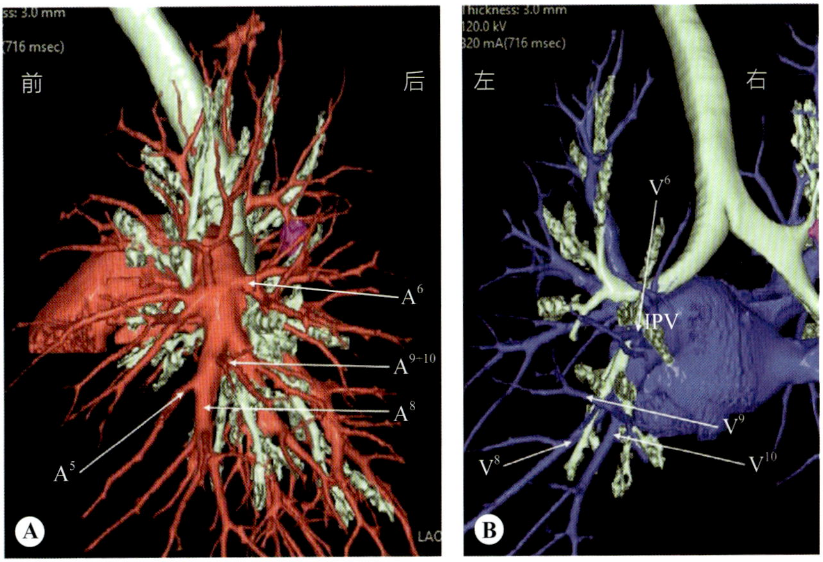

▲ 图 19-1　**A.** 左下叶 **S6** 的动脉血管化；**B. S6** 的静脉引流

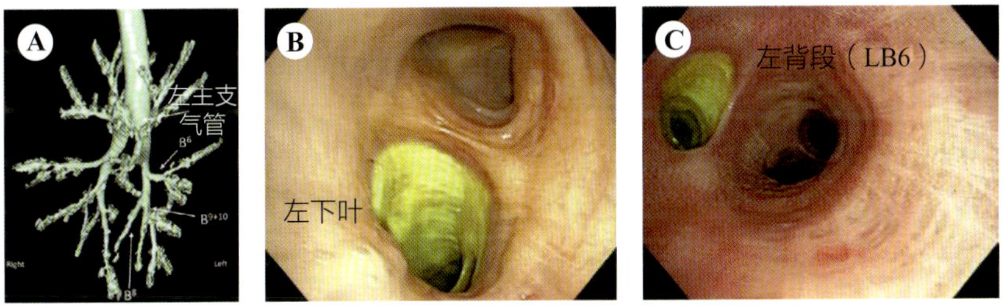

▲ 图 19-2　**B^6** 肺段支气管

行解剖，直至显露并安全识别叶间动脉和 A^6 的起源（图 19-3，视频 19-1）。然后将一个钝性解剖钳从动脉的后表面插入后纵隔，通过轻轻牵开肺叶显露胸膜。通过 30° 视野镜实现的 VATS 入路允许安全打开后纵隔胸膜。缝合器在某些情况下无法完全覆盖肺裂，可能需要用交错切开来缩短肺裂，并允许牵开和显露。一旦切开斜裂的后部，解剖 A^6 并用血管内缝合器切断 [7-10]。

提示与技巧 #1

为实现动脉模式的精确可视化，必须完全打开斜裂，但是通常只需要打开后侧，可以通过先进的能量器械完成，但是在完全融合的情况下，应使用机械缝合来减少漏气。

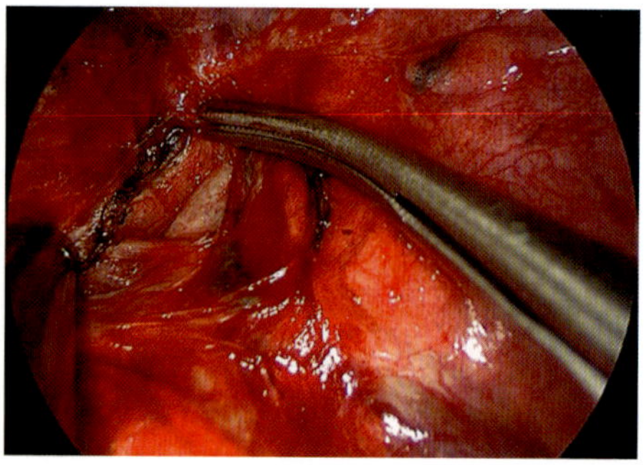

▲ 图 19-3　A^6 起源的安全识别和解剖

风险与警示

在双动脉或三动脉起源的情况下，核心问题是确定哪个动脉分支对应于 A^6，因为 A^9 和 A^{10} 分支通常非常接近 A^6。如不完全解剖至 A^6 动脉干起源位置，会存在误切 A^2 的风险，A^2 起源位置可能非常靠近 A^6 位置（图 19-4，视频 19-1），这将导致 S2 缺乏血管化。最后，值得一提的是，淋巴结通常位于 A^6 后方，在牢固地附着于动脉成分的情况下，解剖时会造成出血风险；在这一区域应小心，并采用钝性操作技巧。

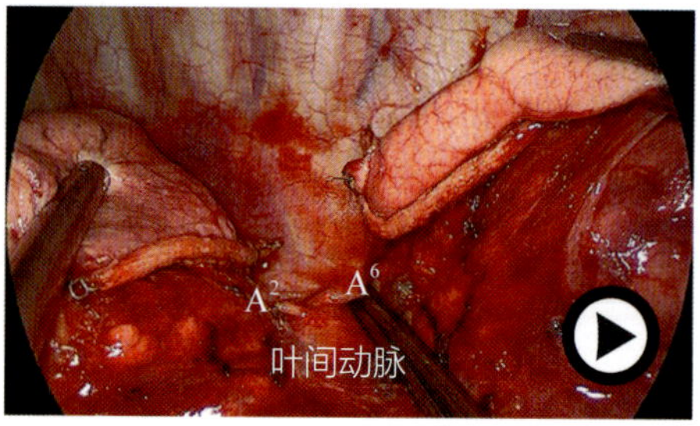

▲ 图 19-4　如不完全解剖 A^6，会存在误切 A^2 的风险。打开斜裂，解剖并离断肺段动脉（A^6）
（参见视频 19-1，▶ https://doi.org/10.1007/978-3-031-14455-4ka）

解剖变异

在亚肺段层，A^6 分为前后支（55%），但是三分支出现的频率较低（33%）。

有 18% 的概率 A^6 是已经从肺裂中的下叶肺动脉（或叶间肺动脉）分离的两个分支，并且在极个别情况下（3%）出现三个起源。Nelson 动脉的完全缺失也有相关描述。

也可能有起源于基底主干的附属分支（10%），它们有一个上升路径，是完全打开肺裂以进行可视化和控制所必需的[7-10]。

（二）B^6 肺段支气管的显露和切断

离断 A^6 后，下一步是识别并解剖位于已解剖动脉残端下方的 B^6 肺段支气管（图 19-5，视频 19-2）。此时应避免损伤基底动脉。如果有解剖学上的疑问，术中支气管镜检查的直接可视化和肺段支气管夹闭后的再通气试验将证实临床假设[7-10]。

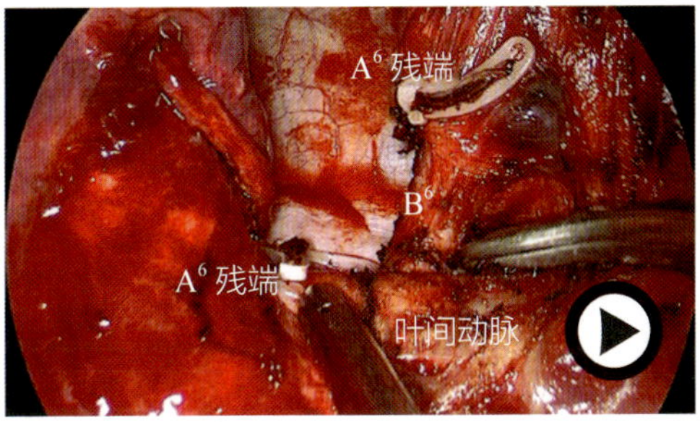

▲ **图 19-5** 识别和解剖肺段支气管 **B6**，显露和离断肺段支气管（**B6**）
（参见视频 19-2，▶ https://doi.org/10.1007/978-3-031-14455-4kb）

提示与技巧 #2

B^6 周围通常可能有淋巴结，因此支气管解剖必须非常小心，因为 V^6 与 B^6 的后壁紧密接触。
通常有足够的切缘来机械缝合，但是，如果肿瘤靠近 B^6 的起源，可选择手动切开和缝合。

风险与警示

如果在解剖和识别 B^6 时遇到困难，在没有事先从后路解剖 V^6 的情况下，肺裂中的进展可能带来出血的风险。使用 30° 摄像头可以从后侧进入并识别 V^6，是一种安全操作。

解剖变异

在极少数情况下，B^6 可能最初分成两个独立的支气管，根据其亚肺段而定[7-10]。

（三）静脉解剖和离断（识别 V^6 和 V^{6a}）。

它始于左下肺韧带的解剖和离断，直至到达左下肺静脉（图 19–6，视频 19–3）。完全解剖该静脉，直至识别出最上方的分支，该分支通常位于支气管下方，对应于 V^6（图 19–7，视频 19–3）。应识别和离断 V^{6a}，保护 V^{6b} 和 V^{6c}，从而保护 S8–10 的静脉回流 [7–10]。

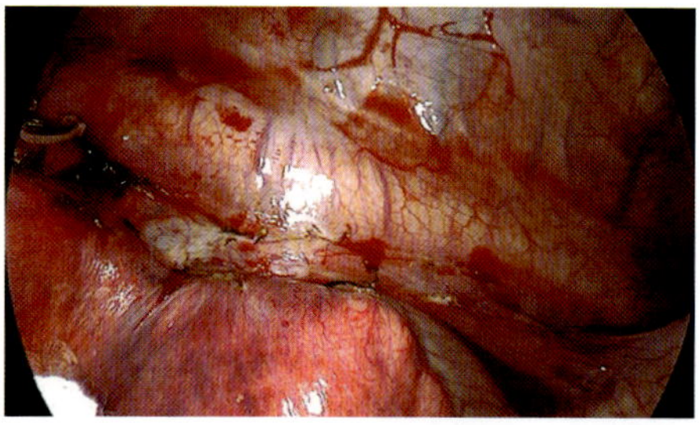

▲ 图 19–6　解剖和离断左下肺韧带直到左下肺静脉

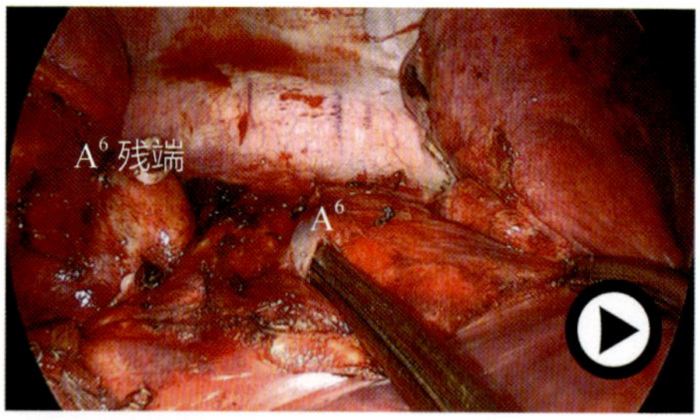

▲ 图 19–7　完全解剖 V^6。解剖和离断静脉（参见视频 19–3，▶https://doi.org/10.1007/978-3-031-14455-4kc）

提示与技巧 #3

计划手术时使用 3D 重建可以避免不利状况。V^6 可以引流到基底肺段，在这种情况下，只需切断最上方的分支。在难以识别的情况下，可以在支气管切断之前通过后入路解剖 V^6。

风险与警示

必须对 V^6 的独立下分支进行系统识别，因为切断后会危及其余肺段的静脉引流。因此，为正确评估其解剖结构，必须完全解剖下肺静脉。

解剖变异

背段静脉是下肺静脉的最高且为最小的分支。需要始终记住，主要的变异是一个基底段静脉分支会汇入该静脉，这种变异存在于 12% 的病例中。

（四）肺段间平面的准备

在常规实践中，静脉切断允许稍微向上牵拉 S6 的实质，进行膨胀－萎陷操作后，将肺段间平面显现出来（图 19-8，视频 19-4）。放置夹钳可以压缩实质，便于引入内缝合器，有助于实施切除手术。机械缝合可以降低漏气和并发症的发生率，通常优于单独使用双极或超声能量器械[7-10]（视频 19-4）。

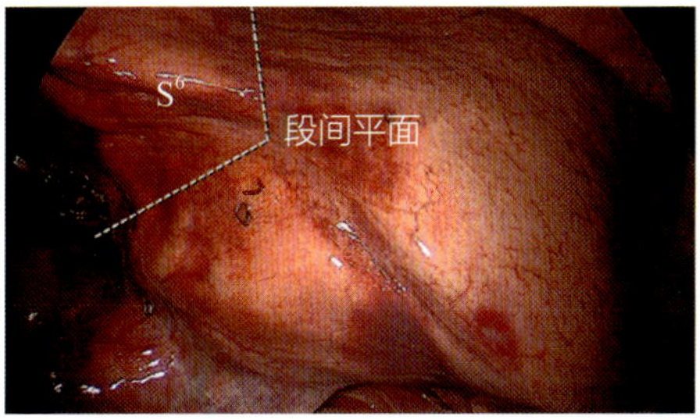

▲ 图 19-8　**S6 和基底肺段之间的肺段间平面**

提示与技巧 #4

显露时应轻轻牵拉，显现肺段间平面并夹紧，避免在分割肺段间平面时包含剩余肺段的实质。放置内缝合器时，必须识别支气管血管残端并将其与标本一起丢弃，以避免意外损伤（图 19-9，视频 19-4）。一旦放入内缝合器，如果有任何疑问，应进行再通气试验以重新评估解剖情况。

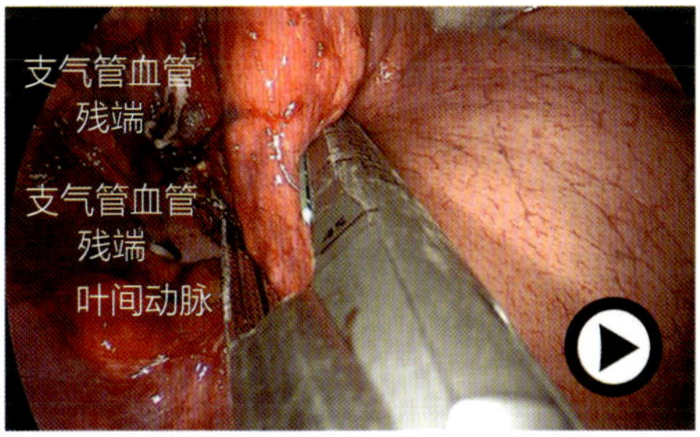

▲ 图 19-9　**分离肺段间平面时放置内缝合器，必须识别出支气管血管残端并与标本一起丢弃，准备肺段间平面**

（参见视频 19-4，▶ https://doi.org/10.1007/978-3-031-14455-4kd）

（五）移除标本

以常用方式取出已切除标本，并使用保护袋来避免肿瘤播散在手术切口处，并简化移除步骤。建议在执行该步骤前移除切口牵开器（图 19-10，视频 19-5）[7-10]。

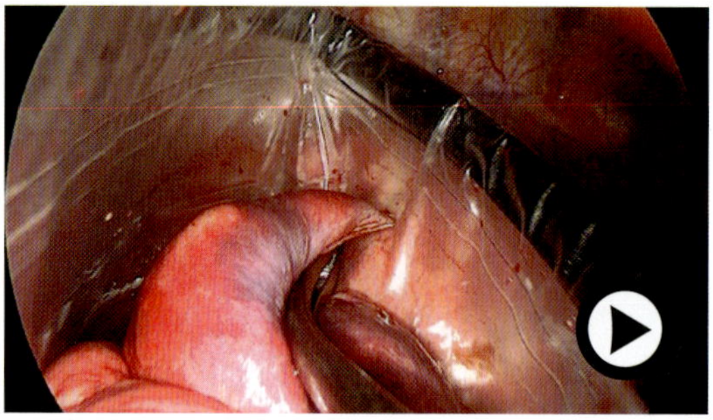

▲ 图 19-10　移除标本
（参见视频 19-5，▶ https://doi.org/10.1007/978-3-031-14455-4ke）

（六）淋巴结切除术

在肺段切除术中进行叶间和肺段间淋巴结切除术；是否需要完成纵隔淋巴结切除术或至少进行足够的取样取决于适应证的性质。在恶性肿瘤病例中，对这些腺病的术中解剖病理学研究可能表示需要完成肺叶切除术 [7-10]。

（七）关胸和安全检查

完成手术前必须非常小心地进行止血和气密性检查。如果存在明显的漏气，特别是支气管残端相关漏气，则需要采取措施。手术结束时，根据常规技术放置前胸腔和上胸腔引流器并进行壁层闭合 [7-10]。

三、视频摘要

视频 19-6 展示了左侧 S6 解剖性肺段切除术，可作为本章内容的概要总结。

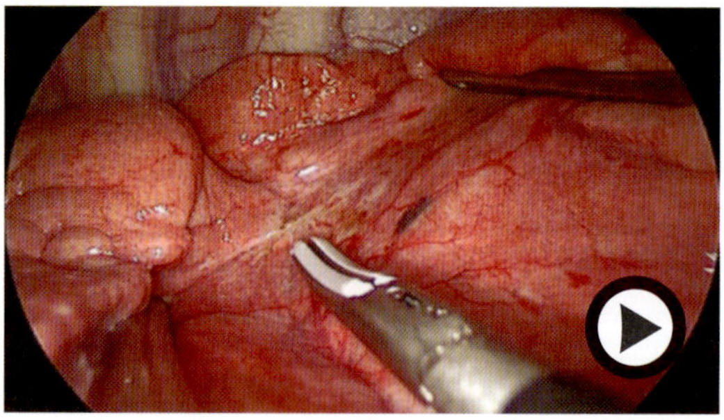

▲ 视频 19-6　左侧 S6 解剖性肺段切除术
（▶ https://doi.org/10.1007/978-3-031-14455-4kf）

关键信息

1. S6 肺段切除术的第一步是术前计划，以预测解剖变异。手术期间，游离斜裂用于识别 A^6 并实现良好的血管控制；必须考虑与 A^9 和 A^{10} 动脉的紧密接触以及与 A2 共干的起源。
2. B^6 位于 A^6 旁，距离不定，周围有淋巴结，解剖时必须小心，因为其后侧与 V^6 紧密接触。或者，一旦识别出 V^6，可以从后入路。
3. 为找到对应于 V^6 的上分支，下肺静脉必须被解剖并完全游离。在 12% 的病例中，来自基底段的一个分支会汇入下肺静脉，必须加以识别和保护。
4. 用充气－放气法界定肺段间平面通常符合要求。应小心处理支气管血管残端，避免缝合器造成意外损伤。

致谢： 感谢 Maciel 医院的整个外科团队，特别是我们勇敢的患者，感谢他们每天告诉我们要怀抱希望。

第 20 章　左肺总基底肺段切除术（S8+S9+S10）*

Left Common Basal Segmentectomy (S8 + S9 + S10)

Kimberly J. Song　Raja M. Flores　著

一、解剖学标志

（一）动脉分支

左下叶动脉通常由一支背段动脉和分别供应 S8 和 S9+10 的两支动脉干组成（图 20–1A）。有时 A^6 与基底动脉从同一干上发出，而非直接起源于肺动脉（12%）。存在肺段 7 时，单条小动脉随支气管延伸。基底动脉最常见的模式是两条动脉干，即前内侧和后基底（A^8 和 A^{9+10}，或 A^{8+9} 和 A^{10}）。一些重要的解剖变异包括从舌段动脉分出来的 A^8，以及罕见的 S8 和 S9 分支在心包内左肺动脉中向近端合并，并在左下肺静脉和左肺静脉之间向下走行。

（二）静脉分支

关于肺静脉解剖结构，V^6 通常连接到基底主干。基底静脉最常见的模式是 V^8 和 V^{9+10}，其次是 V^{8+9} 和 V^{10}（图 20–1B）。有 5% 的概率舌段静脉连接左肺下叶的肺静脉，此处还描述了所有左肺静脉一个罕见的心包外共干。

（三）支气管分支

左下叶的第一个支气管是 B^6，随后是通常显示三个分支的基底主干，因为前基底段和内基底段起源于单个干（图 20–2），或分为 B^{7+8} 和 B^{9+10} 的两个分支。大多数情况下，内基底段不存在，即使存在（约 8%），也很小，源于基底段的

---

*. 本章配有视频，可根据文前“补充说明”获取观看链接。

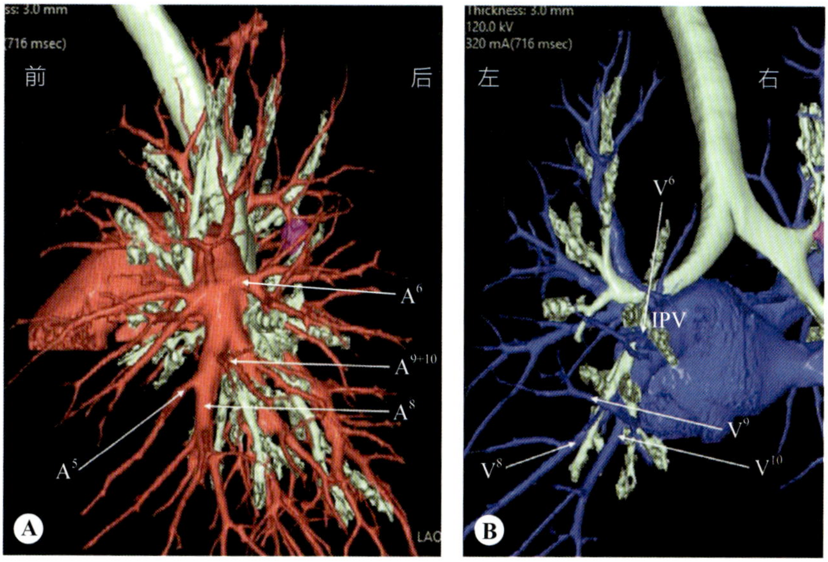

▲ 图 20-1　**A.** 左下叶基底段的动脉分支；**B.** 左下叶基底段的静脉分支

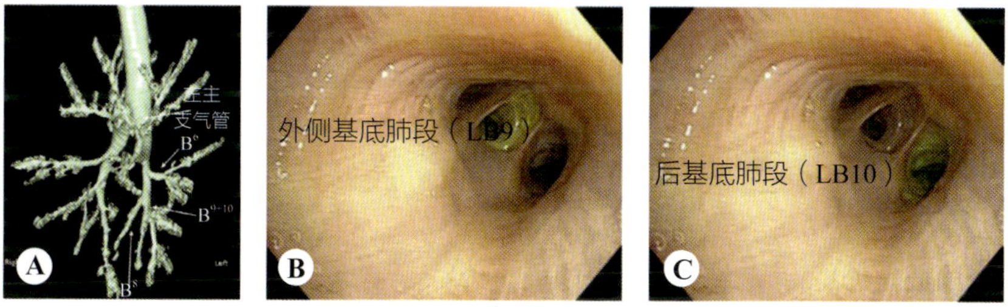

▲ 图 20-2　**A.** 左下叶基底段的支气管分支；**B.** 外侧基底段的支气管镜视图；**C.** 后基底肺段的支气管镜视图

最上方的支气管。

二、手术步骤

（一）下肺韧带分离

大多数情况下，提前分离下肺韧带有助于进行肺下叶手术，可以增加松解度并可能更容易识别靶病变。通过在助手的帮助下向外侧牵开肺并远离主动脉，同时牵开膈肌来实现。使用烧灼和钝性解剖相结合的方法分离韧带至下肺静脉（视频 20-1）。在此期间，可以切除 9 组淋巴结。

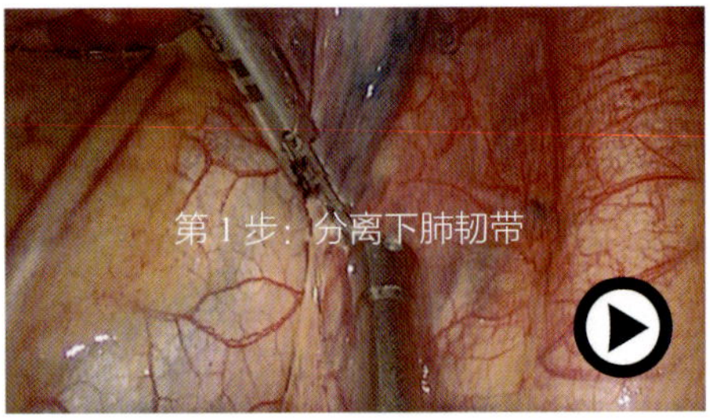

▲ 视频 20–1　分离下肺韧带
（▶ https://doi.org/10.1007/000-agv）

（二）肺静脉解剖

识别下肺静脉后，应将肺向前外侧牵开，并通过后胸膜进行解剖。在静脉上表面，可以在后侧位置看到背段静脉的起源（视频 20–2）。可以在等待稍后离断的静脉周围放置一个血管阻断带（视频 20–3）。

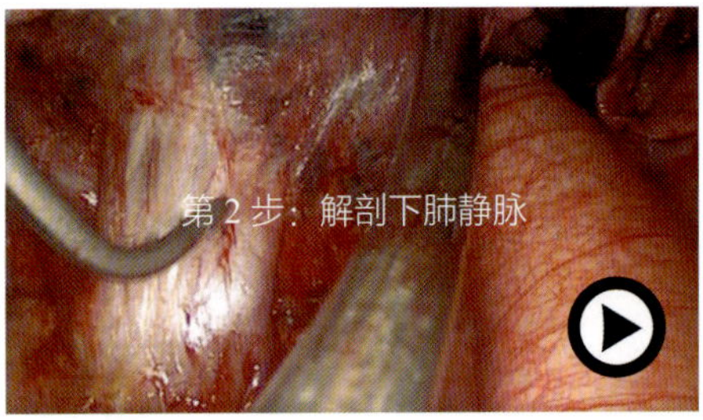

▲ 视频 20–2　识别基底静脉和背段静脉
（▶ https://doi.org/10.1007/000-ag8）

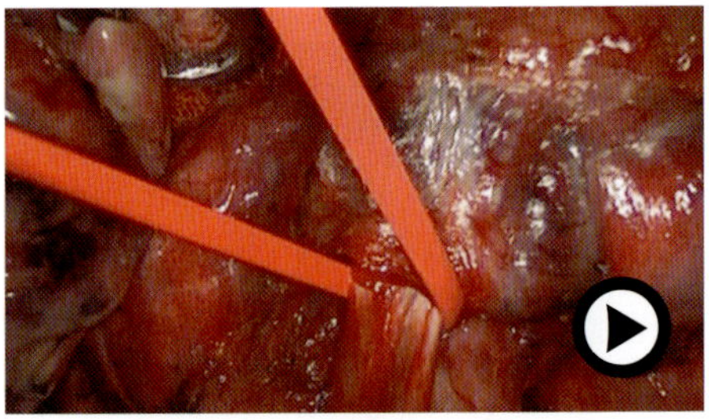

▲ 视频 20–3　解剖基底肺静脉
（▶ https://doi.org/10.1007/000-ag9）

提示与技巧 #1

1. 在静脉正上方的无血管平面中进行解剖使得外科医生能够轻松识别所有分支。
2. 延迟切断静脉，直到肺动脉被切断之后，有助于防止肺充血。

（三）识别下叶肺动脉（PA）解剖结构

注意肺的前表面，检查叶间裂。如果不完整，可以通过钝性解剖小心分离实质，并寻找特征性搏动或黄色部位来识别肺段动脉（视频 20–4）。电烙术或缝合器可用于减少实质出血（视频 20-5）。

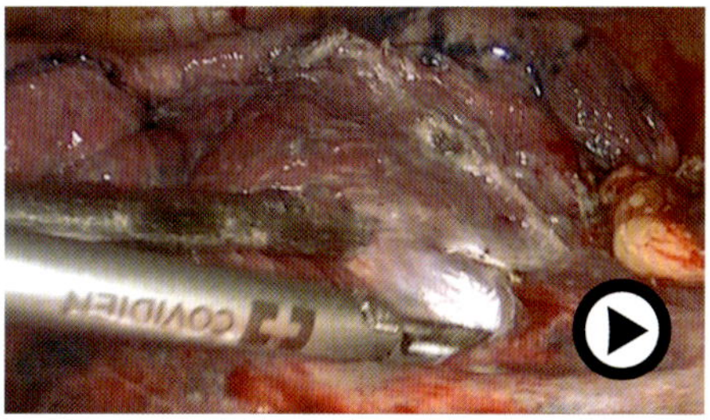

▲ 视频 20-4　不完整叶间裂解剖
（▶ https://doi.org/10.1007/000-aga）

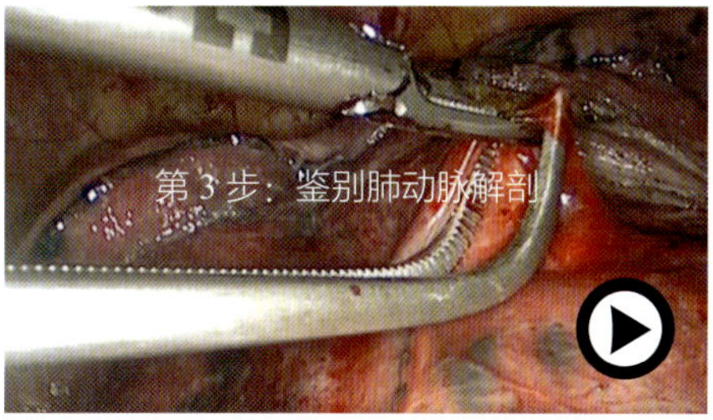

▲ 视频 20-5　识别肺动脉和适当的解剖平面
（▶ https://doi.org/10.1007/000-agb）

在基底动脉近端，背段动脉通常在后侧，而舌段动脉在前侧。有意识别背段分支（视频 20-6）有助于防止意外结扎错误的动脉。

提示与技巧 #2

1. 同样，在肺动脉上方的无血管平面上直接解剖有助于止血解剖并提前发现邻近分支。
2. 支气管血管周围淋巴结的清扫和切除也有助于识别解剖结构，但要警惕附着在动脉壁上的钙化淋巴结（视频 20-7）。

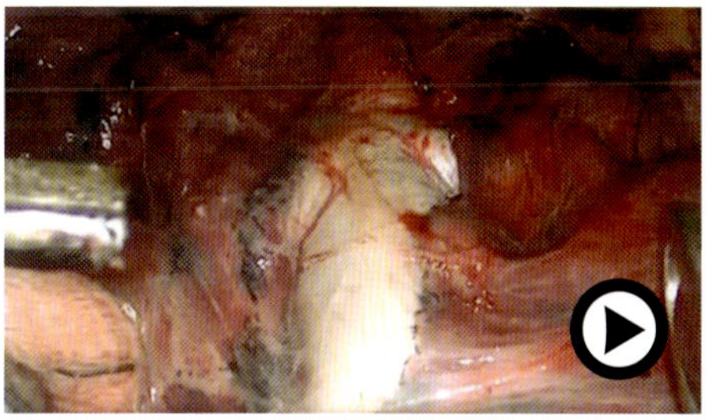

▲ 视频 20-6　动脉解剖结构的说明
（▶ https://doi.org/10.1007/000-agc）

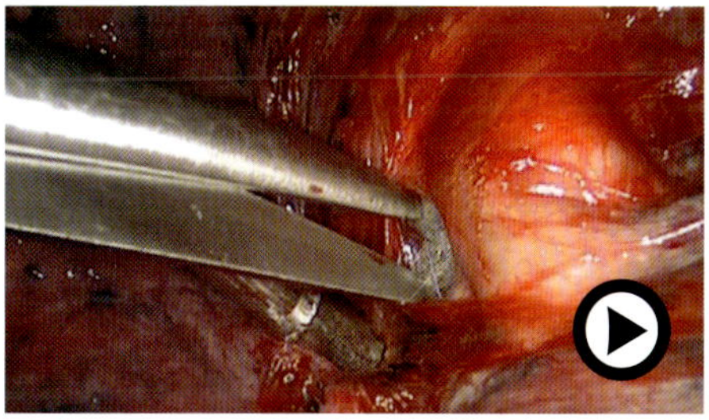

▲ 视频 20-7　清扫 **PA** 上的淋巴结便于外科医生平面，并进行环绕肺段动脉
（▶ https://doi.org/10.1007/000-agd）

解剖变异

1. 虽然背段结构最常见于舌段结构的近端，但注意患者的影像和术中解剖结构可以避免远端背段起源处发生潜在损伤。
2. 有 26% 的概率存在双重背段动脉供血 [1]。
3. 12% 的背段动脉起源于基底总动脉干，而非直接起源于肺动脉 [1]。

（四）离断基底肺动脉

大多数情况下，我们希望避免对肺动脉的任何牵拉。然而，如果入路角度困难，在基底动脉周围放置血管阻断带或使用滑橇尖头（ski-tip）缝合器（视频 20–8）可能有用。

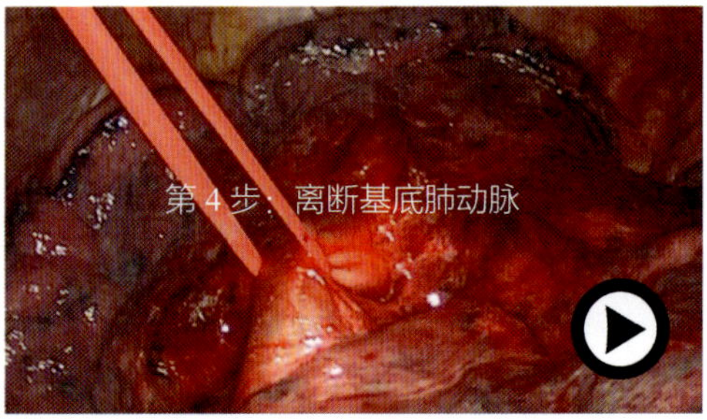

▲ **视频 20–8**　离断基底肺动脉

（▶ https://doi.org/10.1007/000-age）

提示与技巧 #3

穿过 14Fr 红色橡胶导管尖端的丝线可以穿过窗口。在将红色橡胶导管放入胸腔之前，将切割缝合器开口的薄侧插入红色橡胶导管的另一端。这样操作允许小心引入缝合器。

风险与警示

1. 切断血管结构时，务必释放缝合器上的任何张力。
2. 缝合前，须移除任何血管阻断带或红色橡胶导管！

（五）离断基底肺静脉

既然不再有血液流入肺，可以关注同样离断的静脉（视频 20–9）。

提示与技巧 #4

引入缝合器前，建议再次检查解剖窗的位置、角度和宽度。这有助于准备正确的缝合角度，并降低撕裂损伤的风险。

（六）解剖基底支气管下部

已离断静脉后面是基底支气管。

由于支气管动脉会供血，建议采用钝性和尖锐性解剖相结合的方法分离支气管（视频 20–10）。虽然可以在肺裂完成后再进行解剖，但此时解剖可以节省时间，因为已经牵开。

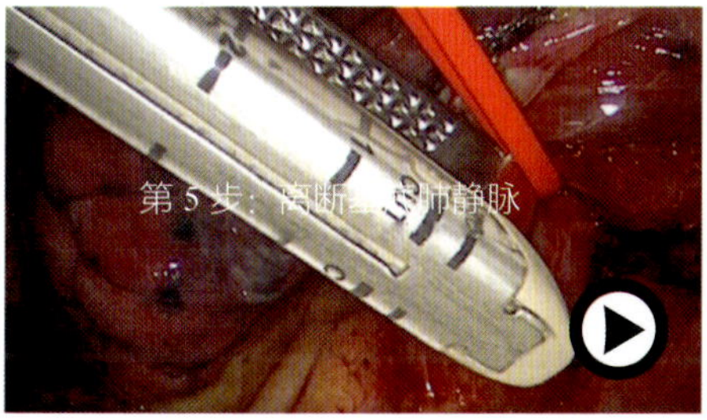

▲ 视频 20–9　离断基底肺静脉

（▶ https://doi.org/10.1007/000–agf）

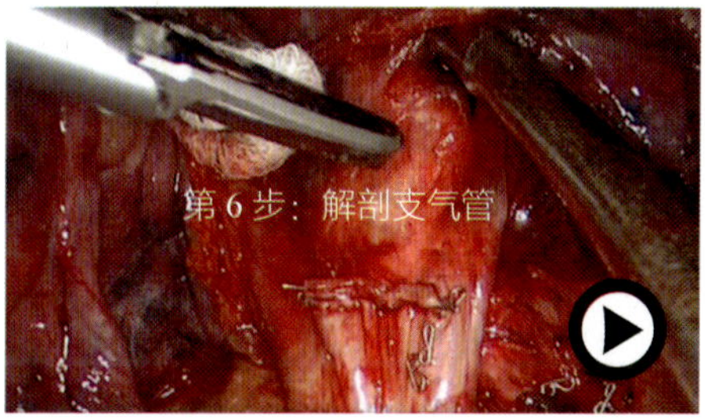

▲ 视频 20–10　解剖基底气道下部

（▶ https://doi.org/10.1007/000–agg）

（七）完成前斜裂分离

PA 离断完成并识别出气道后，这些结构前面的所有肺实质都可以安全切开。在外科医生提起上叶时，助手从尾部牵开基底肺段，夹钳从支气管血管结构前穿过（视频 20–11）以确定缝合器的路径。

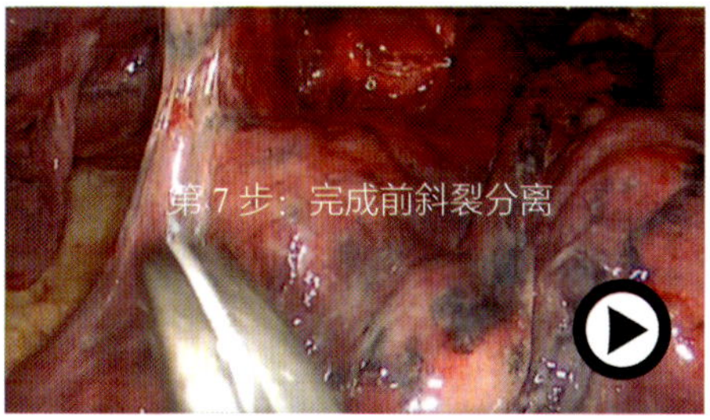

▲ 视频 20–11　完成前斜裂分离

（▶ https://doi.org/10.1007/000–agh）

提示与技巧 #5

对于较厚的或肺气肿实质，经常使用超厚组织专用钉匣。

（八）解剖基底支气管前部

前斜裂和 PA 离断完成后，基底气道从肺前侧可见，可以进一步解剖（视频 20–12）。大多数情况下（＞80%），会很快分叉[1]。

在后侧延伸的是背段支气管，外科医生需仔细识别（视频 20–13）。

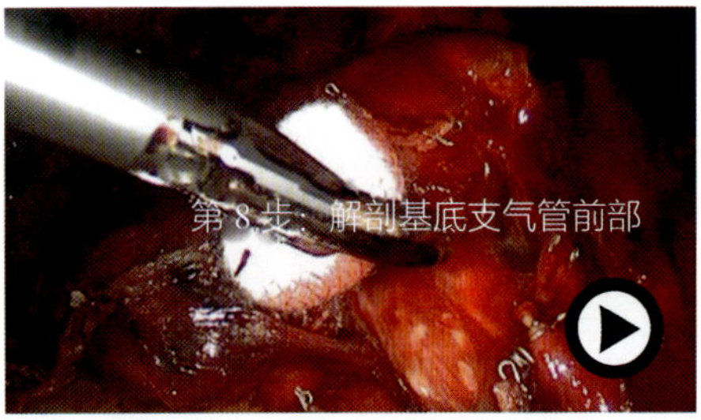

▲ 视频 20–12　解剖基底气道前部
（▶ https://doi.org/10.1007/000-agj）

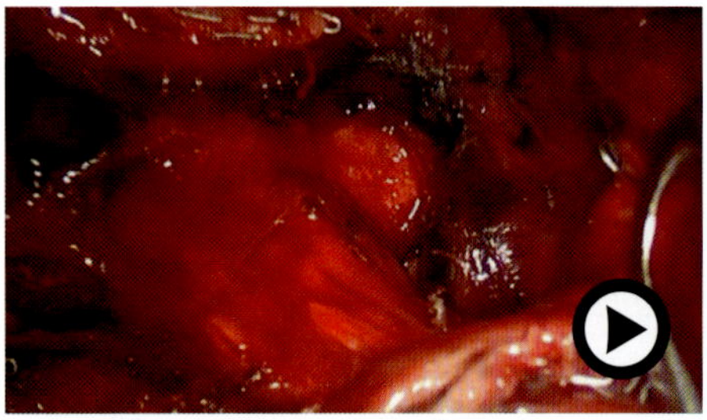

▲ 视频 20–13　识别背段气道
（▶ https://doi.org/10.1007/000-agk）

解剖变异

背段支气管很少（＜1%）有两支起源。

（九）离断支气管

在基底气道被分离后（视频 20–14），肺部被向外侧和上方牵拉，以便使支气管与缝合器垂直对齐。夹紧缝合器，但在离断前，对肺充气以检查支气管解剖结构（视频 20–15）。

风险与警示

1. 缝合器通过该位置时，需小心支气管后方的主动脉（图 20–3）。
2. 与麻醉团队沟通，确保气道吸引导管没有意外离断。

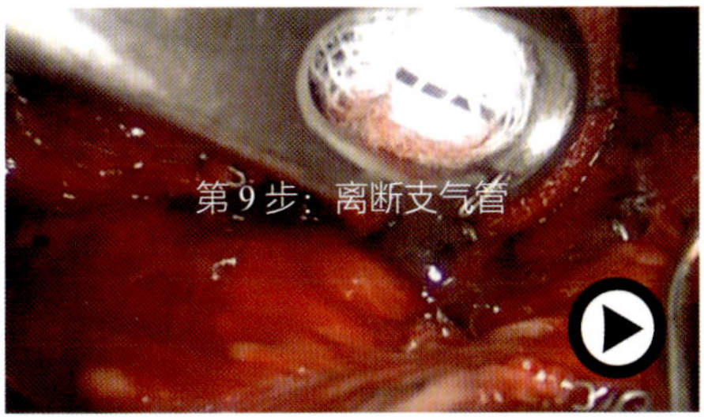

▲ 视频 20–14　完全解剖基底气道
（▶ https://doi.org/10.1007/000-agm）

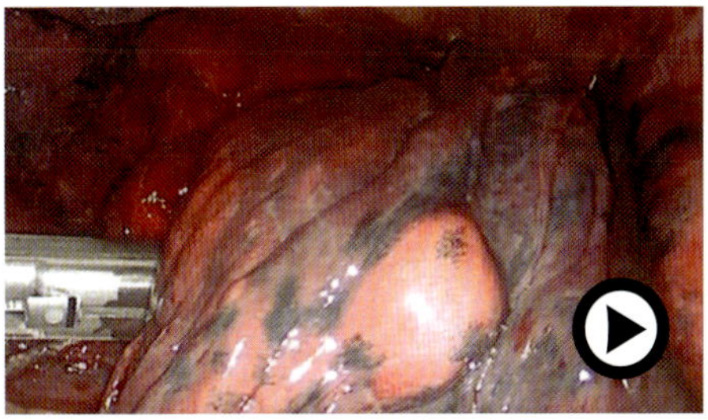

▲ 视频 20–15　通过对肺充气检查支气管解剖结构
（▶ https://doi.org/10.1007/000-agn）

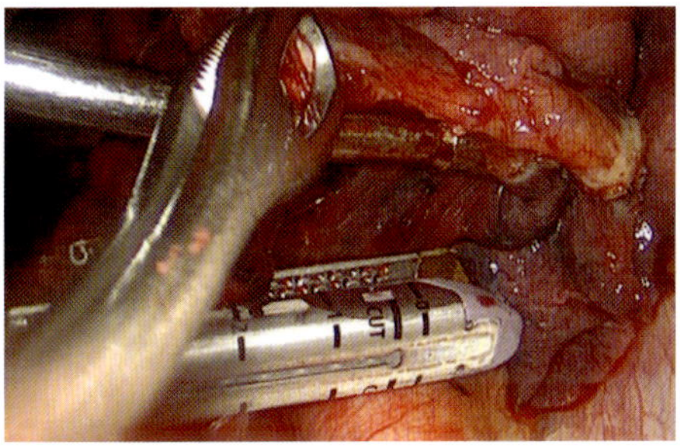

▲ 图 20–3　缝合器穿过气道时主动脉的邻近区域

（十）分离肺段实质

使用三角入路分离实质。从肺的前侧将缝合器放置在分离的肺门结构尾部（视频 20–16）。定位缝合器后，再次检查确保残端不在缝合线上。使用缝合器向后进行后续分离（视频 20–17）。分离所有相关结构后，可以看到残端的解剖关系（图 20–4）。

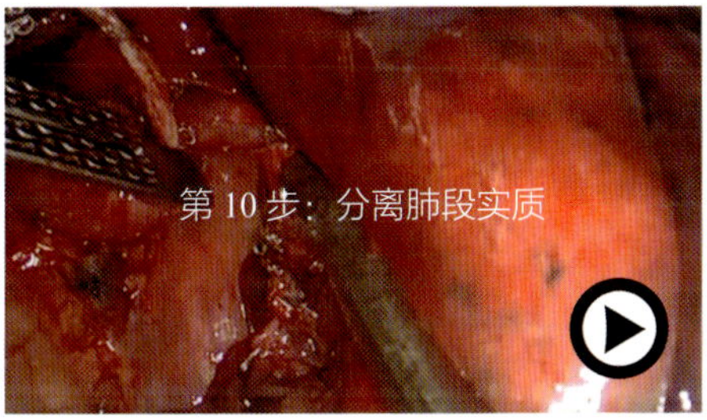

▲ 视频 20–16　识别前肺门的实质缝合线
（▶ https://doi.org/10.1007/000-agp）

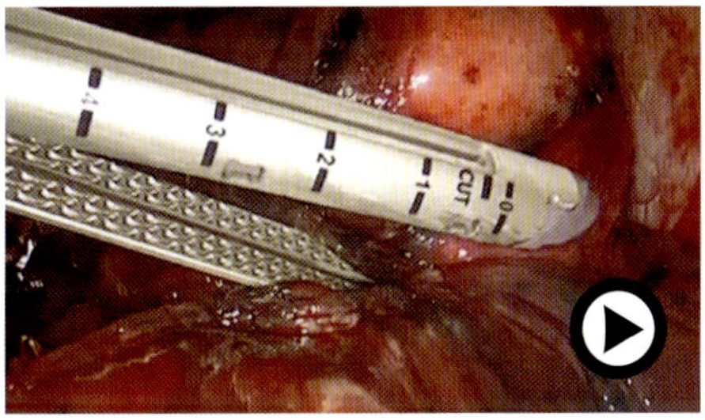

▲ 视频 20–17　完成段间平面的切割，向后移动
（▶ https://doi.org/10.1007/000-agq）

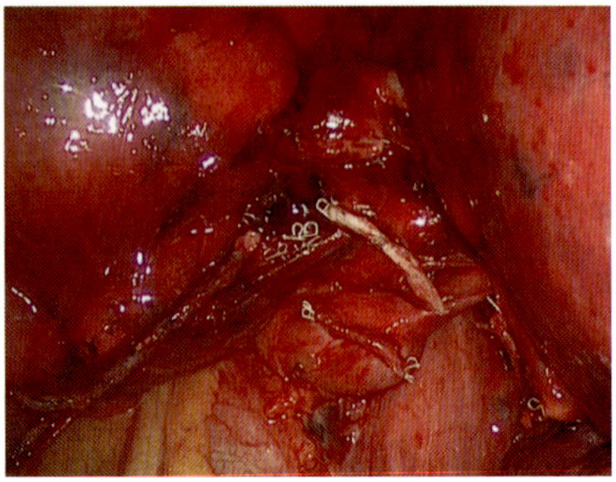

▲ 图 20-4 已离断残端的解剖关系。在已离断的基底结构后部可见背段结构

提示与技巧 #6

离断支气管后对肺进行部分充气，确定分界，有助于引导实质缝合。

（十一）移除标本

先将标本放入袋中再取出，防止可能的肿瘤播散。如果使用了伤口牵开器，通常在首先取出牵开器后更容易取出标本（视频 20-18）。图 20-5 展示了基底总肺段切除术后的最终残端解剖结构。

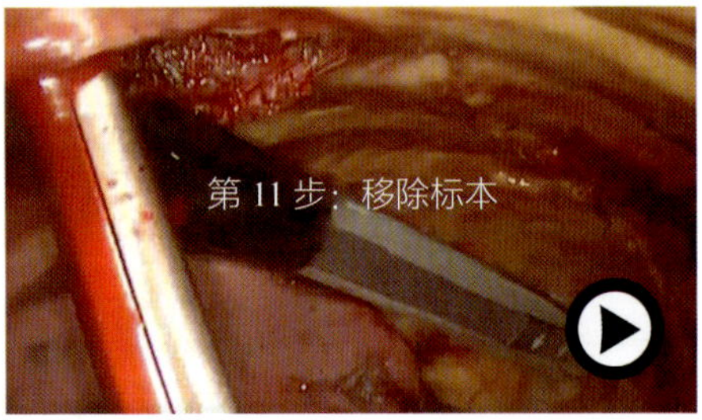

▲ 视频 20-18 从胸腔取出肿瘤
（▶ https://doi.org/10.1007/000-agr）

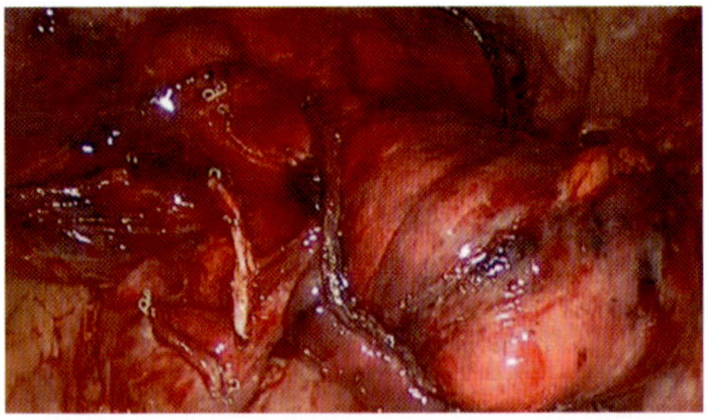

▲ 图 20-5 基底总肺段切除术后的最终解剖结构

（十二）淋巴结切除术

9 组淋巴结：在分离下肺韧带时经常会遇到并且需要移除这些淋巴结。

7 组淋巴结：向前牵开肺部。之前打开后胸膜将显露主动脉前第 7 组空间（视频 20–19）。

5 组淋巴结：向后牵开肺部，打开覆盖在主肺动脉窗上的胸膜（视频 20–20）。钝性和锐性清扫相结合，切除含有淋巴结的脂肪垫（视频 20–21）。

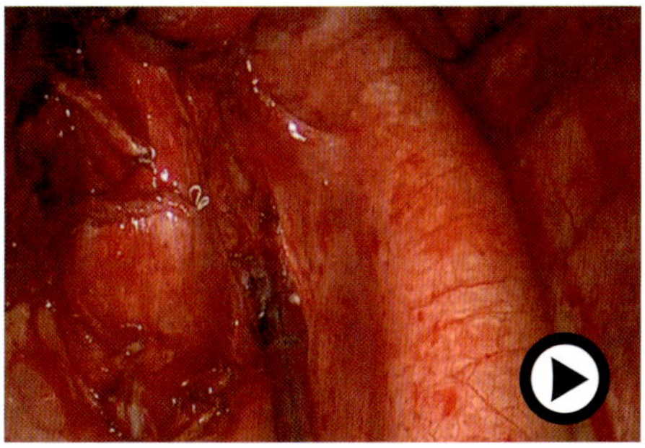

▲ 视频 20–19　隆嵴下淋巴结切除术
（▶ https://doi.org/10.1007/000-ags）

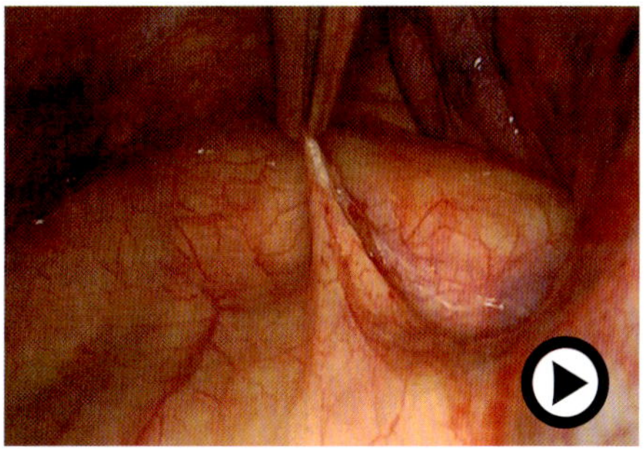

▲ 视频 20–20　识别和打开 AP 窗口的纵隔胸膜
（▶ https://doi.org/10.1007/000-agt）

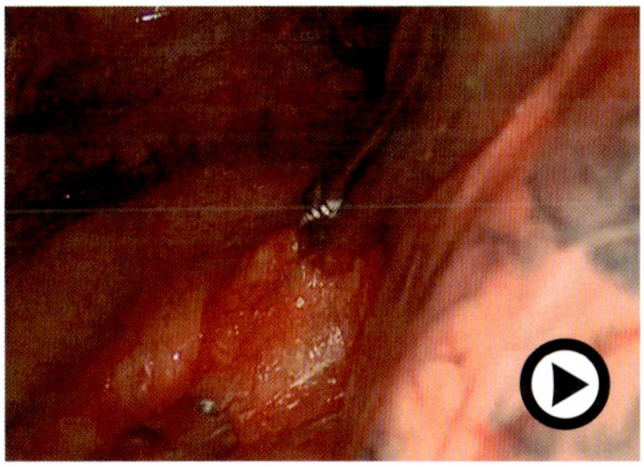

▲ 视频 20–21　AP 窗口淋巴结切除术
（▶ https://doi.org/10.1007/000-ag7）

三、视频摘要

视频 20–22 展示了左下叶基底总肺段切除术。

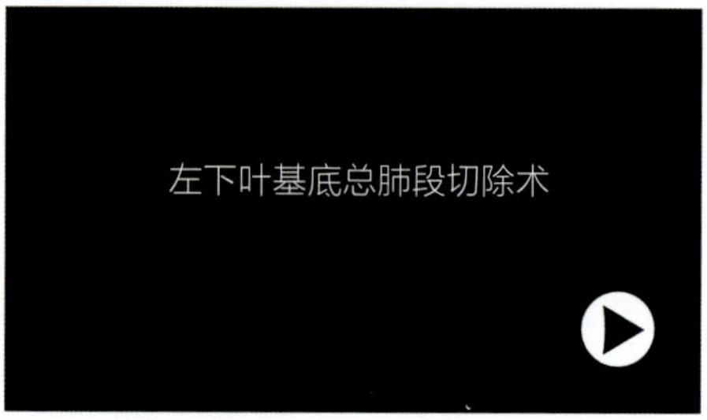

▲ 视频 20–22　左下叶基底总肺段切除术
（▶ https://doi.org/10.1007/978-3-031-14455-4az）

关键信息

1. 了解亚肺叶支气管血管解剖结构是安全和成功完成解剖亚肺叶切除术的关键。准备充分的外科医生还应了解最常遇到的变异。
2. 对于本文讨论的切除术，最关键的变异包括背段有一个以上的 PA 分支、一个下叶总动脉干或或舌段远端的背段动脉分支起点。
3. 肺段肺裂可能难以评估，在棘手的情况下，支气管离段后对肺部轻轻充气可能更容易识别。
4. 与所有外科肺切除术的情况一样，采用亚肺叶技术的考虑因素应包括外科医生的经验、手术时间、术前肺功能和既往干预造成的粘连。

第 21 章　左前基底肺段切除术（S8）*

Left Anterior Basal Segmentectomy (S8)

Leonardo Teodonio　Mohsen Ibrahim　Alessandra Siciliani　著

一、解剖学标志

（一）动脉分支

经常将独立的肺段 A^8 动脉确定为肺裂中 PA 的最前分支（52%）。第二种最常见的动脉分离模式是 A^8+A^9 同时存在，A^{10} 单独存在（41.7%）。较少见的模式是独立的 A^8、A^9 和 A^{10} 动脉（3.2%）[1]（图 21–1A）。

（二）静脉分支

基底静脉有许多分支变异。特别是，涉及亚段静脉分支（V^8）从另一段静脉分出的模式较为常见。最常见静脉分支模式是 V^8 和 V^9+V^{10}（47.7%）或 V^8+V^9 和 V^{10}（34.4%）。分成 V^8、V^9、V^{10} 三叉的情况较少（16.4%），在解剖 V^8 时必须注意，因为其有时会分叉为 V^{8a} 和 V^{8b}[1]（图 21–1B）。

（三）支气管分支

由于左下支气管较短，左下叶处支气管的分段起始点高于右侧。支气管分支经常是 B^8 和 B^{9+10} 同时存在（51.6%），与动脉分支有关。其他支气管分离模式较少见，如 B^{8+9} 和 B^{10}（18.2%），B^8、B^9 和 B^{10}（13.6%）。总之，应在术前通过支气管镜或术中经口腔气管插管后确认支气管分支解剖结构[1]（图 21–2）。

二、手术步骤

（一）解剖和离断肺段动脉

对于左 S8 肺段切除术，第一步是开始解剖肺裂中的肺动脉（PA）（图 21–3，

---

*. 本章配有视频，可根据文前“补充说明”获取观看链接。

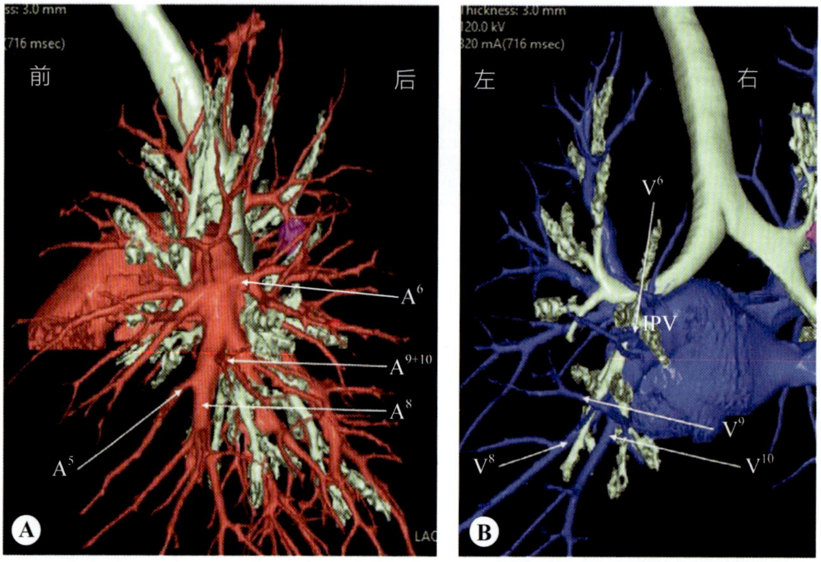

▲ 图 21-1　**A.** 左下叶前基底段的动脉分支；**B.** 左下叶前基底段的静脉分支

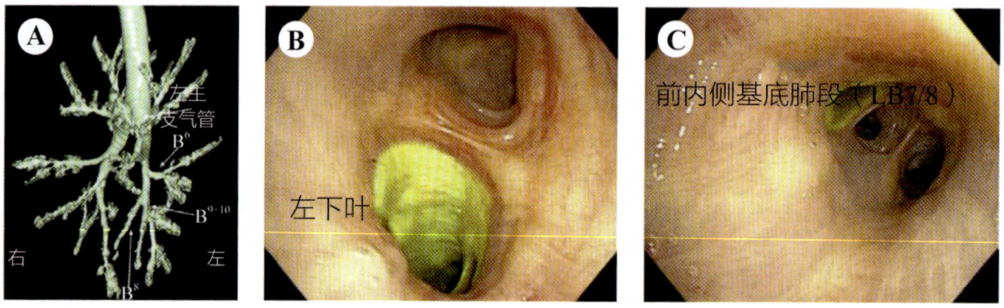

▲ 图 21-2　**A.** 左下叶支气管分支；**B.** 左下支气管的内镜视图；**C.** 左下叶前内侧基底肺段的内镜视图

视频 21-1）。

提示与技巧 #1

如果肺裂不存在或未分离，首先进行常规解剖，如果肺裂完全融合，建议在次级支气管交叉口处使用动脉上方的隧道技术，这样可以简化肺裂分离和动脉显露。解剖动脉期间，可以切除 11 组和 12 组淋巴结。

解剖动脉期间，必须注意可能的解剖变异，即 A^{8}+A^{9} 有时共干，有时 A^{8}、A^{9} 和 A^{10} 独立分出。在显露动脉时，可以很容易辨认出 A^{8}，它位于肺裂中的肺

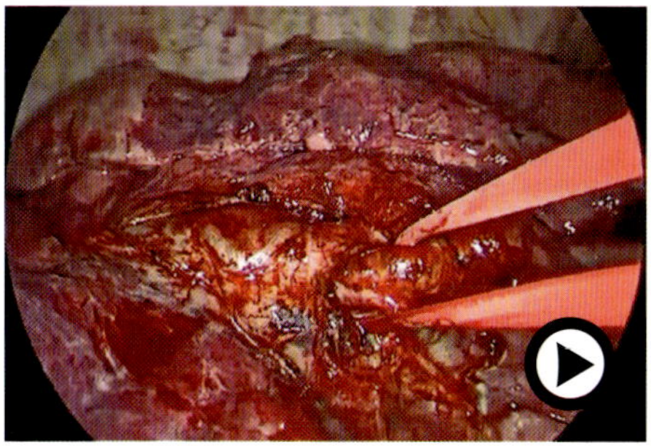

▲ **视频 21-1　PA 的解剖和可视化**
（▶ https://doi.org/10.1007/000-ah0）

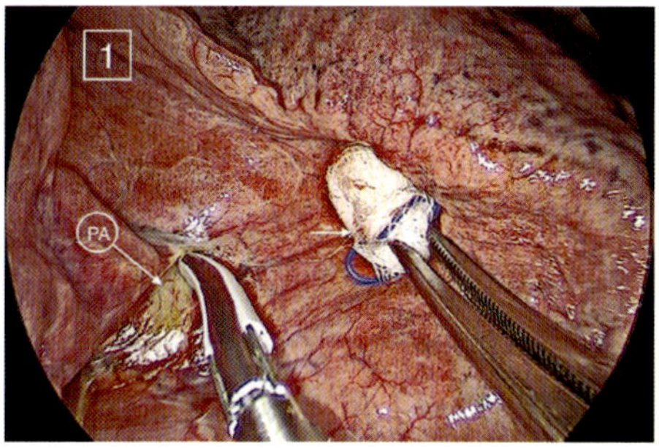

▲ **图 21-3　识别和解剖 S6 和 S9 之间的肺段间肺裂**

动脉最前方的分支末端（视频 21-2）。

提示与技巧 #2

解剖动脉时，解剖 A^{9+10} 可能有用，以便在充分显露 A^6 后为 A^8 留出适当的空间。根据血管管径，可以使用内镜聚合物夹闭或内缝合器来离断血管（图 21-4）。

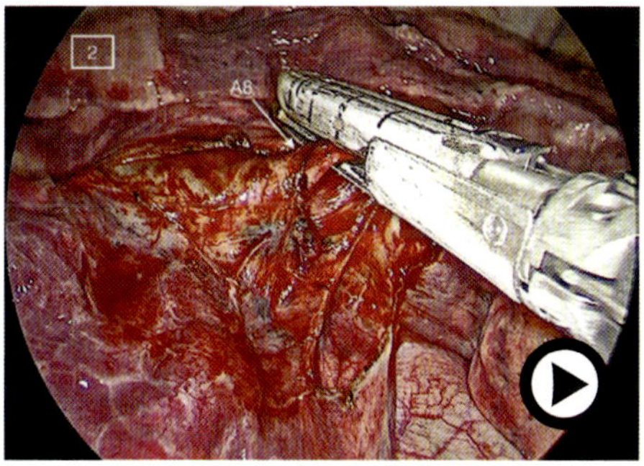

▲ **图 21-4　A^8 的隔离和切断，左下叶总动脉和分段动脉 A^{8+9} 和独立 A^{10}，独立分段动脉 A^8、A^9、A^{10} 和用于分离的 A^8 动脉的血管阻断带牵引**
（参见视频 21-2，▶ https://doi.org/10.1007/000-agy）

提示与技巧 #3

血管阻断带应该用于包围动脉并将其向上拉，促进夹闭或缝合。

风险与警示

如果对肺段解剖结构有任何疑问，应解剖动脉，以区分后基底肺段（A^{10}）和位于肺动脉前部（A^{8}）和上部（A^{6}）的动脉。

（二）肺段支气管解剖

离断动脉后，在动脉残端下方容易识别肺段支气管 B^{8}（图 21-5）。

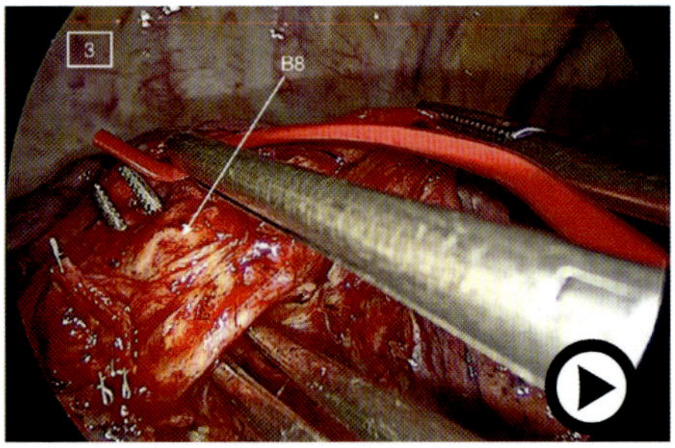

▲ 图 21-5　准备和游离 B^{8}，解剖和离断 B^{8}

（参见视频 21-3，▶ https://doi.org/10.1007/000-agz）

解剖变异

较少见，但 B^{8} 可以与 B^{9}（B^{8+9}）相关联，或者甚至可以找到独立的 $B^{8}+B^{9}+B^{10}$ 分支。

支气管解剖通常容易进行，但由于支气管分支位于中心位置，分离可能会遇到困难，因此预先识别 B^{6} 可能有助于正确辨认 B^{8}[2]。

（三）肺段支气管离断

使用内缝合器（可能的情况下可使用弯尖）可以很容易地观察并离断 B^{8}（视频 21-3）。

提示与技巧 #4

在某些情况下，可能不那么容易辨认支气管解剖结构。为确保闭合的支气管是目标支气管，可以使用术中纤维支气管镜检查，并通过支气管壁观察光线。另一种更简单的方法是对肺部重新通气，确保其他分段得到适当充气。

（四）解剖和离断肺段静脉

现在，可以在尝试分离肺段间平面之前立即进行静脉解剖。首先，可以向前牵拉左下叶（left lower lobe，LLL），显露下肺韧带和第 8、9 组淋巴结。

然后，显露后纵隔胸膜并分离，显露下肺静脉。然后向肺部进行解剖，显露 V^6 和基底总静脉，并继续解剖两者之间位置。

记住，可能会遇到小的肺段间静脉，但可以离断，因为它们不影响静脉引流功能（视频 21–4）。

通常独立分离 V^8（图 21–6），但很少能观察到单独的 V^{8+9} 和 V^{10}。另一种常见的解剖变异是 V^8、V^9、V^{10} 有独立的静脉引流，在它们之间有前述的小肺段间静脉。观察分支朝向肺叶的方向有助于正确识别[2]。

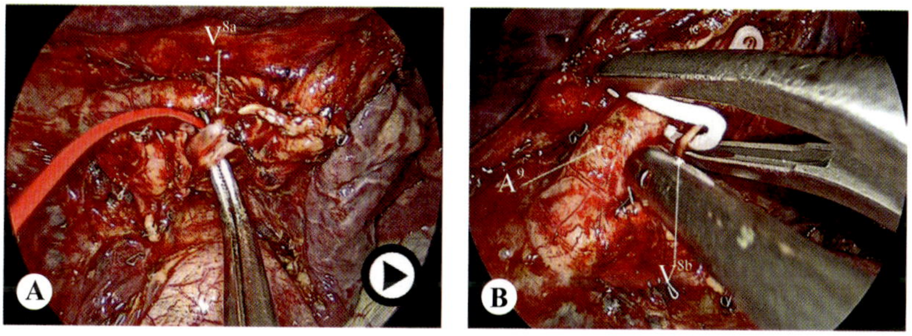

▲ **图 21–6　分离 V^{8ab} 和 V^{8b}。肺段间静脉，V^8 的两条静脉（V^{8a}+V^{8b}）。进行血管阻断带牵开，离断 V^{8a} 和 V^{8b}**

（参见视频 21–4，▶ https://doi.org/10.1007/000–agx）

提示与技巧 #5

对于静脉离断，如动脉离断中所述，小血管使用聚合物夹，大血管使用内缝合器。记住 V^6 通常位于基底总静脉之后，V^8 位于 V^{9+10} 之前。这一方面对于保护血管和不损害其余肺段的静脉引流具有关键作用。

风险与警示

可能会混淆 V^9 与 V^8，因此建议完全游离 IPV，确保有一个前 V^8 和一个后 V^6，这样 V^9 和 V^{10} 就位于它们之间。

（五）后肺段间平面分离

离断静脉后，正确入路是准备肺段间平面 S6 至 S8，从 A^6 下部开始，在 B^6 和 B^8 分支之间进行游离。S6 和 S8 之间的肺段间平面通常有小的肺裂部分。这一小部分肺段间平面，可以首先用内缝合器分离，或者在分离 S8 和 S9 之间的段间平面后，从左下叶前部实质区域最后进行分离（视频 21–5）。然后，沿着肺段间动脉，在 S8 和 S9 之间进行解剖。

提示与技巧 #6

为确保此操作简单可行，可以抓住 S9 和 S10 来观察仪器尖端。

（六）肺段淋巴结切除术

进行肺段（13 组）和亚肺段（14 组）淋巴结清扫的淋巴结切除术可以在解剖支气管和动脉后的任何时刻进行，或者可以与标本一起取出。

（七）对 S9 进行肺段间平面分离

在 S6 和 S8 之间的动脉、支气管、静脉和肺段间平面分离之后，可以进行肺段切除的最后部分：S8 和 S9 之间的肺段间平面分离（图 21–7）。有两种方法进行前肺段间平面分离。事实上，可以从肺裂开始，将内缝合器指向左下叶的前部，或者从 IPV 靠近心包的叶前部开始，指向肺裂（视频 21–5），取决于个人偏好 [3]。

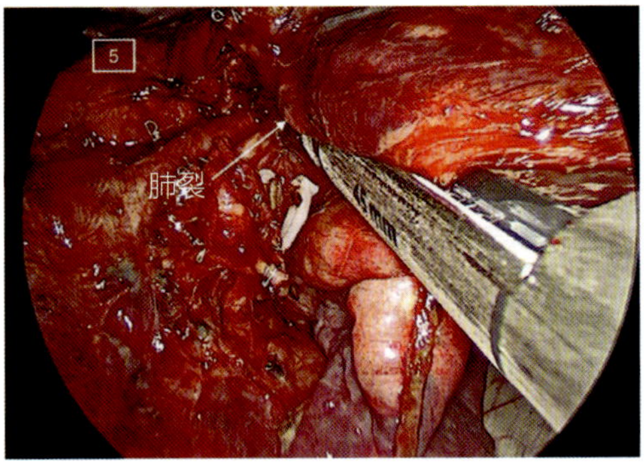

▲ 图 21–7　S8 和 S9 之间的肺段间分离

提示与技巧 #7

为了指导肺实质切除，可以要求麻醉师再通气，以显露膨胀的 S9 和萎陷的 S8 之间的肺段间平面，这样将突出显示与 S8 之间的段间平面，离断支气管后，S8 将保持塌陷状态。在保存的 V^{9+10} 和 V^{8} 之间连续击发缝钉，并用标本袋取出该肺段（图 21–8，视频 21–5）。

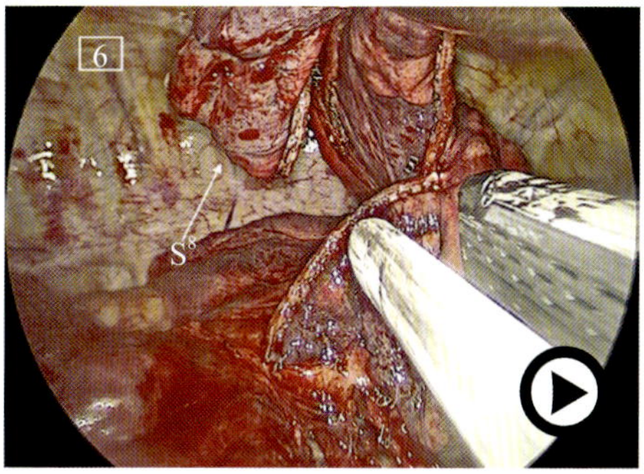

▲ **图 21–8** 完成肺段间平面分割并取出标本。后肺段间平面分离并与 **S9** 之间的平面分离

（左下叶 S8 肺段切除术可参见视频 21–5，▶ https://doi.org/10.1007/000-ah1）

（八）标本取出和淋巴结清扫

切除肺段 S8 后，使用取出袋取出标本。确保在手术结束时，其他分段适当通气。最后一步是肺门（10L 组）和纵隔（5 组、6 组、7 组）淋巴结的切除（视频 21–6）。

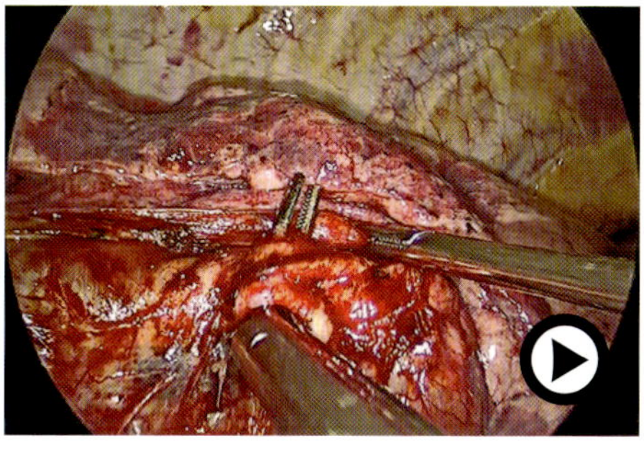

▲ **视频 21–6** **S8** 肺段快速切除术

（▶ https://doi.org/10.1007/000-ah2）

关键信息

1. 左 S8 肺段切除术的第一个步骤是动脉解剖和离断，可以从肺裂处进行。A^8 的动脉干在最前部，很容易辨认。
2. 第二步是解剖 B^8，在动脉正后方。
3. 第三步，也可能是最具挑战性的一步，是肺段静脉解剖和离断。
4. 动脉离断后，可以离断支气管，并且在前肺段和后肺段间平面解剖后，可以取出标本。

利益冲突：作者声明本章内容不存在利益冲突。

第 22 章　左后外侧基底双肺段切除术（S9+S10）*

Left Lateroposterior Basal Bisegmentectomy (S9 + S10)

Carlos Galvez　Sergio Bolufer　Andrés Obeso　Santiago Figueroa
Sergio Maroto　Jone Del Campo　Juan Manuel Córcoles　著

一、解剖学标志

全面了解支气管血管分支方面的肺段解剖知识至关重要[1, 2]，但成功实施的具体技术方面、提示与技巧的出版物却很少[3]。

（一）动脉分支

左下叶（left lower lobe，LLL）外部（S9）和后部（S10）基底肺段最常见的动脉灌注模式是一条来自肺裂的 A^{9+10} 总动脉，正好位于 A^6 和 A^8 之间（52%）（图 22–1A）。第二种最常见的动脉灌注模式是 A^8+A^9 同时存在，A^{10} 单独存在（41.7%）。其他动脉模式罕见[4]，有 3.2% 的概率有独立的 A^8、A^9 和 A^{10} 动脉。

（二）静脉分支

关于静脉引流，有更多不同的分支模式，通常流入基底总静脉[4]。最常见的是 V^{9+10} 同时存在，V^8 单独存在（47.7%）（图 22–1B）[4, 5]。在 34.4% 的病例中观察到 V^8+V^9 和 V^{10} 分支，是第二常见的模式。有 16.4% 的概率出现 V^8、V^9 和 V^{10} 三叉[4]。

（三）支气管分支

支气管分支通常是 B^8 和 B^{9+10}（51.6%），与动脉分支一致占比为（64.3%）（图

*. 本章配有视频，可根据文前“补充说明”获取观看链接。

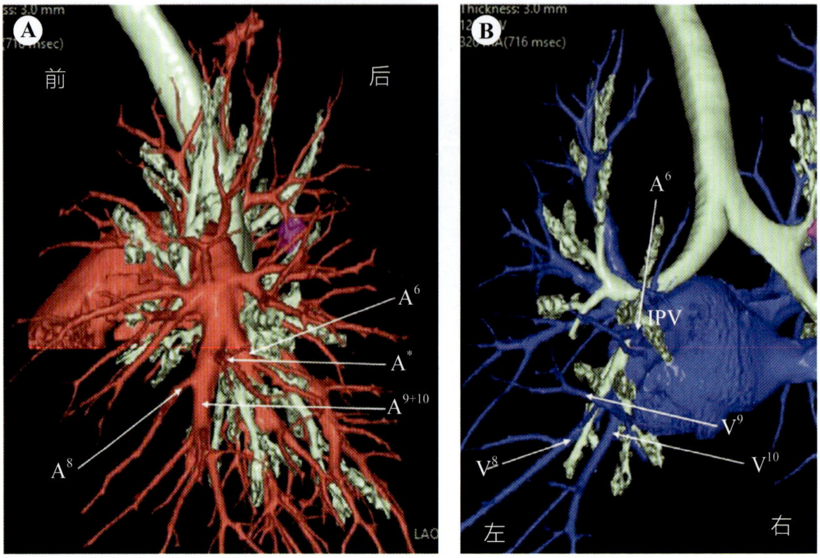

▲ 图 22-1　**A.** 左下叶基底段的动脉分支；**B.** 左下叶基底段的静脉分支

22–2）[4, 5]。其他支气管分支模式较少见，即 B^8+B^9 和 B^{10}（18.2%）、B^8、B^9 和 B^{10}（13.6%）、B^8 和 B*+B^9+B^{10}（14%）、其他组合罕见 [4]。B^9 通常较小，几乎可以视为亚肺段支气管，因此有 2.2%～8% 的概率可能不存在 [4, 5]。由于左下支气管长度较短，LLL 处支气管的分段起始点高于右侧 [5]。

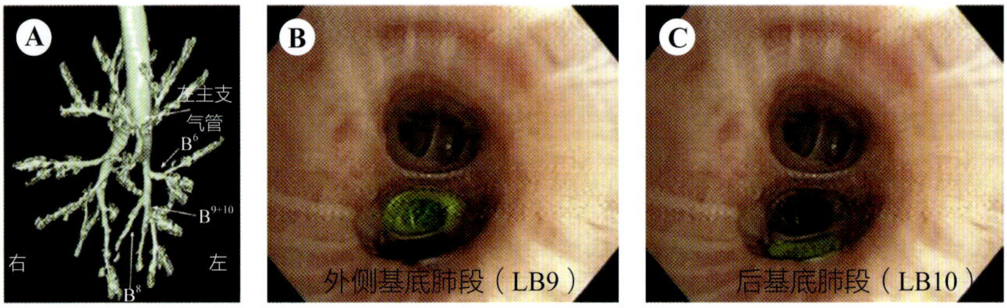

▲ 图 22-2　**A.** 左下叶基底段的支气管分支；**B.** 外侧基底段的支气管镜视图；**C.** 后基底肺段的支气管镜视图

术前或经口腔气管插管后，应在手术室使用纤维支气管镜仔细检查支气管分支解剖，以在手术前评估每个单独的病例（视频 3–6）。

二、手术步骤

（一）解剖和离断肺段动脉

对于左 S9+S10 肺段切除术，解剖起点是肺裂中的肺动脉。

提示与技巧 #1

如果肺裂未完全分离，首先通过常规解剖将其分开；如果完全融合，在次级支气管隆嵴的动脉上使用隧道技术，用于肺裂分离和动脉显露。包括用内缝合器在实质上从前到后连续击发缝钉，逐渐分离肺裂，在入接近肺动脉时要特别小心：在这一点上，需要刚好在其上方解剖，并将实质内缝合器的砧座放在上方，以分离肺裂。

可在解剖肺动脉时切除叶间（11 组）和肺叶（12 组）淋巴结（图 22–3）。

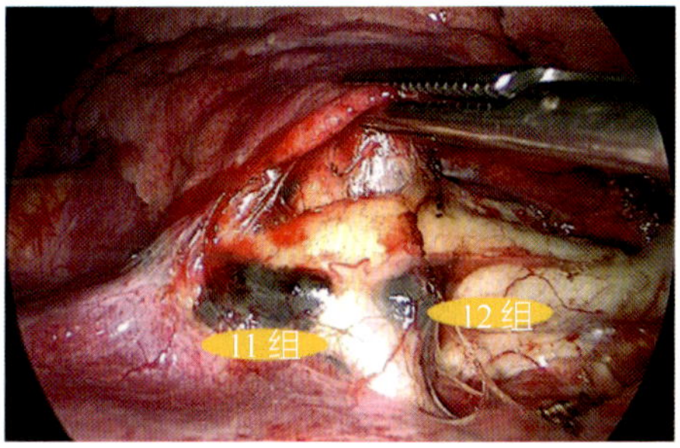

▲ 图 22–3　叶间（11 组）和肺叶（12 组）淋巴结站组

显露动脉时，可以容易地辨认后肺裂中的 A^6 和肺裂中肺动脉最前端的 A^8，以及它们之间包含 A^9+A^{10} 的总动脉干（图 22–4，视频 22–1）。

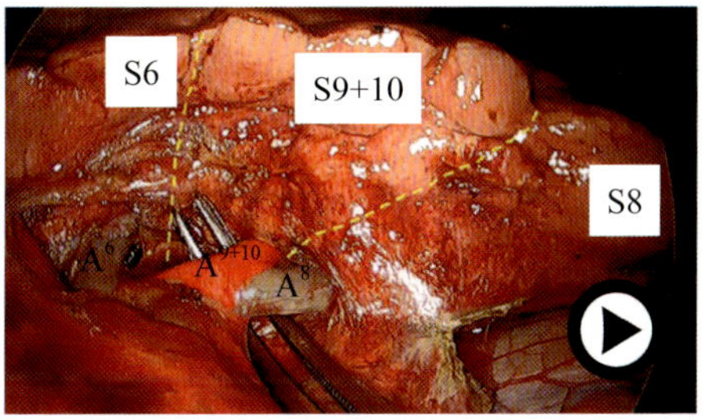

▲ 图 22–4　肺段总动脉 A^{9+10}

（参见视频 22–1，▶ https://doi.org/10.1007/978-3-031-07723-4-4pj）

解剖变异

有时 A^9 与 A^8 同时分出，A^{10} 在后部单独分出（图 22-5，视频 22-2）。有时 A^9、A^{10} 和 A^8 独立分出（图 22-6，视频 22-3）。

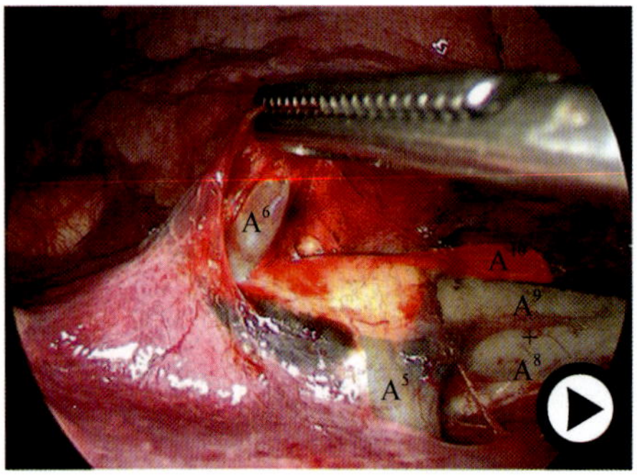

▲ 图 22-5　A^8+A^9 和独立 A^{10}

（参见视频 22-2，▶https://doi.org/10.1007/978-3-031-07723-4-4pm）

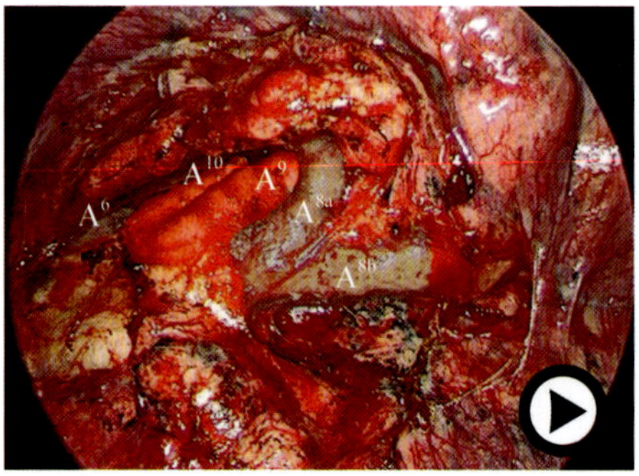

▲ 图 22-6　独立肺段动脉 A^8、A^9、A^{10}

（参见视频 22-3，▶https://doi.org/10.1007/978-3-031-07723-4-4pk）

提示与技巧 #2

解剖动脉时，还需解剖 A^6 和 A^8，同时解剖远端的实质，为 A^{9+10} 留出足够的空间方便分离。在亚肺叶切除术中，我们通常倾向于使用内镜聚合物夹（而非内缝合器）来避免对动脉的牵拉力，但两者均是可选方法，具体取决于动脉直径。

提示与技巧 #3

使用内镜抓钳抓住环绕动脉的血管阻断带并将其向上拉，有助于更容易夹住或缝合动脉（图 22-7，视频 22-4）。抽吸也有助于压紧血管远端的实质部位。

风险与警示

如果对如何处置位于肺动脉前部的肺段动脉（A^{8a}、A^{8b}、A^9）犹豫不决，则可解剖并分离后基底肺段（A^{10}）动脉，将最前部的动脉留给后续步骤。通常，必须分离那些明显妨碍解剖和分离后续结构（如肺段支气管）的血管。

（二）肺段支气管解剖

离断动脉后，在动脉残端下方容易识别总肺段支气管 B^{9+10}（图 22–8）[8]。

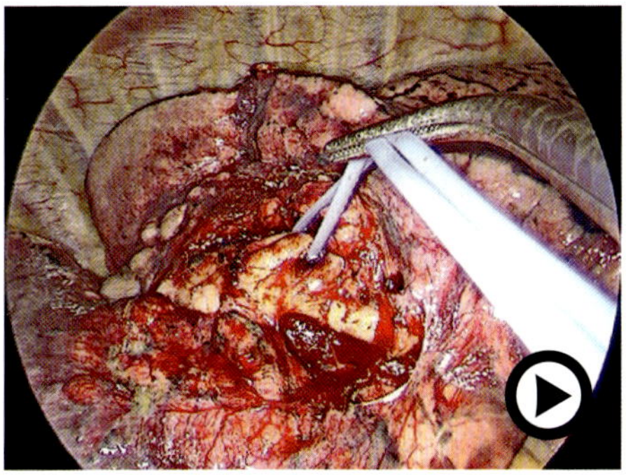

▲ 图 22–7　通过血管阻断带牵开 A^{9+10} 以便于分离

（参见视频 22–4，▶ https://doi.org/10.1007/978-3-031-07723-4-4pp）

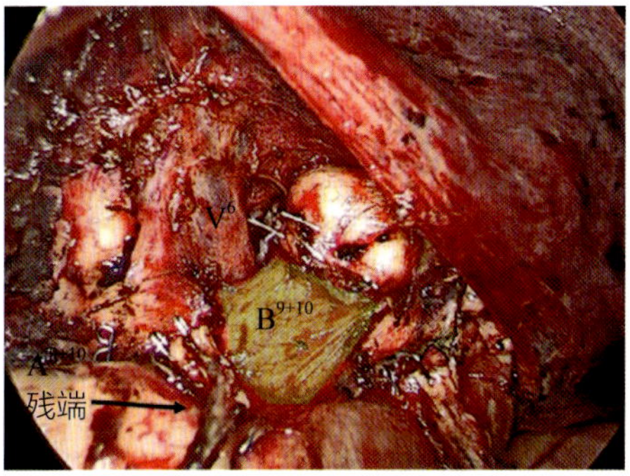

▲ 图 22–8　动脉残端后 B^{9+10} 的显露

解剖变异

尽管不常见，B^9 可以与 B^8 同时分出，B^{10} 独立分出，甚至存在 B^8、B^9 和 B^{10} 的独立肺段支气管。如果没有识别出共干的 B^{9+10}，则从 B^8 开始寻找，或者先解剖并分离 B^9，B^{10} 位于其下方。

支气管解剖并不困难，只是其位于肺叶中心位置，在未分离 S6 和 S10 之间的肺段间平面时，分离支气管可能存在一定困难，特别是试图从前部 VATS 操作切口进行分离时。使用血管阻断带进行 A^8 解剖和控制有助于在解剖操作期间显露 B^{9+10} 支气管的前侧（图 22–9）。

风险与警示

在 B^{9+10} 的后方解剖过程中，小心位于正后方的 V^6。

（三）解剖和离断肺段静脉

下一步是静脉解剖，之后处置后肺段间平面。向前拉 LLL，显露肺韧带、9 组（肺韧带）和 8 组（食管周围）的淋巴结，并分离韧带（图 22–10）。之后显

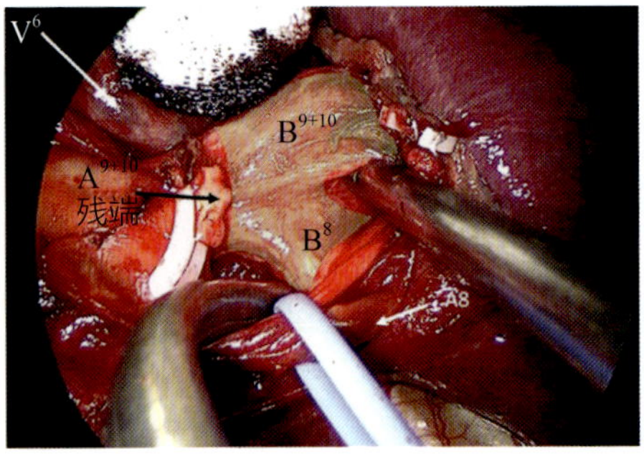

▲ 图 22-9　用血管阻断带牵引 A^8，进行 B^{9+10} 前清扫

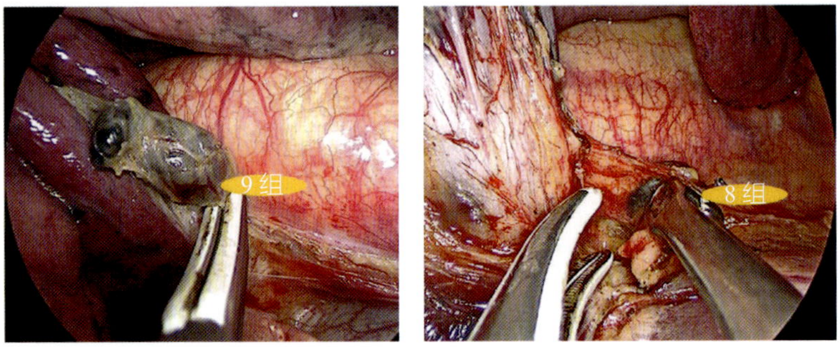

▲ 图 22-10　肺韧带（9 组）和食管周围（8 组）淋巴结站组

露并分离后纵隔胸膜。此时可以看到下肺静脉（IPV），再向肺部解剖，直至显露出 V^6 和基底总静脉，此处通常可以遇到更多解剖变异。然后在两者之间进行解剖。

经常遇到小肺段间静脉（视频 22-5），可以直接离断这些静脉，因为其仅标志肺段边界，而不影响任何剩余肺段的静脉引流。可能的解剖变异：尽管最常见的模式是 V^9+V^{10} 同时存在（图 22-11，视频 22-6），但可以观察到 V^8+V^9 和 V^{10} 分支，甚至是独立的静脉引流 V^8、V^9、V^{10}（图 22-12，视频 22-7），它们之间存在小肺段间静脉。观察分支朝向肺叶的方向有助于正确识别。

提示与技巧 #4

在静脉分离时，对于小分支使用聚合物夹子，对于较大静脉使用内缝合器。应牢记 V^6 在基底总静脉的后面延伸，V^8 在 V^9+V^{10} 的前面延伸，以保护这些静脉，以免影响剩余肺段的静脉引流。

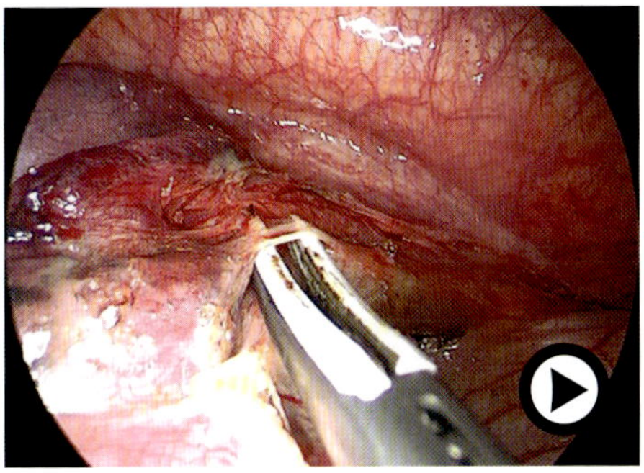

▲ 视频 22–5　肺段间静脉
（▶ https://doi.org/10.1007/978–3–031–07723–4–4py）

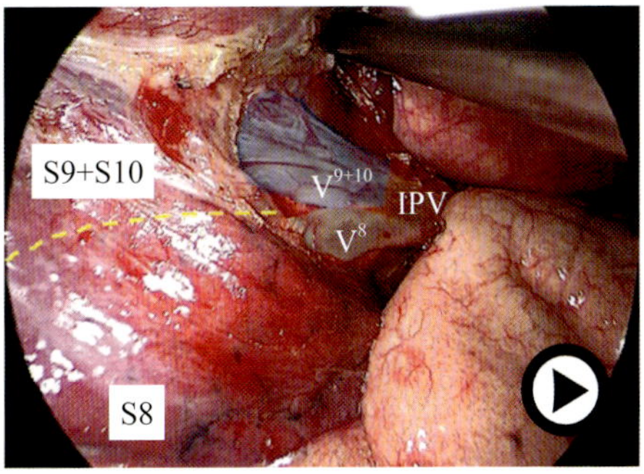

▲ 图 22–11　总静脉 V^{9+10}
（参见视频 22–6，▶ https://doi.org/10.1007/978–3–031–07723–4–4pr）

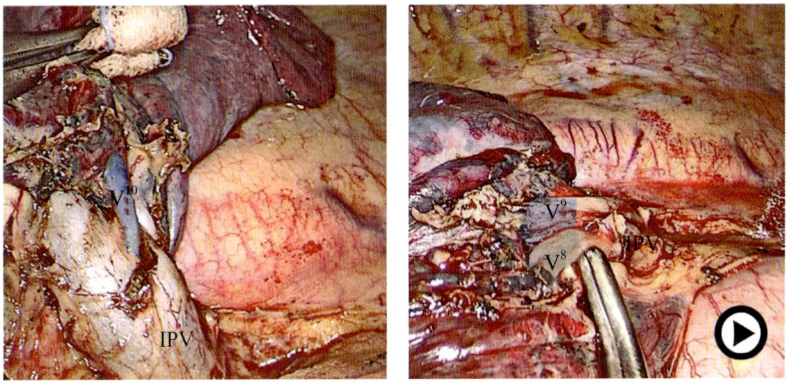

▲ 图 22–12　独立的 V^{9} 和 V^{10} 肺段静脉
（参见视频 22–7，▶ https://doi.org/10.1007/978–3–031–07723–4–4pq）

风险与警示

可能会混淆 V^{9} 与 V^{8}，因此建议完全解剖 IPV，确保有一个前 V^{8} 和一个后 V^{6}，使得 V^{9} 和 V^{10} 位于它们之间。

（四）后肺段间平面分割

离断静脉后，应尝试解剖后肺段间平面 S6 至 S10。首先，在 B^{6} 和 B^{9+10} 之间的 A^{6} 下部进行解剖，即在动脉残端 A^{9+10} 正后方。V^{6} 很容易识别（图 22–13，视频 22–8）。

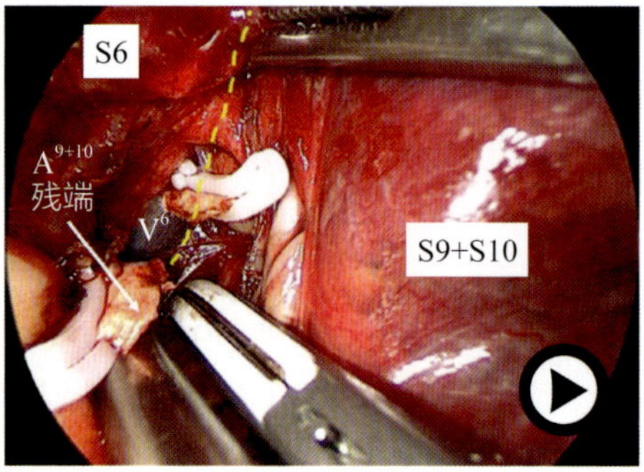

▲ 图 22-13　后肺段间平面的肺裂解剖

（参见视频 22-8，▶ https://doi.org/10.1007/978-3-031-07723-4-4ps）

向前拉 LLL，显露下肺静脉（IPV）后侧，并在 V^6 和基底总静脉之间进行解剖。

然后，回到肺裂处，尝试用分离钳从前向后贯通肺段间平面。

提示与技巧 #5

为此，有必要抓住 S6 和 S10，将它们向前拉，露出分离钳尖头。使用内缝合器分离肺段间平面前，利用血管阻断带协助这一操作（图 22-14）。

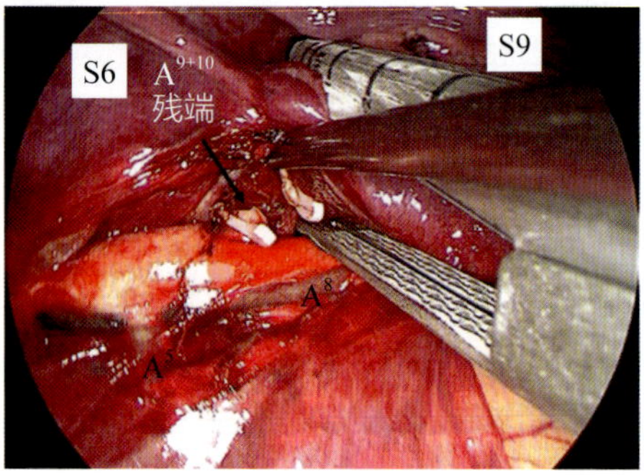

▲ 图 22-14　后肺段间分离（I）

风险与警示

如果在 V^6 右侧肺裂中 B^{9+10} 后面的解剖深度不足，那么分离钳尖端在试图贯通 IPV 时可能会撕裂肺实质。

分离平面时，将缝合器的砧座穿过肺裂放在 V^6 下方，将 S6 和 S10 向前拉向缝合器，并通过将胸腔镜放在操作切口的下部，检查位置是否正确。然后连续击发缝合器，分离平面（图 22-15，视频 22-9）。

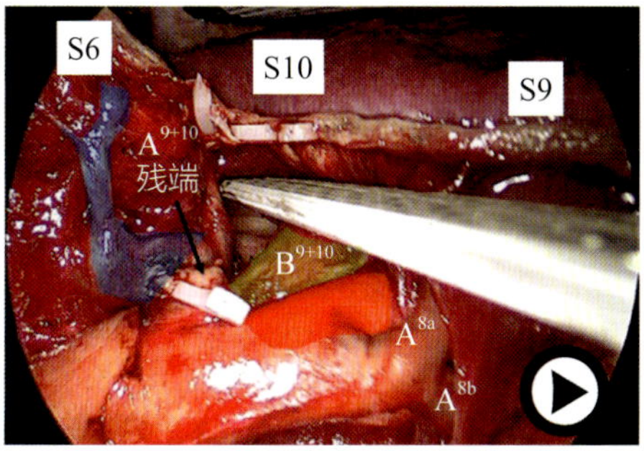

▲ 图 22-15 后肺段间分离（Ⅱ）
（参见视频 22-9，▶ https://doi.org/10.1007/978-3-031-07723-4-4pt）

（五）肺段支气管离断

分离肺段间平面后，很容易用内缝合器从前部离断 B^{9+10}（图 22-16，视频 22-10）。推荐使用弯尖缝合器。

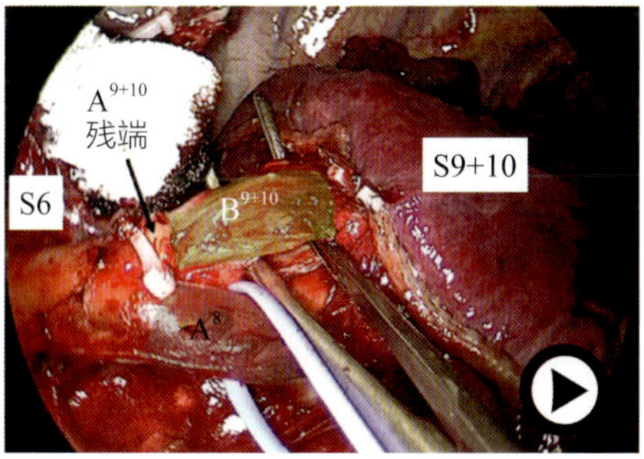

▲ 图 22-16 解剖和离断 B^{9+10}
（参见视频 22-10，▶ https://doi.org/10.1007/978-3-031-07723-4-4pu）

提示与技巧 #6

如果存在任何疑问，可通过术中纤维支气管镜检查支气管分支，通过支气管壁照亮肺段支气管（视频 22-11），或使用夹闭和重新通气（检查 S6 和 S8 是否正常充气），或目标支气管段的选择性通气等替代方法，详见第 4～6 章）。

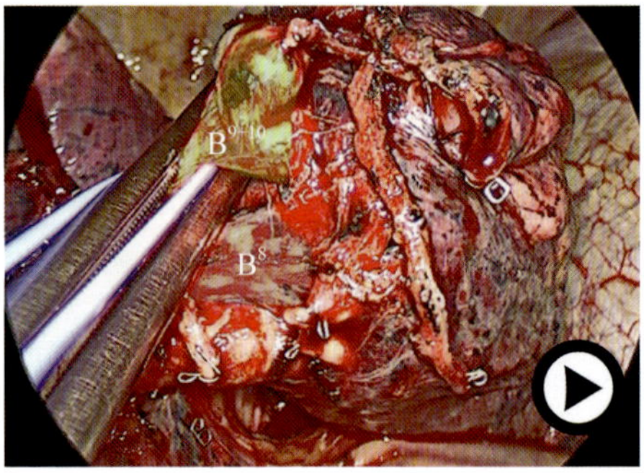

▲ **视频 22-11** 检查支气管

（▶ https://doi.org/10.1007/978-3-031-07723-4-4pz）

风险与警示

有时在分离一条小的肺段支气管后，会发现还有一条偏向远端的肺段支气管，但这仅是独立 B^9 和 B^{10} 造成的。务必解剖动脉下方的支气管，检查 B^8 是否位于前部。

（六）肺段淋巴结切除术

离断动脉和支气管后，可以在任何时刻在肺段支气管之间清扫肺段（13 组）和亚肺段（14 组）淋巴结（图 22-17，视频 22-12）。

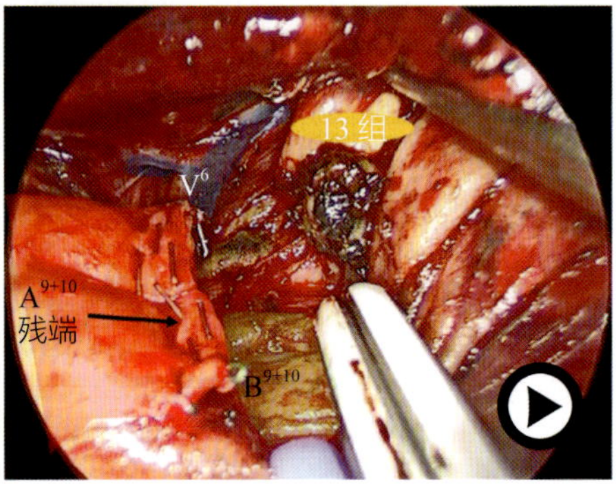

▲ **图 22-17** 肺段（**13** 组）淋巴结站组

（参见视频 22-12，▶ https://doi.org/10.1007/978-3-031-07723-4-4pw）

（七）前肺段间平面分离

在动脉、支气管、静脉和后肺段间平面 S6 至 S10 分离后，最后一步最具挑战性，即 S8 和 S9 之间前肺段间平面分离。可以尝试从肺裂和 IPV 进行前肺段间平面分离，但后者更容易。在这一步中使用血管阻断带很有帮助。

从 LLL 和 IPV 的前侧比从肺裂更容易分离 S8 和 S9 之间的前肺段间平面。抓住它，将内缝合器的砧座对准 S8 和 S9 之间的接合处，连续击发缝钉。

提示与技巧 #7

为 S8 重新通气，可以突出显示与 S9 之间的肺段间平面，离断支气管后，S9 将保持塌陷。在接近肺门时，将内缝合器砧座对准保留的 V^8 和 V^{9+10} 残端之间，将 S8 和 S9 拉向缝合器，连续击发缝钉。插入与肺裂连通的血管阻断带很有帮助。最后，用内缝合器连通两个分离平面，并用标本袋取出肺段 S9+S10（图 22-18，视频 22-13）。

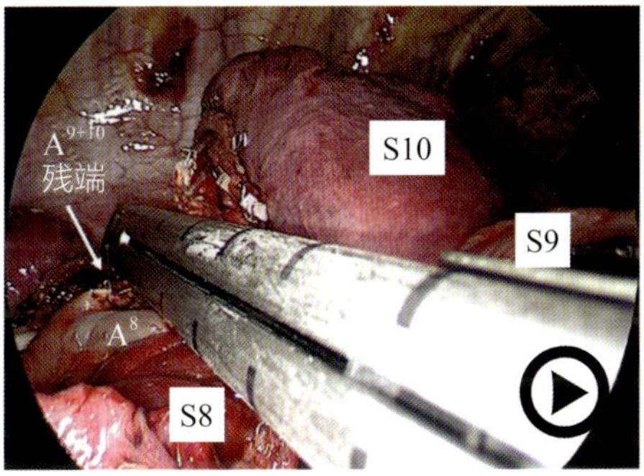

▲ 图 22-18　从肺实质和下肺静脉侧开始分离前段间平面
（参见视频 22-13，▶ https://doi.org/10.1007/978-3-031-07723-4-4px）

风险与警示

在前肺段间平面分离期间，内缝合器的位置错误会损害前基底段（B^8）的支气管，因此如果对位置有任何疑问，可通过重新通气或纤维支气管镜进行确认。

分离前肺段间平面的另一种方法是从肺裂开始，但由于 VATS 操作切口的角度影响，难度更高。用内缝合器将 S9 和 S8 拉入肺裂，并将内缝合器的砧座对准 A^{9+10}/B^{9+10} 残端和 S8 之间的连接处，注意保留 A^8 和 B^8（视频 22-14）。从先前分离的后肺段间平面入路来完成分离。

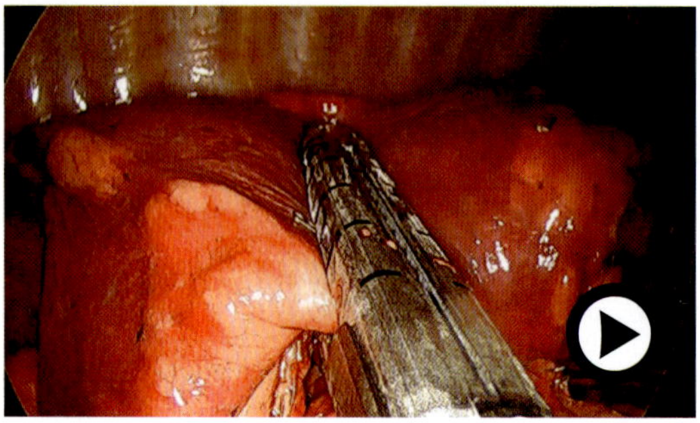

▲ 视频 22–14　从肺裂开始分割前段间平面的差异
（▶ https://doi.org/10.1007/978-3-031-07723-4-4pa）

（八）标本取出和淋巴结清扫

切除肺段 S9+S10 后，使用标本袋提取亚肺叶标本。

检查 LLL 剩余两个肺段（S6 和 S8）是否正确充气很重要，这样可以预测是否存在肺段扭转的风险。如果预计会发生扭转，可以用内缝合器将 S8 连接到舌段。同样的方法也适用于 S6 和 S2 之间完整后部肺裂的病例（图 22–19）。

然后，在非小细胞肺癌或类癌肿瘤的病例中，进行肺门（10L 组）和纵隔（5 组、6 组、7 组）淋巴结清扫。视频 22–15 展示了左侧 S9+S10 双肺段切除术。

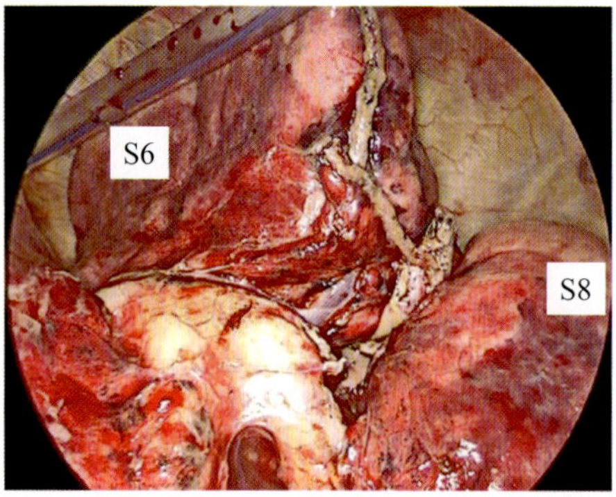

▲ 图 22–19　最终 **S6** 和 **S8** 重新通气

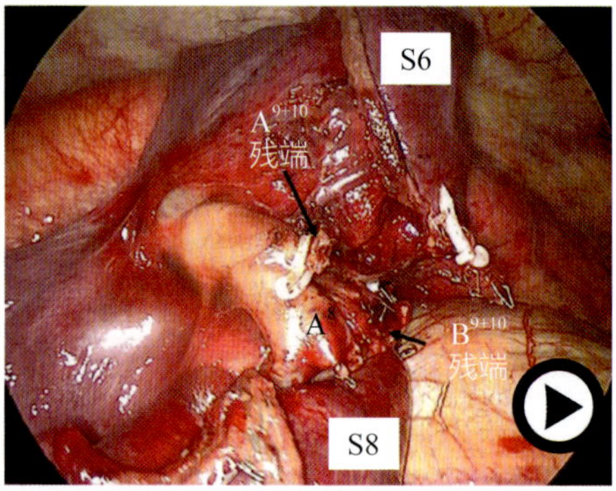

▲ 视频 22–15　左下叶 **S9+S10** 双肺段切除术视频摘要
（▶ https://doi.org/10.1007/978-3-031-07723-4-4pb）

关键信息

1. 左侧 S9+S10 肺段切除术的第一个步骤是解剖和离断动脉，可以从肺裂处进行。S9 和 S10 的总动脉干（A^{9+10}）是最常见的模式，但也可以看到 S9 和 S10 的独立动脉，或者从 A^8 分出 A^9。
2. 第二步是解剖和离断肺段静脉。一半情况出现在 V^6 和 V^8 之间的上基底段静脉中引流的总静脉（V^{9+10}）。第二种最常见的模式是 V^8+V^9 总静脉和独立 V^{10} 静脉。
3. 在动脉残端下方很容易识别出肺段总支气管 B^{9+10}，但在未分离后肺段间平面的情况下难以分离该支气管。
4. 对于后肺段间平面分离，必须仔细解剖 V^6 和 B^{9+10} 之间的肺裂，使用血管阻断带有助于用内缝合器进行分离。
5. 完成后肺段间平面分离后，可以轻松分离支气管。检查支气管时，选择性夹闭和重新通气，以及术中纤维支气管镜经支气管镜照明可能有帮助。
6. 最具挑战性的步骤之一是分离前肺段间平面。必须特别注意保留前部基底肺段（A^8、V^8、B^8）的肺段支气管血管结构。

致谢：所有出色的胸外科手术团队，包括护士、麻醉师和住院医师，出色的团队合作是我们成功的原因，也是未来发展的基石。

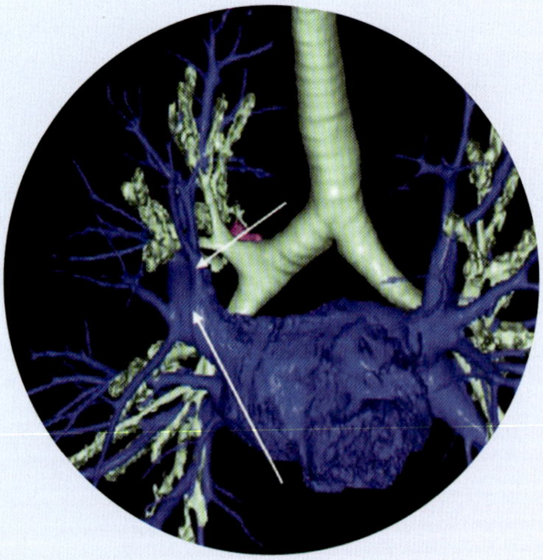

第四篇
亚肺叶切除的特殊组合

Special Combinations of Sublobar Resections

第 23 章　右双肺段切除术（S1+S2）*

Right S1 + S2 Bisegmentectomy

Laura Socci　Tariq Julius　著

一、解剖学标志

（一）动脉分支

右上叶的肺尖段（S1）和后肺段（S2）获得独立的肺段动脉供血。S1 由肺尖段动脉（A^1）灌注，该动脉起源于肺尖 – 前肺动脉干（又称上干动脉，定义为右主肺动脉的第一分支）。S2 通常由两个不同的分支供血，A^{2a} 来自返动脉，A^{2b} 来自升动脉。肺尖段动脉 A^1 是肺尖 – 前干的后分支，通常容易识别。A^{2a} 肺段动脉，又称返动脉 A^2，通常在 A^1 附近从上干动脉分叉。肺段升动脉 A^{2b} 通常从肺门的上侧可见，在解剖上干动脉后，正好在右上支气管分支的下方（例如，在进行右上肺叶切除术时）。为了进行解剖性肺段切除术，建议在中间干肺动脉的后方定位这一小分支（图 23–1）。

（二）静脉分支

在离断肺段动脉分支之后，通常更容易识别这些分段的静脉回流。V^1 是从肺尖段流出的肺尖静脉分支。V^2 在斜裂和水平裂的交叉处越过中间干肺动脉，然后汇入上肺静脉，这种情况比较常见（图 23–2）。

（三）支气管分支

右上叶的支气管解剖主要显示三个分支的支气管段。支气管镜下，B^1 和 B^2 顺时针分布在 12 点钟和 4 点钟位置（图 23–3）。

*. 本章配有视频，可根据文前“补充说明”获取观看链接。

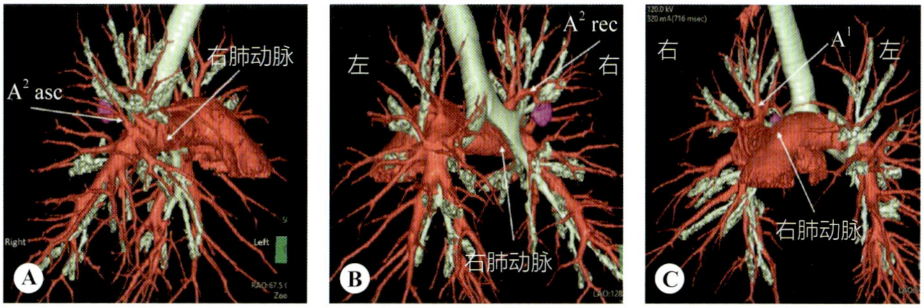

▲ 图 23-1　右上叶肺尖段和后肺段的动脉分支

A. 后升动脉 A^{2b}；B. 后返动脉 A^{2a}；C. 肺尖动脉 A^1。A^2asc. 肺动脉升支；A^2rec. 肺动脉返支

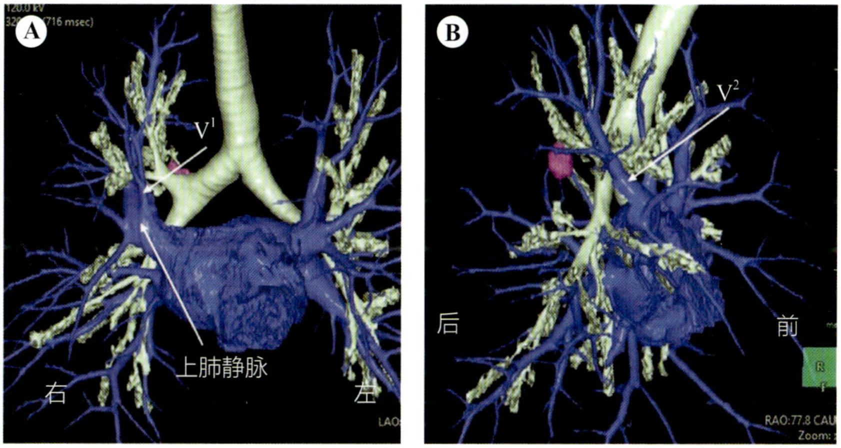

▲ 图 23-2　右上叶肺尖段和后肺段的静脉分支

A. 肺尖静脉 V^1；B. 后静脉 V^2

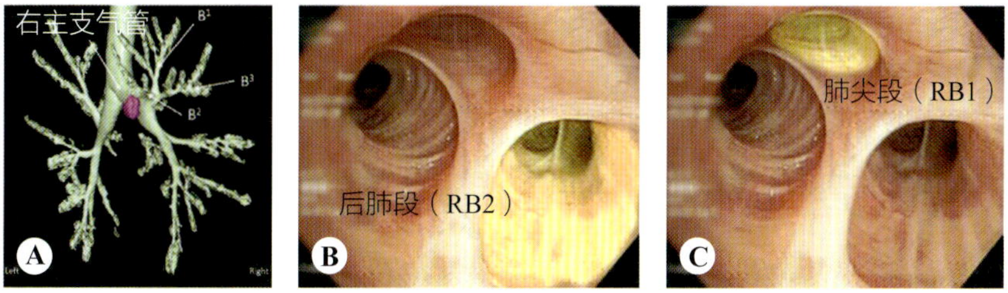

▲ 图 23-3　**A.** 右上叶支气管分支；**B.** 后肺段 B^2 支气管镜视图；**C.** 肺尖段 B^1 支气管镜视图

二、手术步骤

（一）分离后斜裂

肺动脉通常位于斜裂和水平裂汇合处。如果肺裂完整，则在该水平解剖肺动脉相对容易，否则需要识别并解剖叶间平面。解剖时通常使用纱块、剪刀和能量器械（视频 23-1）。

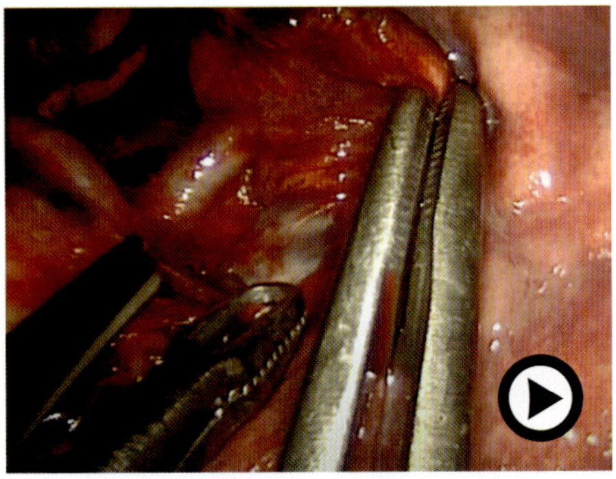

▲ 视频 23-1　识别降 PA
（▶ https://doi.org/10.1007/000-ahr）

识别出肺动脉后，识别后肺段升动脉 A^{2b} 和背段动脉 A^6 之间的切迹（图 23-4）。清扫淋巴结站组 11 后，可识别位于其后方和下方的中间支气管。使用特定 VATS 器械有助于解剖后斜裂的下平面，然后可用缝合器轻松完成（视频 23-2）。

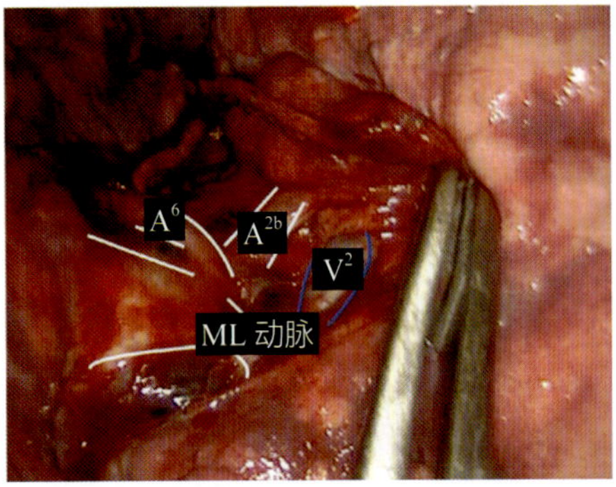

▲ 图 23-4　识别降 PA 及 PA 分支和 V^2

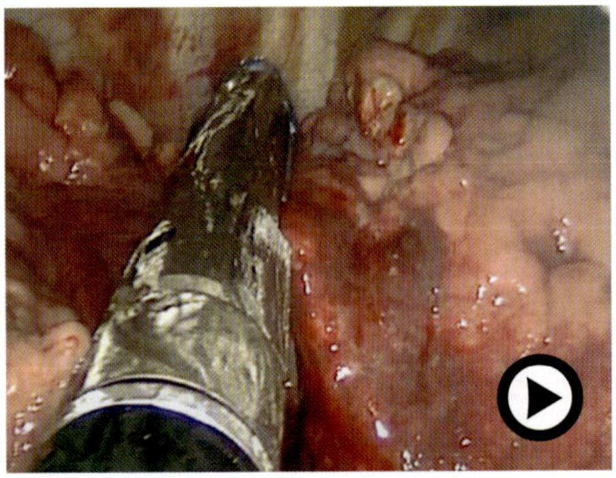

▲ 视频 23-2　解剖后斜裂
（▶ https://doi.org/10.1007/000-ahk）

提示与技巧 #1

如果叶间平面解剖很复杂，建议通过肺门视角从前方入路。先完成位于下叶和中叶之间的肺动脉平面前方的斜裂前下部分的解剖。可识别中间干肺动脉的前表面，然后利用缝合器打开上面的实质。

（二）肺尖段动脉 A^1

从上肺静脉上缘向右支气管方向切开纵隔胸膜。以便识别上干动脉。上干动脉通常分为两支：①前肺段动脉（A^3），位置较低，较靠前；②肺尖段动脉（A^1），位置较高，在前肺段动脉后方。解剖肺尖段动脉后用血管缝合器离断。因为 A^2 返动脉在非常靠近 A^1 的地方从上干动脉分叉，所以也在此时切断 A^{2a}（视频 23–3）。

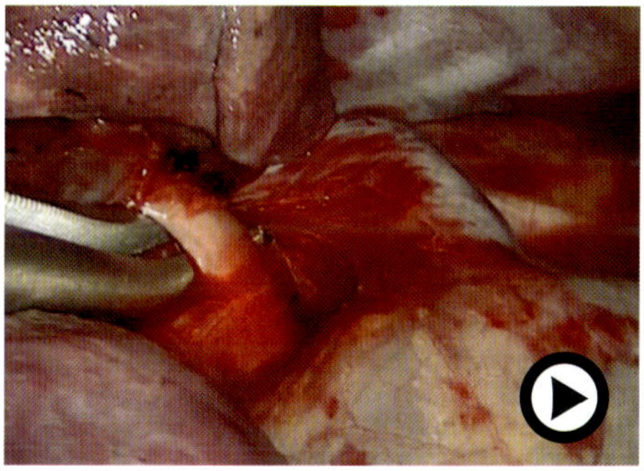

▲ **视频 23–3　识别和离断 A^1**

（▶ https://doi.org/10.1007/000–ahm）

提示与技巧 #2

使用血管缝合器时，必须释放实质对血管分支的牵拉，建议将环形夹钳轻轻移向肺门。

（三）后肺段升动脉 A^{2b}

在叶间平面识别 A^{2b} 肺段动脉。A^{2b} 肺段动脉通常位于叶间动脉的后方，即背段动脉 A^6 的起点之前。建议用胸腔镜分离钳进行游离，然后用血管缝合器进行离断。另外，使用血管内镜夹也很有帮助，尤其是对于细小分支。在该病例中，由于有少量渗漏，因此用内镜聚合物结扎夹来加固近端血管残端（视频 23–4）。

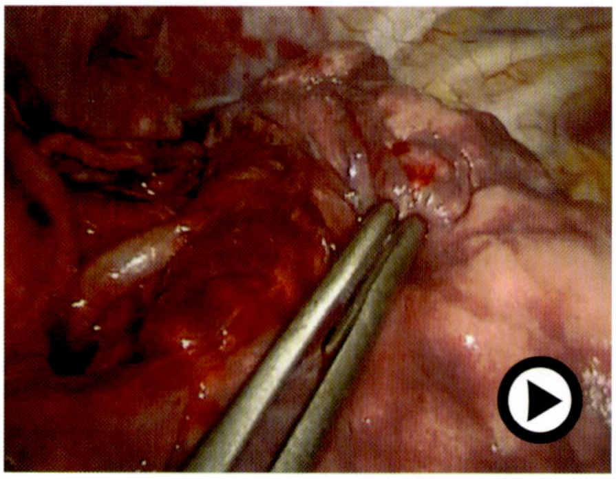

▲ 视频 23-4　识别和离断 A^2
（▶ https://doi.org/10.1007/000-ahn）

提示与技巧 #3

如果血管细小，建议在近端使用聚合内镜夹或标准结扎，在远端使用结扎或进一步的聚合内镜夹，以便用剪刀剪断血管。如果使用双极或超声波器械，可根据血管的大小和使用的设备离断小分支。一般情况下，必须避免对这些小动脉分支进行过多牵开，尤其是在使用聚合内镜夹之前，建议在血管周围进行仔细解剖。

（四）肺尖段静脉 V^1

肺尖段静脉（V^1）通常穿过前肺段动脉向肺尖段延伸，解剖后用血管缝合器离断（图 23-5，视频 23-5）。

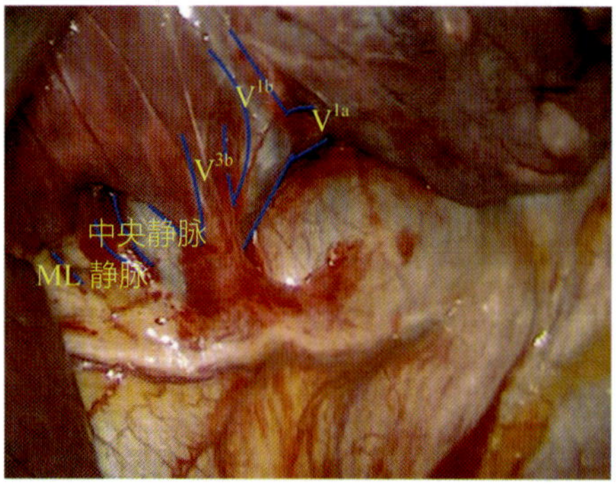

▲ 图 23-5　从肺门视角识别右上叶肺段静脉分支

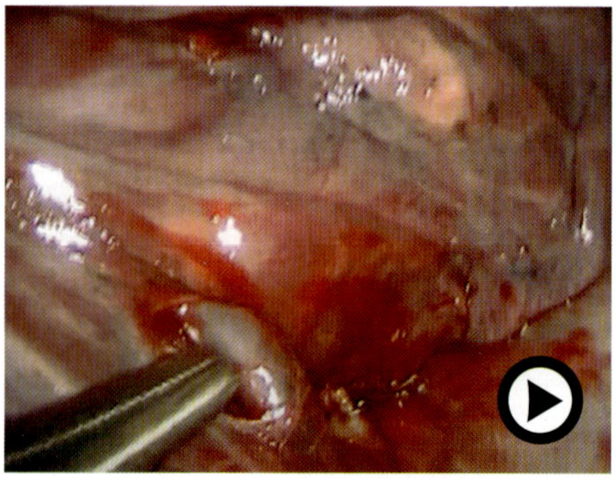

▲ 视频 23-5　识别和离断 V^1
（▶ https://doi.org/10.1007/000-ahp）

（五）后肺段静脉 V^2

后肺段静脉（V^2）汇入穿过叶间平面的中央静脉，位于中间平肺动脉上方，直到上肺静脉中侧，正好位于中叶静脉分叉位置上方。可以用 DeBakey 钳或胸腔镜分离钳从叶间平面解剖，然后用血管缝合器离断。在该病例中，第二分支（V^2t）与之平行走行，并以相同的切割缝合器进行切除（图 23-6，视频 23-6）。

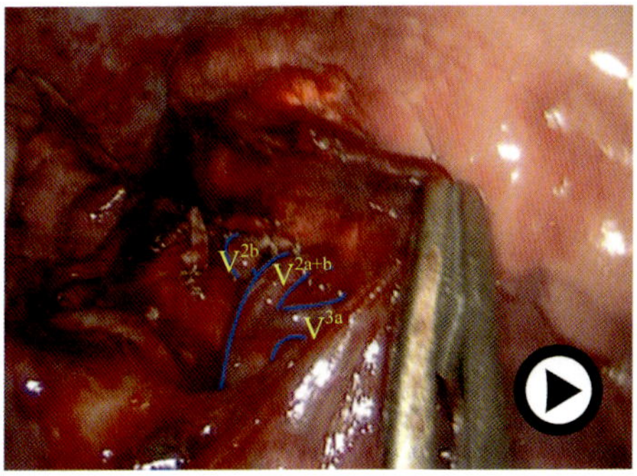

▲ 图 23-6　从肺裂视角识别 V^2 分支，识别和离断 V^2
（参见视频 23-6，▶ https://doi.org/10.1007/000-ahq）

（六）肺尖段支气管 B^1 和后肺段支气管 B^2。

可使用钝器、剪刀和能量器械进行上和后纵隔胸膜的解剖。用抓肺钳将实质向胸腔前部牵开：因此，上叶支气管分支清晰可见（图 23-7）。可分别从肺尖视角和叶间视角对肺尖段 B^1 和后肺段 B^2 进行解剖。剩余肺前段进行复张试验后，使用切割缝合器将尖段和后段支气管进行离断（视频 23-7 和视频 23-8）。

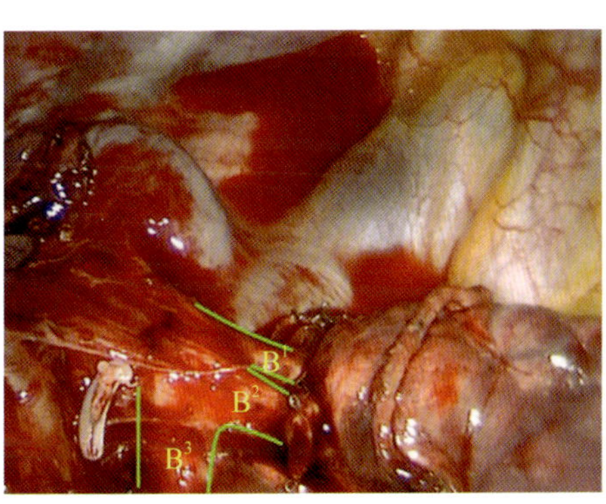

▲ 图 23-7　右上支气管分段

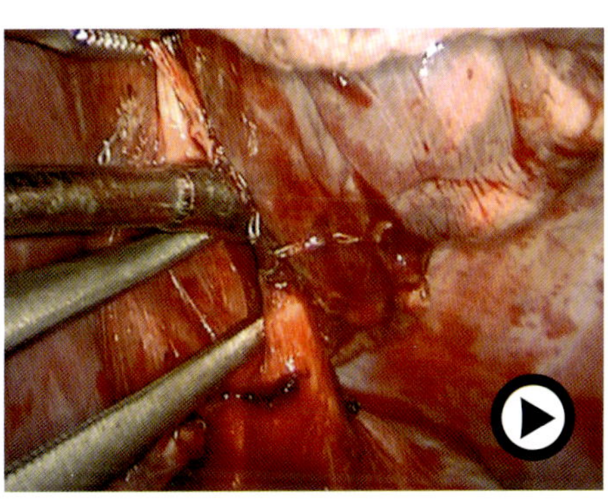

▲ 视频 23-7　识别和离断 B^1
（▶ https://doi.org/10.1007/000-ahj）

（七）识别肺段平面

这段视频展示了实质复张试验，用以识别段间平面划分的标志。然后用缝合器缝合一系列厚度合适的实质，并小心放置在适当水平上。必须确保标本中包括各种血管和支气管残端（视频 23–9）。

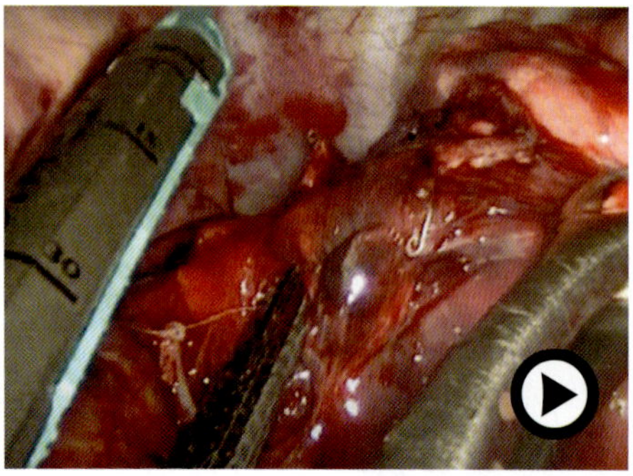

▲ 视频 23–8　识别和离断 B^2
（▶ https://doi.org/10.1007/000-ahs）

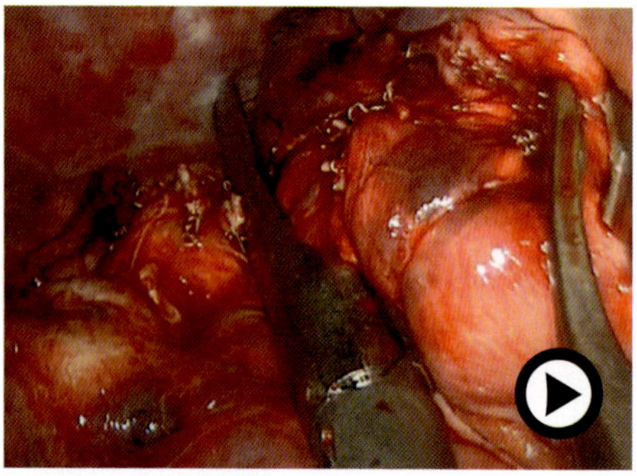

▲ 视频 23–9　识别和分割实质段间平面
（▶ https://doi.org/10.1007/000-aht）

提示与技巧 #4

分割实质平面的过程中，在确认缝合器是否放置在正确平面上的同时，可以轻轻牵拉肺组织。

（八）移除标本

使用标本回收袋可最大限度减少牵引和可能的实质撕裂（视频 23–10）。图中所示为 4cm VATS 伤口和标本（图 23–8）。

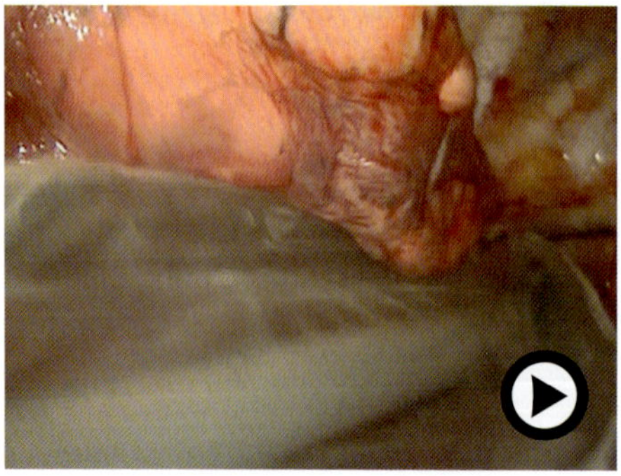

▲ 视频 23–10　标本回收
（▶ https://doi.org/10.1007/000-ahv）

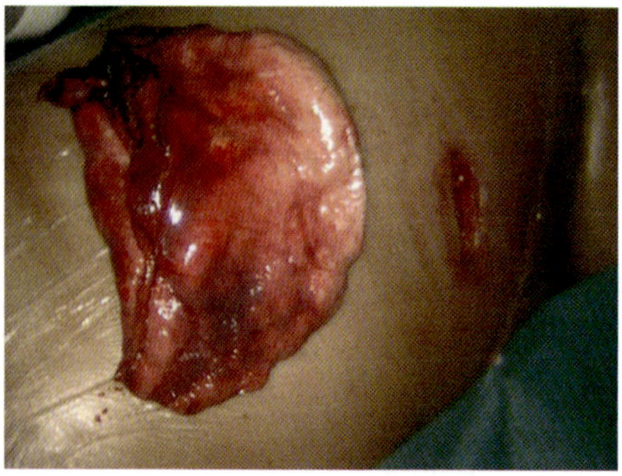

▲ 图 23–8　肺段 S1+S2 标本和 VATS 伤口

（九）关胸

止血和水封试验用于检测支气管残端和实质缝合线的密封状态（视频 23-11）。如果漏气，基于具体情况可在缝合线上使用垫式缝合或密封绷带。

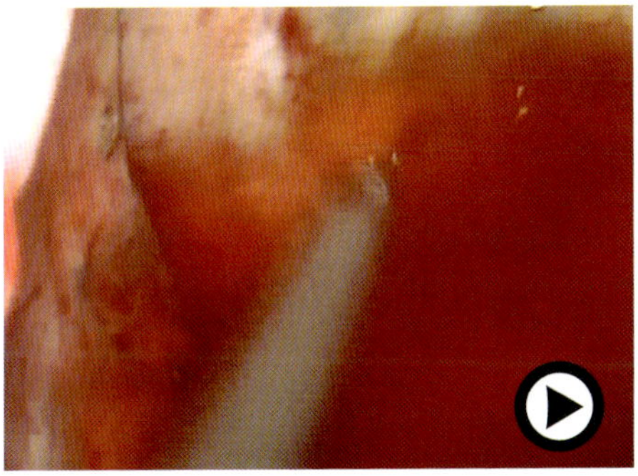

▲ 视频 23-11　水封试验和最终肺扩张
（▶ https://doi.org/10.1007/000-ahw）

椎旁导管和肋间阻滞是最大限度减轻术后疼痛和改善患者活动能力的常规方法。

在肺扩张前，在尖部放置一根胸腔引流管。

三、视频摘要

视频 23-12 展示了 VATS 单孔右侧 S1+S2 解剖双肺段切除术，可作为本章内容的概要总结。

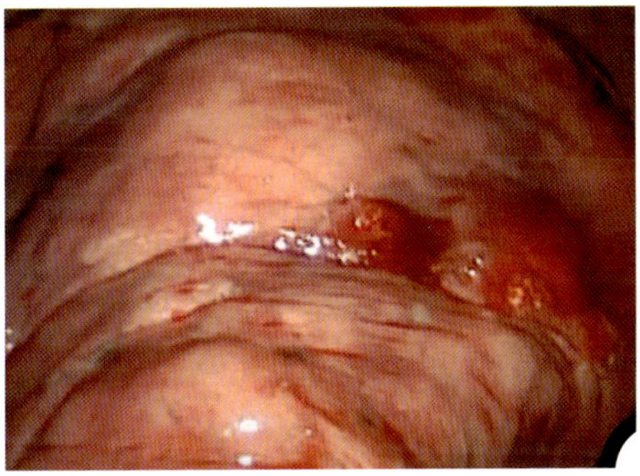

▲ 视频 23-12　**VATS 单孔右侧 S1+S2 解剖双肺段切除术**
（▶ https://doi.org/10.1007/000-ahx）

关键信息

1. 术前 CT 成像中支气管段和动脉段的识别有助于规划手术步骤，如果可能，建议进行 3D 成像重建。
2. 使用微创 VATS 器械对在进行解剖性肺切除时安全解剖至关重要。
3. 在手术步骤中使用环形夹钳轻轻牵开肺部，有助于观察解剖部位。有时，出于相同目的，将手术床向外科医生一侧（或远离外科医生一侧）倾斜也很有帮助。
4. 在各个步骤入路时，通常会进行系统的淋巴结清扫，从而确保在血管和支气管分支周围进行良好的清扫，进而提高使用缝合器和其他器械的安全性。
5. 如果条件允许，建议使用静脉注射吲哚菁绿（ICG）对比剂进行近红外荧光（NIF）成像，以划定肺段间平面。

第 24 章　右双肺段切除术（S1+S3）*
Right S1 + S3 Bisegmentectomy

Andrés Obeso　Carlos Galvez　Sergio Bolufer　Santiago Figueroa　Eduardo Rivo
Jorge Quiroga　Álvaro Sánchez　Jose María García Prim　著

一、解剖学标志

（一）动脉分支

正常情况下，肺段 A^1 和 A^3 动脉均直接从上干动脉分出（上干动脉是指右主肺动脉的第一支）（图 24-1A）。从亚肺段层面来看，最常见的情况（68%～85.6%）是 A^{1a} 和 A^{1b} 直接从上干动脉的 A^1 支一起产生。有 13%～32% 概率 A^{1b} 直接从 A^3 中分支。据观察，A^3 的亚肺段动脉 A^{3a} 和 A^{3b} 也从上干动脉分支是最常见的类型（60.5%～70%）[1]。有高达 12.9% 的概率 A^{3b} 从上干动脉分支，A^{3a} 从升动脉分支。

（二）静脉分支

右上肺静脉的上根部通常由两个主要的肺段静脉分支组成，包括尖静脉（V^1），又称前静脉，分为 V^{1a} 和 V^{1b}，以及穿过肺裂向后肺段（S2）延伸的中央静脉。有 83.2% 的概率出现此模式。有 57% 的概率 V^{1a} 和 V^{1b} 流入前静脉；有 26.2% 的概率 V^{1b} 流入前静脉，但 V^{1a} 流入中央静脉。前肺段（S3）通常通过两个分离的静脉分支 V^{3b}（近端）和 V^{3a}（远端）直接流入中央静脉（图 24-1B）。

（三）支气管分支

有 30%～44% 的概率右上叶支气管通常分为三个独立分支（B^1、B^2 和 B^3）（图 24-2），但有 29%～53% 的概率出现两分支。

---

*. 本章配有视频，可根据文前“补充说明”获取观看链接。

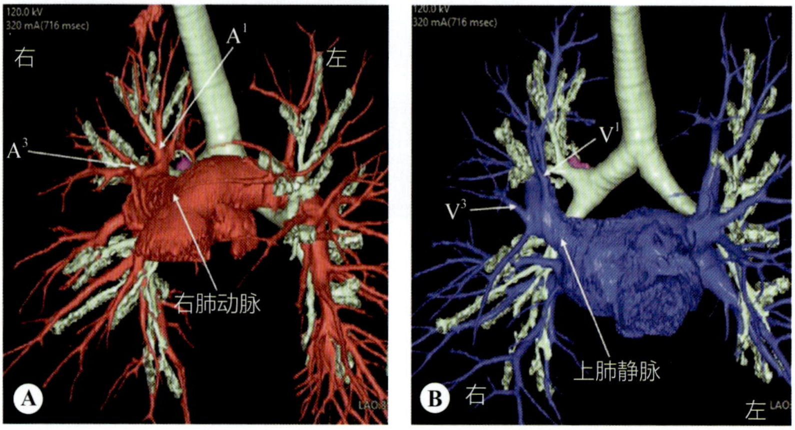

▲ 图 24-1　**A.** 右上叶肺尖段和前肺段的动脉分支；**B.** 右上叶肺尖段和前肺段的静脉分支

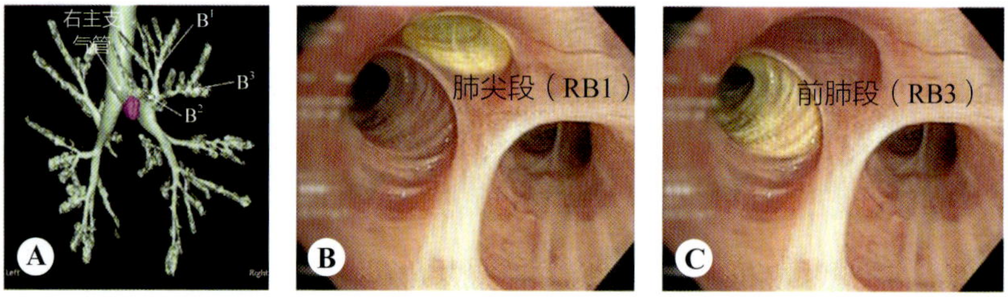

▲ 图 24-2　**A.** 右上叶肺尖段和前肺段的支气管分支；**B.** 右上支气管肺尖段的支气管镜视图；**C.** 右上支气管前肺段的支气管镜视图

二、手术步骤

（一）识别肺结节（视频 24-1）

建议对靶点肿瘤进行肉眼或数字触诊和定位，以便在术中确认计划进行的右侧尖前双肺段切除术 S1 至 S3。肺部病变定位后，可使用电灼或缝合线直接在脏胸膜表面进行标记。在通过前肺段、肺尖段（S1 至 S3）和后肺段（S2）之间的肺段间平面进行实质分离时，这一视觉参考很有帮助。对于外周小于 1cm 和（或）亚实性结节（如磨玻璃样），经胸廓或支气管镜标记技术有助于检测这些难以触及的病变 [2]。

（二）静脉（V^{1}、V^{3b}、V^{3a}）和水平裂分离（视频 24-2）

分离肺韧带后，必须目测确认典型的右肺静脉模式，即上肺静脉和下肺静

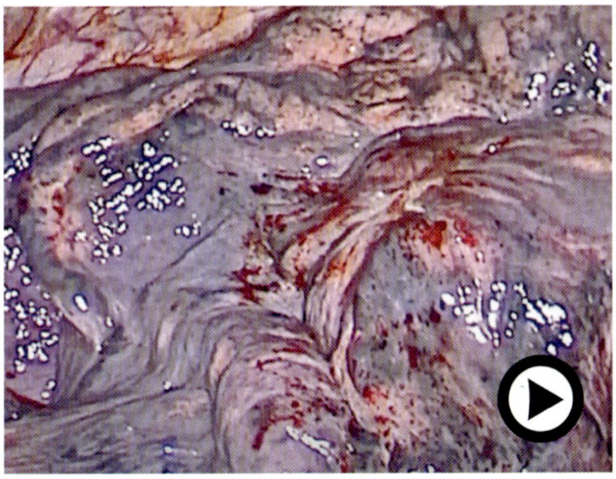

▲ 视频 24–1　通过目视检查，使用抓持器触诊识别肺结节。肺部病变位于前肺段（S3）和肺尖段（S1）之间
（▶ https://doi.org/10.1007/000-aj2）

脉有两个心房肺静脉口。然后，从后方抓持右上叶，显露从腹侧向背侧解剖的肺门前部。完全解剖上肺静脉，以便观察段静脉分支。首先，解剖 V^1（又称“前静脉”），用血管阻断带环绕并切断（图 24-3）。无须完全显露 V^1 亚肺段分支（即 V^{1a} 和 V^{1b}）。其次，由于 V^{3b} 位于前侧和近端，直接流入中央静脉，因此也能清楚识别（图 24-4，视频 24-3）。这些血管可使用弯尖窄血管缝合器（或聚合物结扎夹）结合先进的能量器械或剪刀切断。

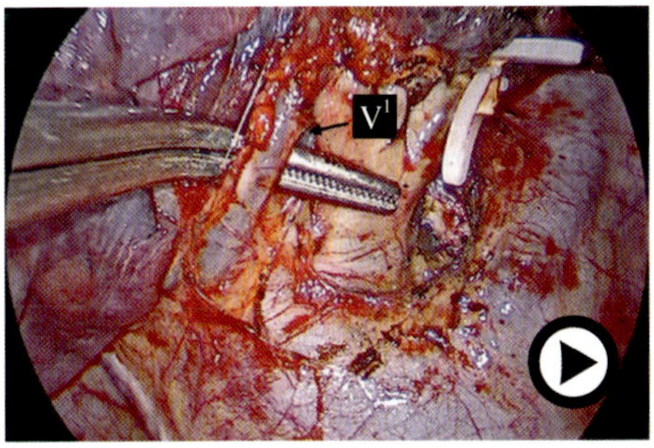

▲ 图 24–3　V^1 影像。解剖和离断肺段静脉分支 V^1 和 V^{3b}
（参见视频 24-2 ▶ https://doi.org/10.1007/000-ahz）

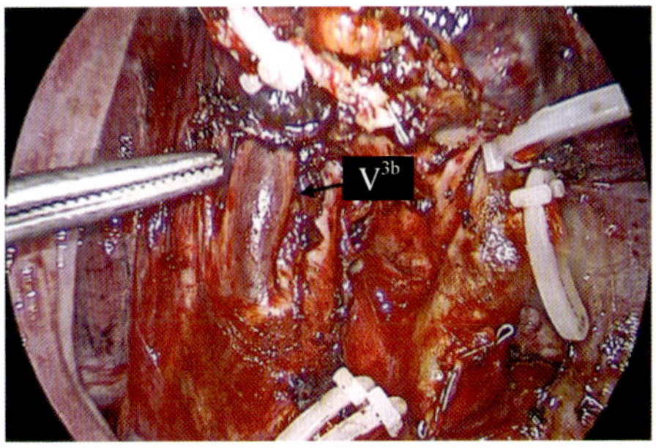

▲ 图 24–4　V^{3b} 流入中央静脉的图像

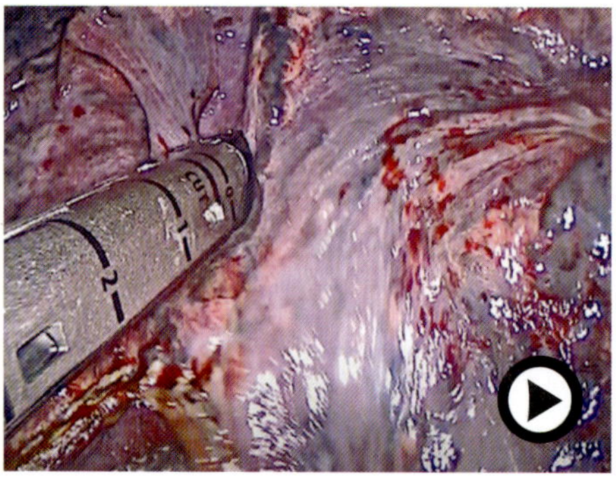

▲ 视频 24-3　视频提示切割肺段静脉分支前，建议在手术开始时完全分离水平裂
（▶ https://doi.org/10.1007/000-aj0）

提示与技巧 #1

切割肺段静脉分支前，建议在手术开始时完全分离水平裂。将分离钳从前侧（中叶静脉和中央静脉之间）穿过肺裂到达后侧之前，应先解剖并控制肺裂中的肺动脉，以免发生血管意外。通常情况下，应先在该水平切除多个淋巴结。肺裂不完整或发炎时，该部分工作可能更具挑战性，也更烦琐。

这一操作清楚地显示出向后延伸的中央静脉，进而显示出 V^{3a} 和 V^{2c}。此外，打开水平裂也有助于在手术结束时通过缝合器切割肺段血管和分离肺段间平面。

风险与警示

必须始终考虑可能出现的解剖变异。术前应通过检查高分辨率计算机断层扫描（high-resolution computerized tomography，HRCT）或更清楚的术前三维计算机断层扫描支气管血管成像（three-dimensional computed tomography bronchography and angiography，3D-CTBA）模型确认这些异常静脉模式。

解剖变异

据报道，右肺静脉有多种解剖模式 [1]。V^{1b} 可以流入肺尖静脉，而 V^{1a} 流入中央静脉。有时 V^1 和 V^3 可以在肺尖静脉（“肺尖静脉型”）或中央静脉（“中央静脉型”）汇集在一起。必须始终考虑所有这些解剖变异，避免离断剩余的肺段结构。

（三）分离水平裂

然后在中叶和右上叶的前肺段（S3）之间分离水平裂（视频 24-3 和视频 24-4）。作为参考，缝合器的下钳口必须向后指向中央静脉上方，这有助于解剖中央静脉，并且有时可以识别和横断第二分支 V^{3a}。

（四）动脉（A^1 和 A^3）（视频 24-5）

右上肺叶向后牵开，使上肺门血管轻度紧张。解剖上干动脉，直至肺段分支 A^1 和 A^3 清晰可见（图 24-5）。然后，独立解剖和横断每个肺段动脉。

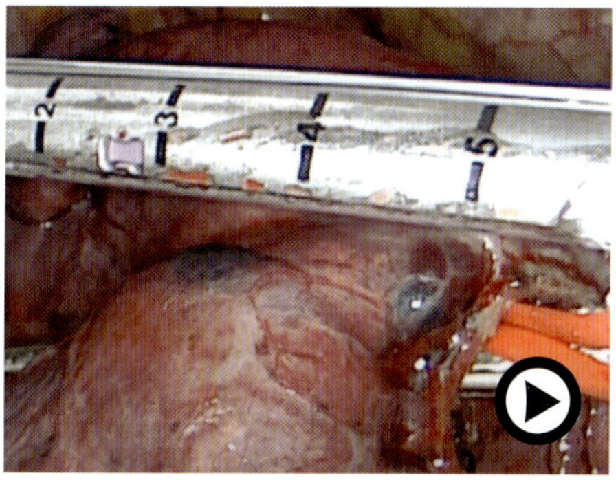

▲ 视频 24-4　分离中叶和右上叶前肺段（S3）之间的水平裂

（▶ https://doi.org/10.1007/000-aj1）

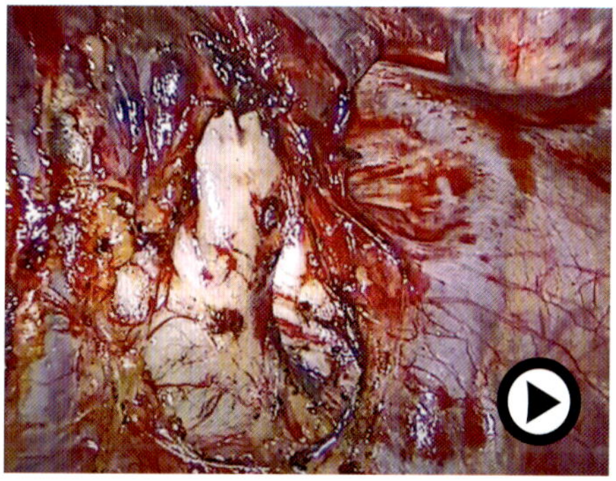

▲ 视频 24-5　解剖和横断肺段动脉分支 A^1 和 A^3

（▶ https://doi.org/10.1007/000-ahy）

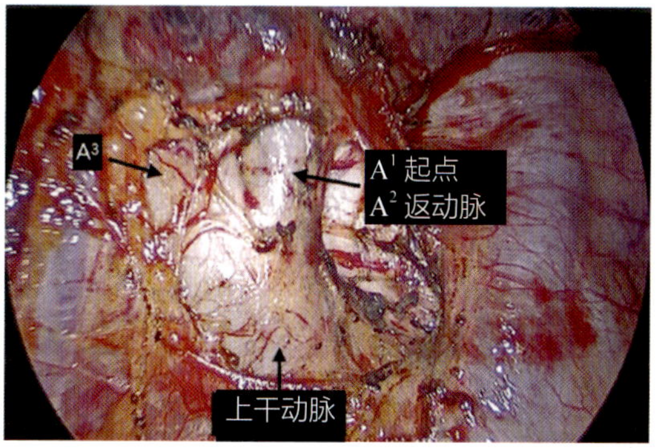

▲ 图 24-5　上干动脉分叉为 A^3 和 A^1（连同返动脉 A^{2a}）的图像

提示与技巧 #2

先切断 A^1 可以方便解剖和离断 A^3。这种顺序有助于分离肺段动脉。分离微小和狭窄的动脉分支时，可以使用聚合物结扎夹和先进的能量器械，而非血管缝合器。在这种情况下，应小心进行肺部操作，避免这些手术夹移位。

由于血管的脆弱性或动脉分支 A^1 和 A^3 上的过度张力而存在出血的潜在风险时，应解剖上干动脉并用弹性带环绕。如果出现任何程度的出血，必须立即准备好血管止血带工具包进行血管控制。

风险与警示

A^{2a} 肺段动脉，也称为 A^2 返动脉，在 A^1 附近从上干动脉分叉。一个常见错误是同时切断两个肺段动脉，A^1 和 A^{2a}。识别和保留 A^{2a} 非常重要，因为返动脉 A^2 是后肺段（S2）动脉供血的一部分。如果难以区分 A^1 分支和返动脉 A^2，则保留 A^1 的背侧支，因为它可能是返动脉 A^2。

解剖变异

高达 17.1% 的病例中，A^3 分支独立于 A^1 分叉于下干动脉，A^1 分叉于上干动脉[1]。下干视为右主肺动脉的第二个分支，位于上干和中叶动脉之间的动脉纵隔部分。

对于亚肺段水平，有时（13.3%～32%）只有 A^{1a} 分支直接来自上干，A^{1b} 分支来自 A^3[1, 3, 4]。还描述了 A^3 的亚肺段动脉的另一种变异，如起源于升动脉的 A^{3a}（12.9%～30%）或甚至 A^{4+5}（0.4%），独立从下干分支的 A^{3a} 和 A^{3b} 分支（3%～7.6%），或起源于上干的 A^{3a} 和起源于下干的 A^{3b}（6.5%～7.6%）[1, 3, 4]。

（五）支气管（B^1 和 B^3）（视频 24-6）

离断 A^1 和 A^3 动脉分支后，右上叶支气管在动脉残端后完全显露，位于颅侧返动脉（A^{2a}）和尾侧中央静脉之间（图 24-6）。通常有几个支气管周围淋巴结应事先切除。必须清除上叶支气管上的组织，并向远端推进，直到支气管段分支变得明显。然后，可以分别通过其肺尖方向和前部方向目视识别 B^1 和 B^3。在清扫并用弹性带环绕后，通常用一个切割吻合器，切割两个肺段支气管 B^1 和 B^3。

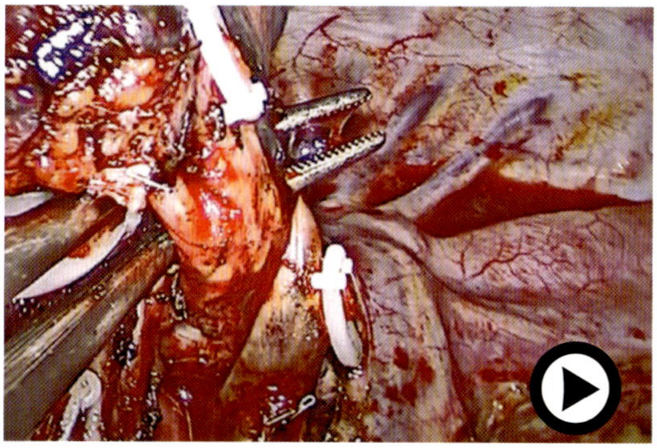

▲ 视频 24-6　解剖和离断肺段支气管分支 B^1 和 B^3

（▶ https://doi.org/10.1007/000-aj3）

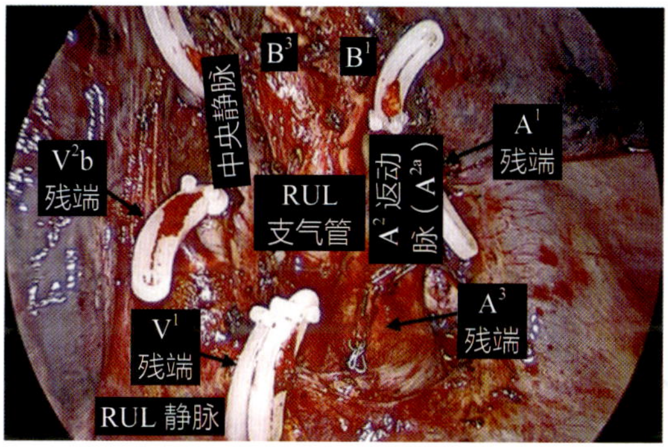

▲ 图 24-6　右上叶支气管及位于颅侧返动脉（A^{2a}）和尾侧中央静脉之间的肺段支气管分支 B^1 和 B^3 的显露

提示与技巧 #3

为了发现可能的解剖变异，有必要彻底检查术前 CT 影像。此外，术中支气管镜检查可以正确地显示和明确支气管解剖。如果仍不确定，可使用长内镜夹钳或在切割前直接关闭缝合器钳口，以夹紧 B^1 和 B^3。还有其他支气管检查技术（参见第 4～6 章）。然后，在肺通气后，S2 应完全再膨胀，而 S1 和 S3 仍然萎陷。

风险与警示

离断肺段支气管是一个不可逆过程。如果意外切断 B^2，则无法进行肺段支气管重建，但应完成右上肺叶切除术。

解剖变异

这种三叉型（B^1、B^2 和 B^3 的独立支气管）是最常见模式，但也可以看到分叉型，如 B^{1+3} 和 B^2、B^{1+2} 和 B^3 或 B^{2+3} 和 B^1。

（六）分离肺段间平面（视频 24-7）

离断 B^1 和 B^3 支气管并给右上叶通气后，S2 和 S1 至 S3 之间的肺段间平面清晰可见。可以使用电烙术，用几个点来标记充气和放气的实质之间的线。

使用内镜缝合器通过肺段间线分离肺实质，检查支气管和血管残端是否保留在切除的标本上，并且不会卡在缝合器钳口内。通常，从尾侧到颅侧分离实质。先前对水平裂的分离将有助于这一操作。有时，可以在实质上使用长夹钳，尤其是当肺段间组织太厚时。如此挤压使得更容易使用缝合器。

完全分离肺段间平面后，用内镜取物袋取出标本。最后，右肺完全通气，并进行术中漏气测试，检测可能的漏气（视频 24-8）。

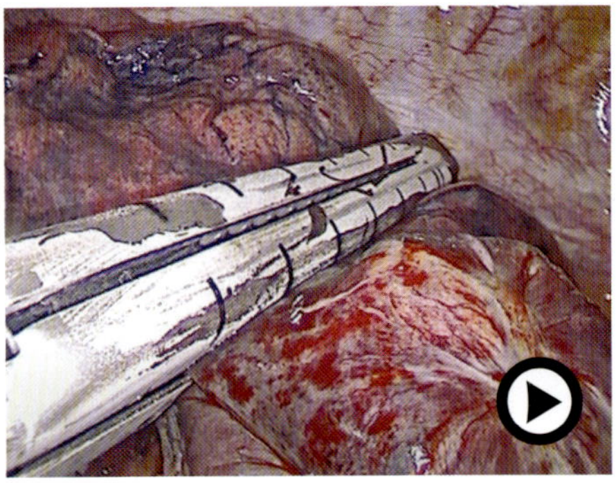

▲ **视频 24-7** 肺段间平面分离技术和标本取出
（▶ https://doi.org/10.1007/000-aj4）

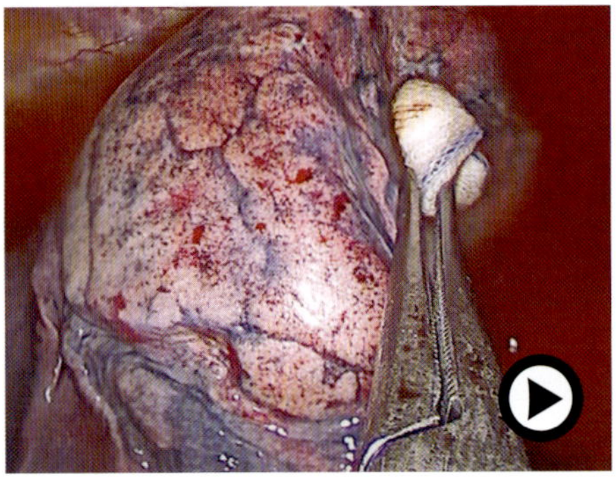

▲ **视频 24-8** 术中漏气测试
（▶ https://doi.org/10.1007/000-aj5）

三、视频摘要

视频 24-9 展示了右侧 S1+S3 解剖双肺段切除术，可作为本章内容的概要总结。

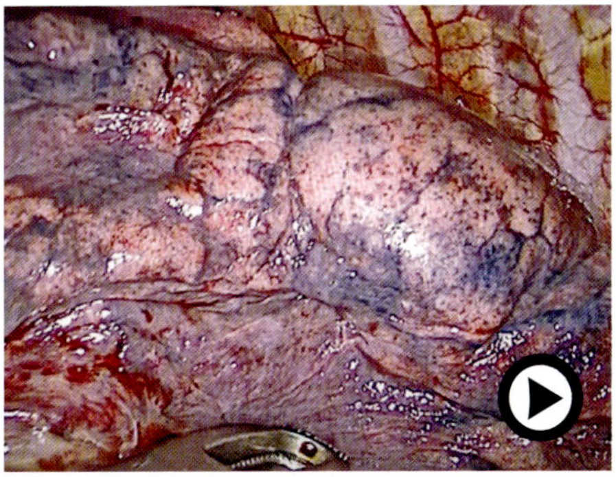

▲ 视频 **24-9**　右侧 **S1+S3** 解剖性双肺段切除术
（▶ https://doi.org/10.1007/978-3-031-14455-4di）

关键信息

1. 必须深入分析术前 CT 扫描影像，以便预览血管和支气管解剖，并检测可能的解剖变异。强烈推荐 3D 重建模型。
2. 第一步是显露右上叶静脉及其肺段分支。在手术开始时打开水平裂将有助于观察中央静脉，V^{3b} 和 V^{3a}。
3. 关于动脉分支，通常直接从上干动脉分离 A^1 和 A^3。两个肺段动脉必须独立分离，因为返动脉从上干动脉非常接近 A^1 处分叉，必须予以保留。
4. 切除几个支气管周围淋巴结后，右肺上叶支气管会出现在动脉残端的后面。如果存在任何疑问，可以进行术中支气管镜检查以明确支气管解剖结构。
5. 切断所有肺段结构后，必须使用本视频图谱中描述的任何可用技术清楚界定 S1–S3 和 S2 之间的肺段间平面。

第 25 章　右双肺段切除术（S2+S6）*

Right S2 + S6 Bisegmentectomy

Duan Liang　Diego Gonzalez-Rivas　Alejandro Garcia
Anna Minasyan　Shuben Li　著

一、解剖学标志 [1, 2]

（一）动脉分支

A^2 通常起源于肺动脉后侧，位于肺叶支气管后方（A^2 升支）（图 25-1A）。某些情况下，这一动脉可以不存在，或对于 S2，可以存在两条动脉。有两条升动脉 A^2 时，不得将最前面的一个误认为供应前肺段的前升支（A^3）。在约 10% 的患者中，A^2 来源于下叶的背段或与 A^6 形成共干。可能存在供应 S2 的返动脉 A^2 分支（图 25-1B）。在解剖 B^1 或 B^2 时，这种变异具有危险性。解剖 A^2 前应注意小静脉（V^{2t}）经常穿过升动脉 A^2 的后侧。

A^6 起源于斜裂，通常在基底主干水平处（图 25-1C）。一般只有一条动脉，但有时也可能是两条或三条。某些情况下，A^6 起源于上叶（A^2）的升动脉或基底主干。A^6 和 A^2 可以作为一个主干出现。应特别注意中叶动脉，因为 A^6 和中叶动脉的根部可在很近的距离出现。

（二）静脉分支

通常，上叶静脉的两条上分支分别是 V^1 和 V^{2+3}。V^1 是最上方的分支，V^{2+3} 是中央静脉，为 S2（V^2）提供了一个大的后部分支（图 25-2A），为 S3（V^3）提供了小的分支。有时，大的 V^2 也向 S1 提供分支。由于这种变异，建议仅分离其最后侧的分支。

---

*. 本章配有视频，可根据文前“补充说明”获取观看链接。

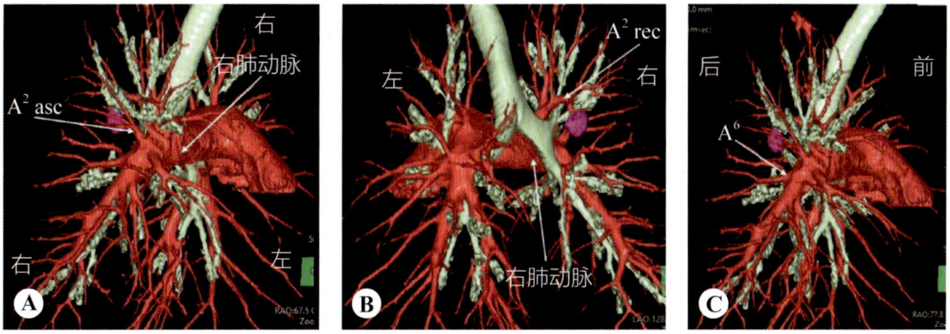

▲ 图 25-1　肺段 S2 和 S6 的动脉分支

A. A^2 升动脉；B. A^2 返动脉；C. A^6

V^6 是下肺静脉的最上部分支（图 25-2B）。引流 S2 的小静脉（V^{2t}）可能穿过升动脉 A^2 的后侧，在解剖该动脉之前必须考虑到这一点 [3]。

（三）支气管分支

B^2 是肺上叶支气管的三个分支之一（图 25-3A 和 B）。B^1 和 B^2 可以分别作为分支起点，也可以作为一个共干（B^{1+2}）。

B^6 起源于肺中叶支气管的对面（图 25-3A 和 C），可作为两个独立的支气管出现，但很少见。

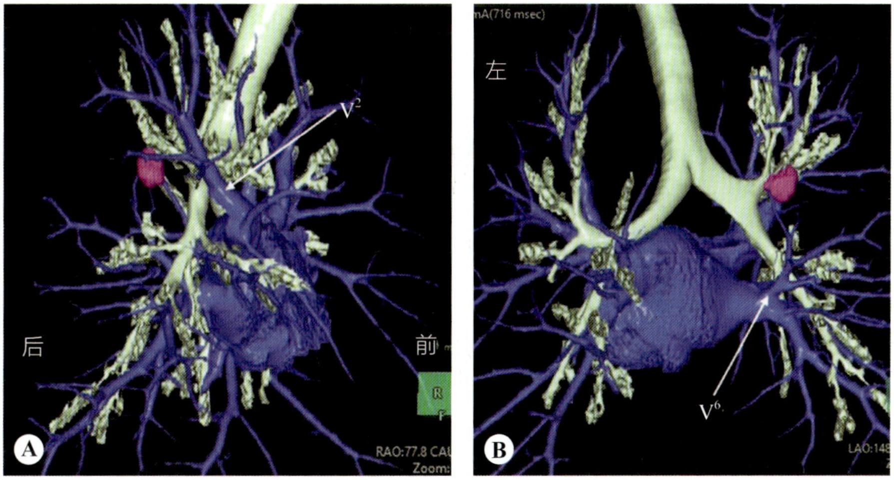

▲ 图 25-2　肺段 S2 和 S6 的静脉分支

A. V^2；B. V^6

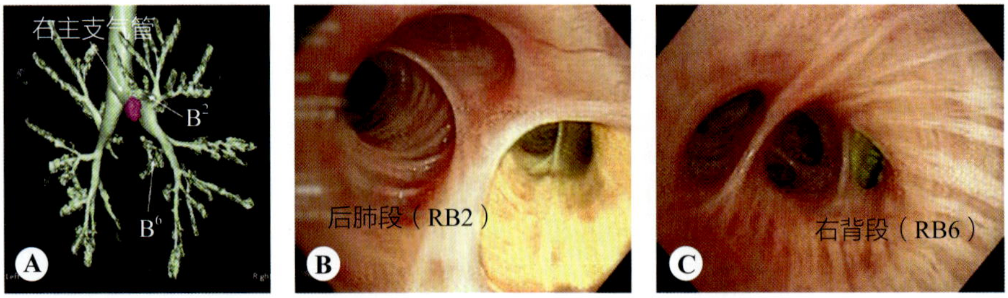

▲ **图 25-3　肺段 S2 和 S6 的支气管分支**

A. 3D 模型中的 B^2 和 B^6 分支；B. 右肺上叶后肺段支气管的支气管镜视图（B^2）；C. 右肺下叶背段支气管的支气管镜视图（B^6）

二、手术步骤

（一）肺结节识别

识别和标记病变是进一步手术前需执行的重要步骤。目前有多种技术可用：值得一提的有 3D 图像重建、定位针、染料和荧光胸腔镜中的吲哚菁绿。术中烧灼标记是另一种靶标识别方法。

（二）解剖后纵隔胸膜

进入胸腔后，有必要使用胸腔镜进行彻底检查，以确定位于 S2 和 S6 之间的病变。

如果靶病变位于不完整肺裂中（视频 25-1），手术必须从打开后纵隔胸膜开始，而非完全打开肺裂。向腹侧牵开肺部，显露后纵隔。然后打开后纵隔胸膜，用能量器械在头侧方向解剖 [4]。

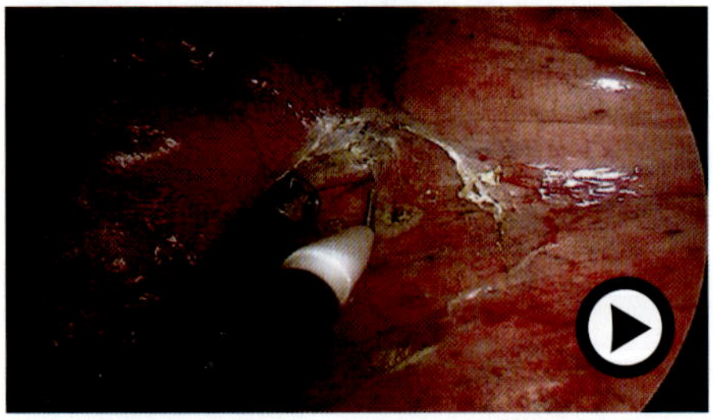

▲ **视频 25-1　切开并评估斜裂**

（▶ https://doi.org/10.1007/000-ajb）

在此过程中，清扫上叶和下叶之间的叶间淋巴结，便于显露右主支气管的分叉（图 25–4，视频 25–2）。分叉靠近 A^6 和 A^2，因此在清扫时应小心避免损伤 A^6 和 A^2。

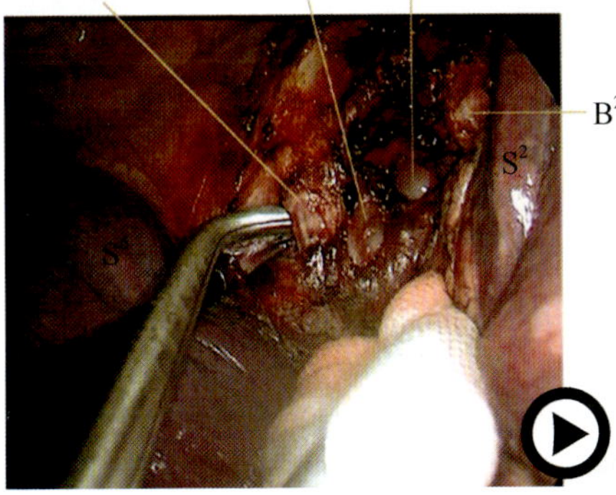

▲ **图 25–4**　**分离后纵隔胸膜以显露支气管；解剖 B^6，显露 A^6 和 A^2。切开和解剖纵隔胸膜，移除叶间淋巴结，松解粘连并用缝合器解剖并离断 B^6**
（参见视频 25–2，▶ https://doi.org/10.1007/000-aj8）

（三）解剖 S6 肺门

先为 B^6 进行环周解剖，然后用线性缝合器横切（图 25–4，视频 25–2），这样有助于解剖和分离 A^6。

在难以充分解剖 A^6 的情况下，最好先处理 B^6，然后显露 A^6（图 25–5）。然而，即使在解剖 B^6 后，A^6 的显露情况仍不充分。因此，必须按顺序解剖和离断 A^6 的分支，以防止无意中损伤基底动脉分支（视频 25–3）。应注意，有时在手术时可以省去控制和切断 V^6，因为 V^6 不会对解剖 B^6 和 A^6 造成干扰。V^6 应稍后离断。

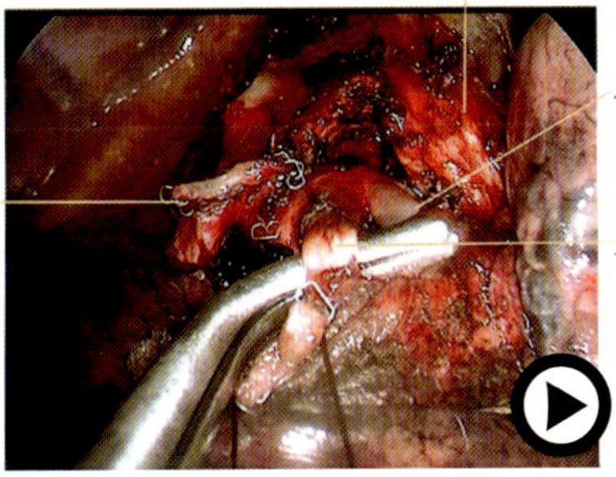

▲ **图 25–5**　**离断 B^6 后解剖 A^6，解剖并结扎 A^6 的一个分支 A^2**
（参见视频 25–3，▶ https://doi.org/10.1007/000-aj9）

（四）解剖 S2 肺门

分离 S2 期间，首先通过结扎和进一步离断来处理 A^2（视频 25–3）。然后用缝合器解剖和离断 B^2（视频 25–4）。S2 和 S6 的肺门清扫顺序不同于 S2。先前对 B^6 和 A^6 的分离提供了 A^2 的充分显露，从而使 S2 的动脉 – 支气管序列成为可能。

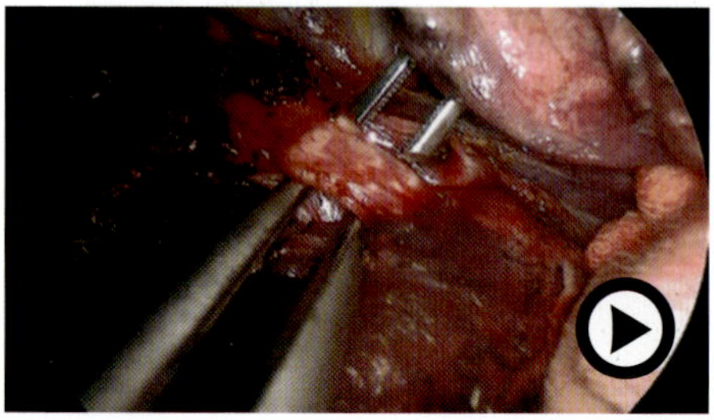

▲ **视频 25–4　解剖和离断 B^2**

（▶ https://doi.org/10.1007/000-aja）

然而，在某些情况下遇到 B^2 和 B^1 共干并不罕见 [5]。

在这些情况下，离断 B^2 之前，应注意检查 B^1，避免错误离断。此外，由于 V^2 位置更靠前，其他情况下不会影响 B^2 和 A^2 的解剖，因此可以在此步骤中将其保留，并在后续进行离断。值得一提的是，在 S2+S6 双肺段切除术中，另一个可行的选择是在打开后纵隔胸膜后立即解剖 B^2。然后按 B^2–A^2–A^6–B^6 的顺序进行解剖。

（五）单独分割 S6 和 S2 的肺段间平面

充分显露基底主干后，斜裂在其最薄处从后方通过。必须在基底肺段和背段之间打几颗缝钉来松解 S6（图 25–6，视频 25–5），然后解剖和离断 A^6 的剩余分支。在这一点上，只将 S2 和剩余上叶肺段之间的肺段间平面连接，然后进行识别和清扫（图 25–7 和图 25–8），最后结束整个手术（视频 25–6）。标本触诊证实结节位于 S2 和 S6 之间（视频 25–7）。

在这一点上，仍有可能通过肺裂显露肺动脉的基底主干，这反过来可以安全地引导隧道通过 [6]。

然而，在由于融合肺裂而完全不可能显露肺动脉的极端情况下，分割肺段间平面的难度会明显增加。在这种情况下，应单独向前分割 S6 和 S2 的肺段间平面，然后在肺门汇集。应注意避免损伤肺门结构。

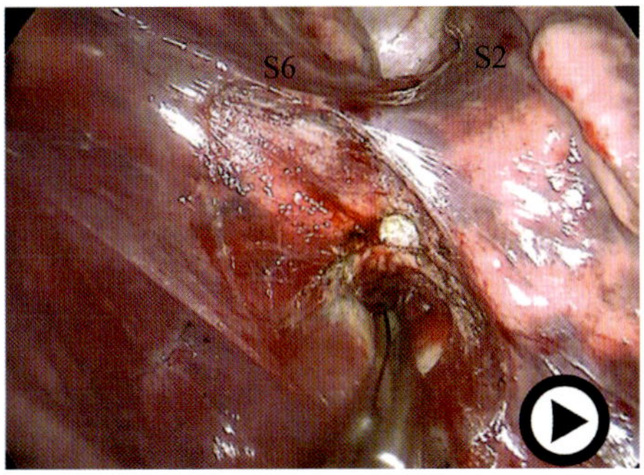

▲ 图 25-6　斜裂从后方进行隧道式解剖。肺裂从后部通过，以便从基底肺段开始进行 **S6** 的肺段间分离

（参见视频 25-5，▶ https://doi.org/10.1007/000-aj7）

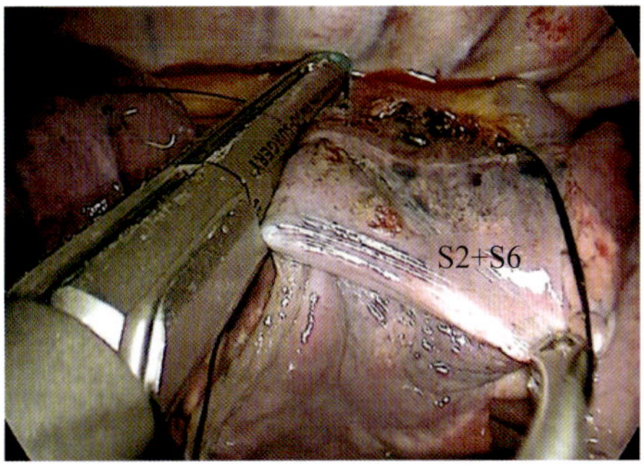

▲ 图 25-7　**S6** 和基底肺段的肺段间平面分离

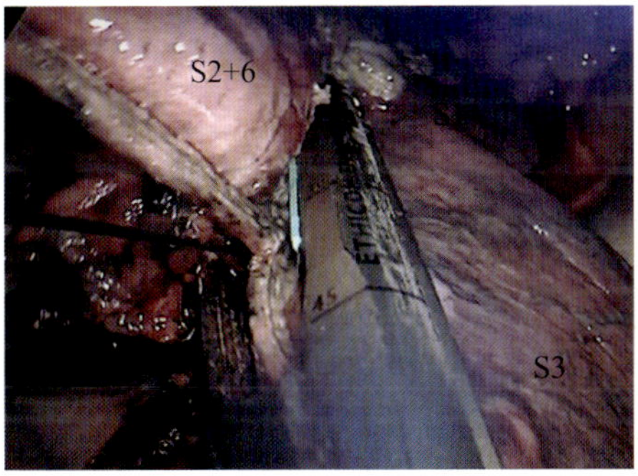

▲ 图 25-8　**S2** 与 **S1** 之间的肺段间平面分离

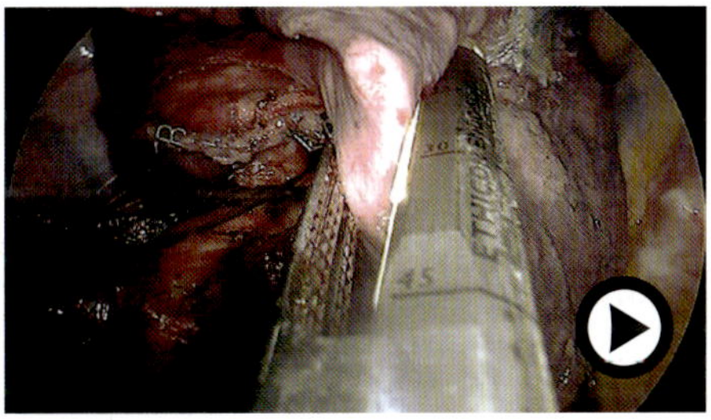

▲ 视频 25-6　分离 A^{6} 剩余分支和 **S2** 与 **S1** 之间的肺段间平面

（▶ https://doi.org/10.1007/000-ajc）

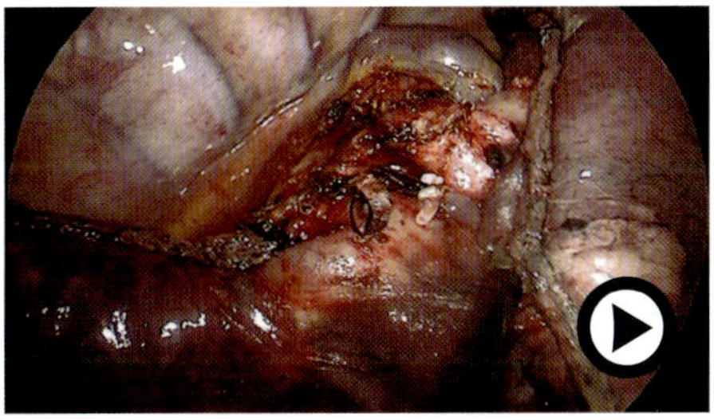

▲ 视频 25-7　标本中病变的定位、分离结构的显露和充气试验

（▶ https://doi.org/10.1007/000-ajd）

提示与技巧 #1

1. 对于不完整肺裂，从后纵隔胸膜开始手术，从后面解剖血管和支气管。
2. 如果有疑问，沿着支气管找到病灶。
3. 使用 3D CT 重建图像识别解剖变异。
4. 移除 10 组、11 组、12 组，显露支气管血管结构。
5. 使用弯曲尖端缝合器有助于离断肺段血管和支气管。
6. 在缝合器角度困难的情况下，可以通过结扎并用能量器械进行离断。

风险与警示

1. 应始终识别清楚肺段间静脉和段内静脉
2. 如有疑问，应进行肺段间平面分离的膨胀－萎陷试验或充气试验。
3. 标本中必须可见支气管、静脉和动脉的远端残端。

三、视频摘要

视频 25–8 展示了右 S2+S6 解剖双肺段切除术，可作为本章内容的概要总结。

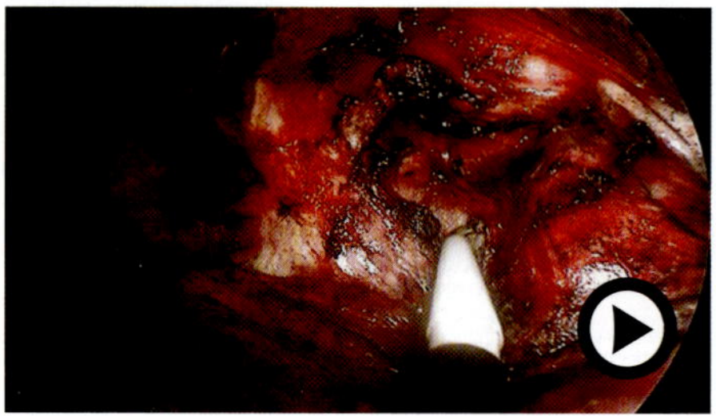

▲ 视频 25–8　右侧 S2+S6 解剖性双肺段切除术

（▶ https://doi.org/10.1007/000-aje）

关键信息

1. 肺裂不完整时，可以通过打开后纵隔胸膜而不是使肺裂完整来开始手术。
2. 在肺门清扫过程中，如果动脉解剖难以实现，可以首先横断支气管（在这种情况下 B^6）。
3. A^6 的根部和中叶动脉可近距离出现；因此，外科医生应特别注意避免发生意外。
4. 肺裂完全融合时，S6 和 S2 的肺段间平面应该单独向前解剖，然后在肺门处汇集。

第 26 章　左双肺段切除术（S6+S10）*
Left S6 + S10 Bisegmentectomy

Norberto Santana Rodríguez　Carlos Holguera Blázquez　Omniyah Alashgar
Joaquín Calatayud Gastardi　Diego González Rivas　著

一、解剖学标志

（一）动脉分支

解剖变异在该区域很常见。S6 通常接收一条由斜裂后方的叶间动脉起源的肺段动脉（A^6），但是偶尔由 2～3 条独立的分支供血。单支时，A^6 动脉分叉为 2～3 条分支，有时 A^6 和升动脉 A^2 形成一个共干（主要见于右肺）。在 A^6 之后，S10（A^{10}）的右肺段动脉可以从基底主干后方单独发出，或者从基底动脉的后外侧基底主干（A^9+A^{10}）后部发出，尽管在 38.6% 的病例中可以看到其他解剖变异。左 A^{10} 通常从基底主干后外侧发出，但在 50% 的病例中也可以观察到其他解剖变异[1-3]（图 26–1A）。

（二）静脉分支

S6（V^6）和 S10（V^{10}）的静脉回流模式更加多变。然而，最常见的形态是发现一条独立的 V^6 流入下肺静脉（IPV）的上干，一条独立的 V^{10} 分支向后流入 IPV 或与 V^9 一起流入下基底静脉。有时，V^{10} 和 V^6 一起流入一条共干，进入 IPV，主要在左侧[1–3]。V^6 是 IPV 的上部和较小的分支[3]（图 26–1B）。

（三）支气管分支

根据支气管的 Boyden 分类[4]，S6 支气管（B^6）位于下叶肺段的最顶端和最后面，位于斜裂上部的后面和下面。其起源于基底支气管，在右侧中叶支气管

*. 本章配有视频，可根据文前“补充说明”获取观看链接。

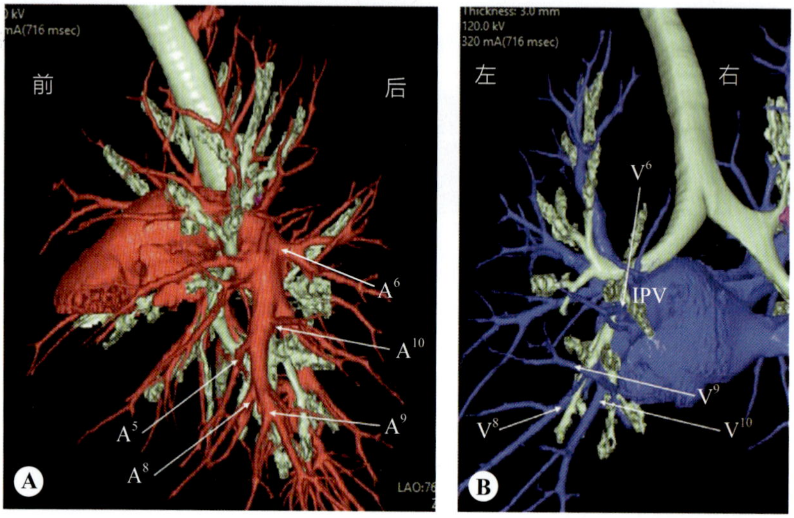

▲ 图 26–1　**A.** 左下叶 **S6** 和 **S10** 的动脉分支；**B.** 左下叶中 **S6** 和 **S10** 的静脉分支

的下方和后方。B^6 在大多数患者中以单一形式存在，很少以两条独立的支气管出现。S10 支气管（B^{10}）位于下叶肺段的最下方和最后面，在 S6 以下，有 80% 的概率起源于 S9 和 S10 的共干（B^{9+10}），但有时 B^{10} 独立存在（16%）[3]。此外，在 B^6 和 B^{10} 之间可能出现一种称为“星段”的变异（图 26–2）。

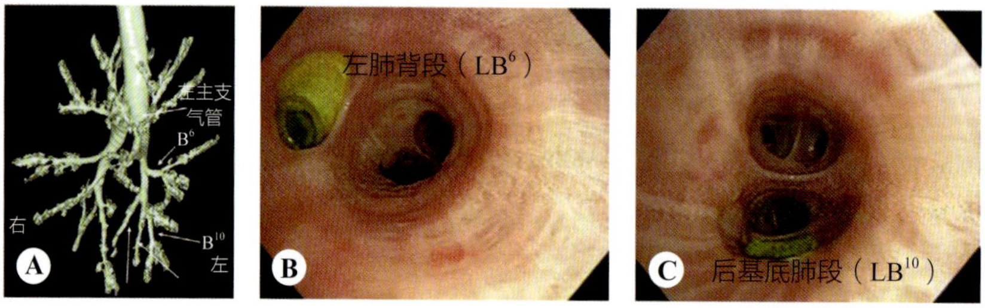

▲ 图 26–2　**A.** 左下叶 **S6** 和 **S10** 的支气管分支；**B.** $\mathbf{B^6}$ 的支气管镜视图；**C.** $\mathbf{B^{10}}$ 的支气管镜视图

二、手术步骤

（一）叶间动脉显露和斜裂打开

最初，使用超声能量器械在斜裂的中间部分解剖叶间动脉，显露基底动脉干[5]。斜裂不完整时，用内镜缝合器将斜裂后部分离，显露动脉及其分支

（视频 26–1）。

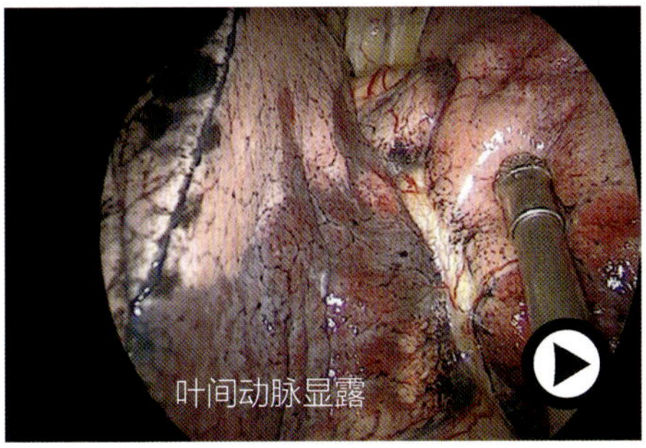

▲ 视频 26–1 叶间动脉显露和斜裂打开

（▶ https://doi.org/10.1007/000-ajk）

提示与技巧 #1

如果斜裂融合，则显露叶间动脉并越过它从后面出去，再用内镜缝合器分离肺裂的后部。

（二）控制和切断 A^6+B^6

在肺裂中解剖 A^6，并使用血管吻合器将其离断（图 26–3）。S6 通常接受一条肺段动脉。离断动脉供血后，在 A^6 残端后面的肺裂处解剖 B^6，然后用内缝合器将其离断 [5–7]（图 26–4，视频 26–2）。B^6 在大多数患者中以单一形式存在，很少以两条独立的支气管出现，并且位于远离 A^6 的深处 [3,7]。

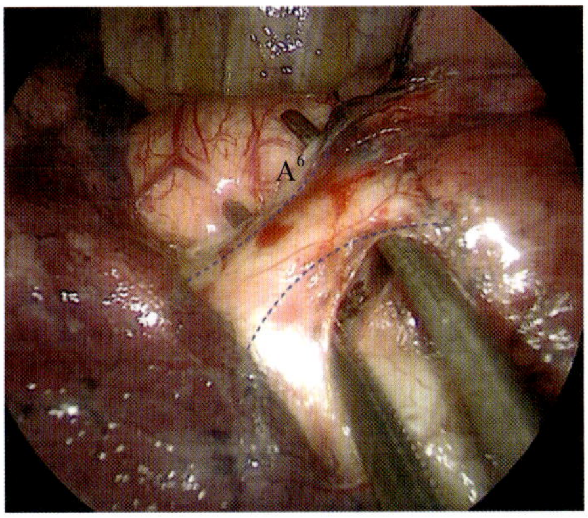

▲ 图 26–3 在肺裂中解剖 A^6

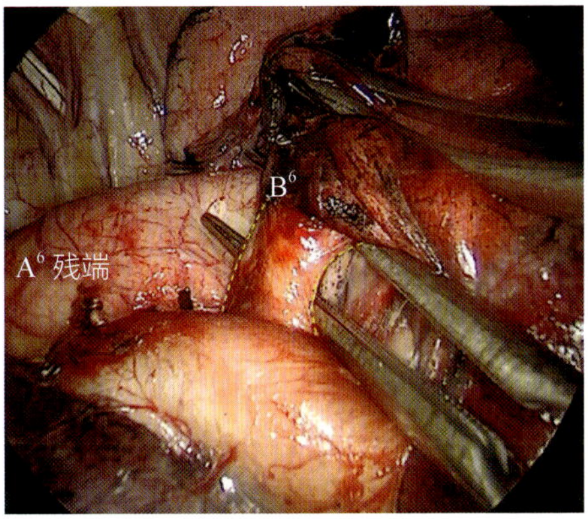

▲ 图 26–4 在 A^6 残端后面的肺裂中解剖 B^6

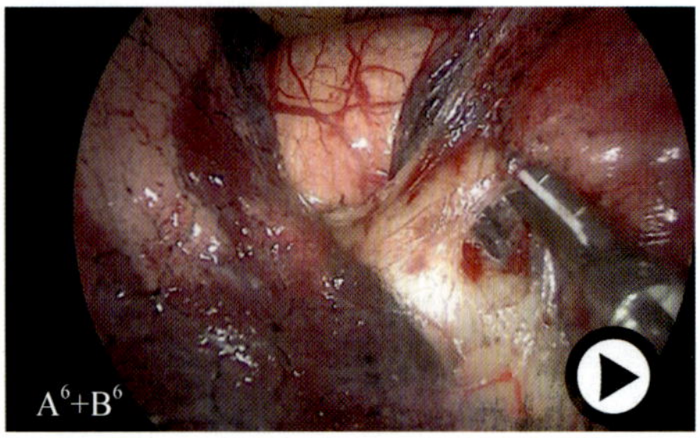

▲ 视频 26–2　控制和切断 A^6+B^6

（▶ https://doi.org/10.1007/000-ajg）

提示与技巧 #2

1. 分离下叶后粘连，特别是从 S6 开始。
2. 小心解剖 A^6，因为尽管 S6 通常接受一条肺段动脉，偶尔仍可发现 2～3 条独立的分支[3, 7]。
3. 在使用缝合器切断斜裂的后部之前，确定 A^6 和 A^2 的起点对于避免撕裂 A^2 而言很重要，因为有时 A^6 和 A^2 可以作为一条共同的干出现，特别是在右侧[7]。
4. 在肺裂内难以识别和解剖 B^6 时，建议在离断 V^6 后从后面和下面入路 B^6[7]。
5. 使用 3mm 钉匣，缝合并离断肺段支气管。
6. 肿瘤较大且接近 B^6 起点时，可能需要通过手动切割和 3–0 单丝手工缝合进行支气管成形术[7]。

（三）控制和切断 A^{10} 和 V^6+V^{10}

在斜裂中解剖 A^{10}，并使用内镜血管缝切断，共干 A^9+A^{10} 是最常见的模式，但 A^{10} 也可以出现在后部并从基底干动脉独立分支（图 26–5，视频 26–3）[3, 5, 6]。V^6 和 V^{10} 一起流入总静脉干时（图 26–6，视频 26–3），可在 B^6 残端后方的裂隙中解剖并切断它们或在肺韧带分离并显露下叶的静脉分支后，两者作为单独的分支流出时[3, 5]。这种情况下，先解剖和离断 V^{10}，再向前拉下叶，然后解剖并离断 V^6。可以用血管切割吻合器、夹子或结扎离断两条静脉[5, 7]。

提示与技巧 #3

1. 术前在所有 CT 层面上确定 S6 和 S10 的血管分支。建议进行 3D 血管重建，以清楚确定下叶的静脉分支。
2. 分离肺韧带，显露下叶基底肺段的静脉分支。
3. 静脉解剖不清楚时，建议仅对 S10 最下端分支离断或分别切断 V^{10a} 和 V^{10b}。

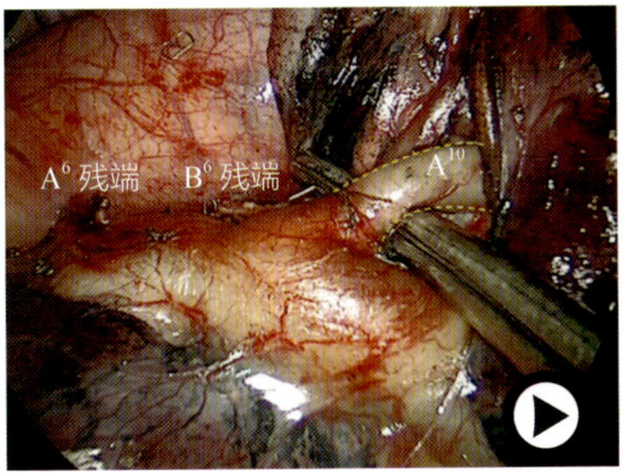

▲ 图 26-5　**A^{10} 独立始发于基底主干，在肺裂处将其解剖。单孔 VATS 左侧 S6+S10 双肺段切除术可参见视频 26-8**
（▶ https://doi.org/10.1007/000-ajp）

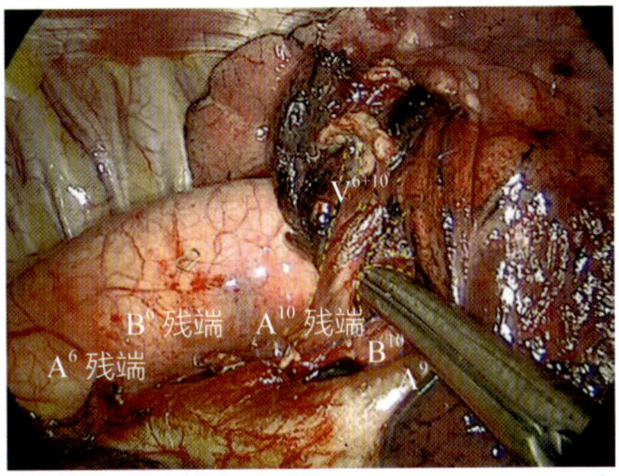

▲ 图 26-6　**V^{6} 和 V^{10} 流入一个总静脉干，在 B^{6} 残端后面的肺裂中解剖该总静脉干**

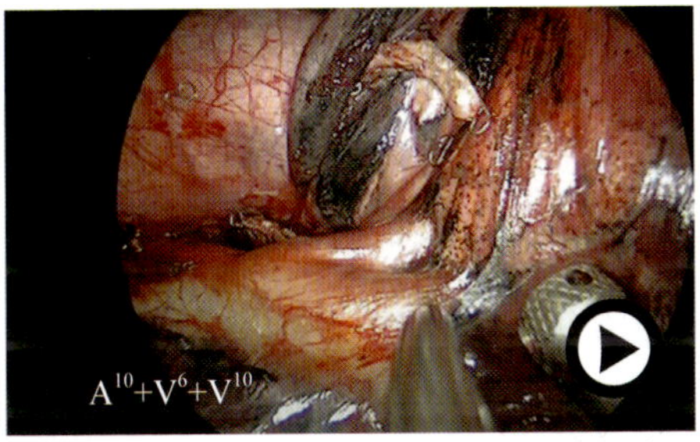

▲ 视频 26-3　**控制和切断 A^{10} 和 $V^{6}+V^{10}$**
（▶ https://doi.org/10.1007/000-ajh）

（四）控制和切断 B^{10}

在切断肺段 S6 和 S10 的动脉供血后，确定 B^{10} 位于从共干 B^{9+10} 发出或独立出现的 A^{10} 的后侧和颅侧（图 26-7，视频 26-4）[3, 5, 6]。然后，隔离 B^{10} 并用内镜缝合器进行离断。

提示与技巧 #4

1. 淋巴结的清扫有助于显露肺段支气管。
2. 缝合前通过充气试验或术中支气管镜检查验证 B^{10}。
3. 使用 3mm 钉匣，缝合并切割肺段支气管。
4. 在位于中心的肿瘤中，如果不能使用内镜缝合器，则需要进行支气管成形术，因此手动将其切断并用 3-0 单丝缝合残端。

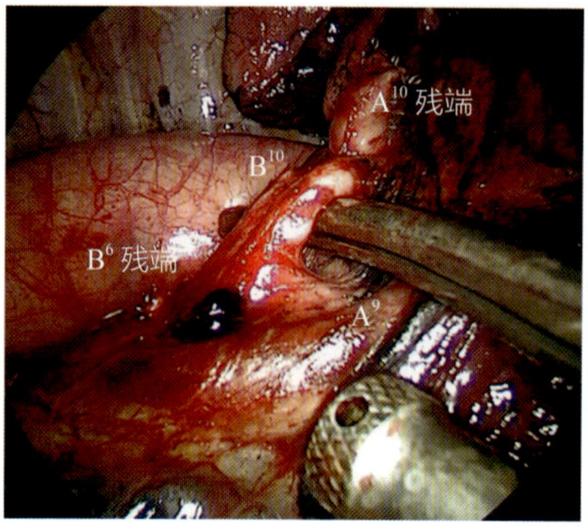

▲ 图 26-7　B^{10} 位于独立出现的 A^{10} 后侧和颅侧

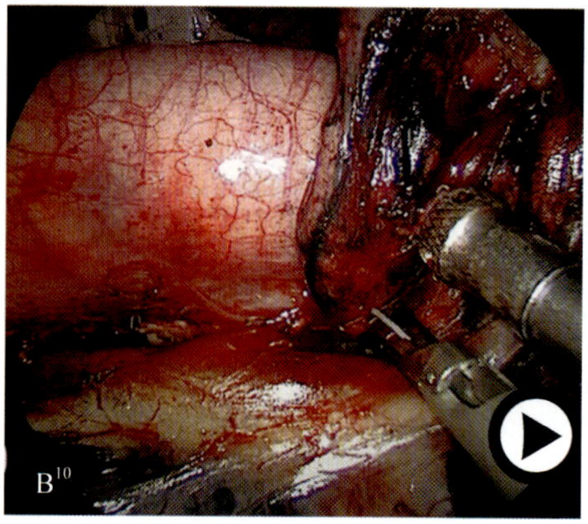

▲ 视频 26-4　B^{10} 的控制和切断
（▶ https://doi.org/10.1007/000-ajj）

（五）分离肺韧带和肺段间平面

完成支气管血管结构的离断后，如果之前没有识别和解剖 V^{10}，则分离肺韧带（视频 26-5）。使用膨胀－萎陷或过度充气试验来识别肺段间平面。在近红外技术下注射吲哚菁绿来加以区分会有所帮助，但有时分界线并不清晰[5, 7]。

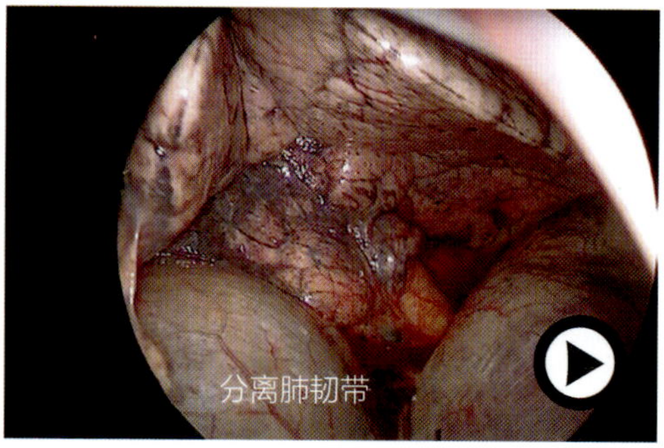

▲ 视频 26-5　分离肺韧带
（▶ https://doi.org/10.1007/000-ajf）

有不同肺段间平面分离方法来完成 S6+S10 双肺段切除术。通常，部分分离 S10 和 S9 之间的肺段间平面（图 26-8），然后继续分离 S6 和 S8 至 S9 之间的肺段间平面（图 26-9），最后继续缝合 S9 和 S10 之间的肺段间平面（视频 26-6）。

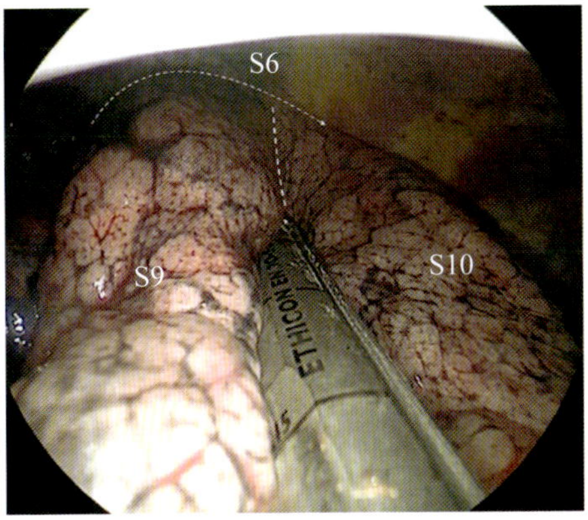

▲ 图 26-8　部分缝合 **S10** 和 **S9** 之间的肺段间平面

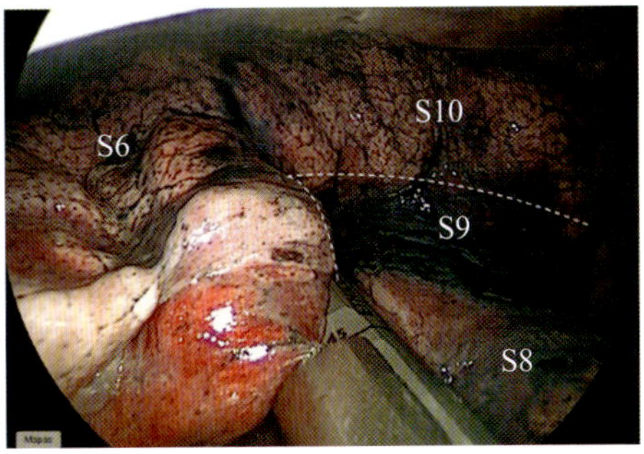

▲ 图 26-9　缝合 **S6** 和 **S8** 至 **S9** 之间的肺段间平面

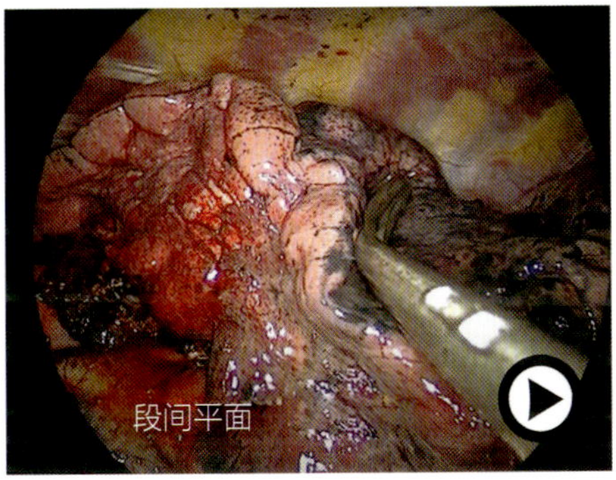

▲ 视频 26-6　分离肺段间平面

（▶ https://doi.org/10.1007/000-ajm）

提示与技巧 #5

1. 在自然位置显露肺叶，以识别并分离肺段间平面。不正确识别肺段间平面可导致切缘不足。
2. 建议使用加厚缝合器来分离肺段间平面。
3. 将切断结构的远端残端包括在标本中。
4. 避免重叠缝合线。

（六）移除肺段 S6+S10

标本通常放入内镜取物袋或手套中，以便通过操作切口安全取出[5]（视频 26–7）。

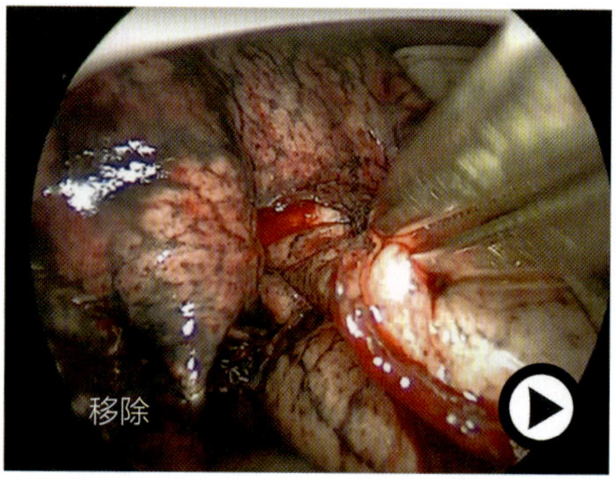

▲ 视频 26–7　移除肺段 S6+S10

（▶ https://doi.org/10.1007/000-ajn）

提示与技巧 #6

1. 取下伤口牵开器以方便操作。
2. 将标本上移，袋子下移，倾斜袋口以便于取出。

（七）淋巴结清扫术

肺叶间和肺段间淋巴结清扫术通常与肺段切除术同时进行。8 组和 9 组的淋巴结切除通常在肺韧带分离期间完成（视频 26–5），7 组在肺段切除术后完成[5]。

提示与技巧 #7

1. 推荐使用非抓取技术[5]，但有时使用淋巴结抓取器有助于 7 组淋巴结清扫。
2. 仔细清扫附着在 A^6 后侧的淋巴结，因为在解剖过程中可能会发生血管撕裂[7]。

（八）关胸

在确保充分止血和没有明显漏气后，可以用纤维蛋白黏合剂喷涂和覆盖残端。放置胸腔引流管，以常规方式闭合操作切口，将胸腔引流管固定到位。

三、视频摘要

视频 26–8 展示了单孔 VATS 左侧 S6+S10 双肺段切除术，可作为本章内容的概要总结。

关键信息

1. 第一步，初步在斜裂的中部解剖叶间动脉，以显露基底动脉干。斜裂后部不完整时，将其分离，以显露动脉分支。
2. 第二步是首先解剖和离断 A^6，然后在 A^6 残端后面的肺裂中解剖和离断 B^6。S6 通常接受一条肺段动脉和支气管。
3. 第三步是继续进行 A^{10} 和 V^6，以及 V^{10} 的解剖和离断。在肺裂中解剖和离断 A^{10}，共干 A^9+A^{10} 是最常见的模式。V^6 和 V^{10} 一起流入总静脉干时，可以在 B^6 残端后面的肺裂中清扫和分离 V^6 和 V^{10}，或者在肺韧带分离后（在这种情况下，首先分离 V^{10}）。
4. 第四步是在 A^6 和 A^{10} 分离后的肺裂中清扫和缝合 B^{10}，位于 A^{10} 的后侧和颅侧，可以起源于主干 B^{9+10} 或独立存在。
5. 最后，分离肺韧带并确定肺段间平面。通常，部分分离 S10 和 S9 之间的肺段间平面，以继续分离 S6 和 S8–S9 之间的肺段间平面，并最终继续向下缝合 S9 和 S10 之间的肺段间平面。

致谢：感谢 King Faisal 专科医院和研究中心重症监护科 Ahmad Nahhas 博士的技术支持，以及胸外科和肺移植科全体工作人员的持续支持。

第 27 章　左双肺段切除术（S8+S9）*

Left S8 + S9 Bisegmentectomy

Luciano Bulgarelli Maqueda Alejandro García-Pérez Diego Gonzalez-Rivas Lei Jiang　著

一、解剖学标志

（一）动脉分支

A^8 为 S8 供血，属于叶间肺动脉（pulmonary artery，PA）的最腹侧分支，灌注左肺下叶并位于斜裂前部（图 27–1A）。A^8 提供两个分支，即最前面的 A^{8a}，供应 S8 外侧亚肺段（S8a），以及 A^{8b}，供应 S8 基底亚肺段（S8b）。可在离主分支不同的距离分离 A^8 分支，有时甚至可独立于叶间动脉干。

对于肺段 S9，A^9 最常出现在来自左叶间动脉的 A^{9+10} 动脉共干的最腹侧分支（图 27–1A）。A^9 分支也有两个分支，即 A^{9a} 和 A^{9b}，分别代表 S9a（外侧亚肺段）和 S9b（基底亚肺段）[1]。

上述配置代表了 74% 的病例（图 27–1A）。也有报道称 16% 的患者可出现总 A^8+A^9 动脉分支和单独的 A^{10} 分支。

或者，在 10% 的病例中可以发现单独的 A^8、A^9 和 A^{10} 分支。此外，A^{8a} 和 A^{9b} 可以表现为从 A^{9+10} 分叉的 A^{8a} 和从 A^8 产生的 A^{9a}。

（二）静脉分支

因此，肺段 S8 和 S9 的静脉引流由 V^8 和 V^9 完成（图 27–1B）。下叶的肺段静脉有更多的变异。然而，可以通过观察它们出现所在的目标支气管分支附近的周围空间来识别它们，这一点在离断每个目标支气管之后完成。V^8 由 V^{8a}（从 S8a 和 S8b 出现）和 V^{8b}（引流 S8b 和 S9b 之间的肺段间平面）合并构

*. 本章配有视频，可根据文前“补充说明”获取观看链接。

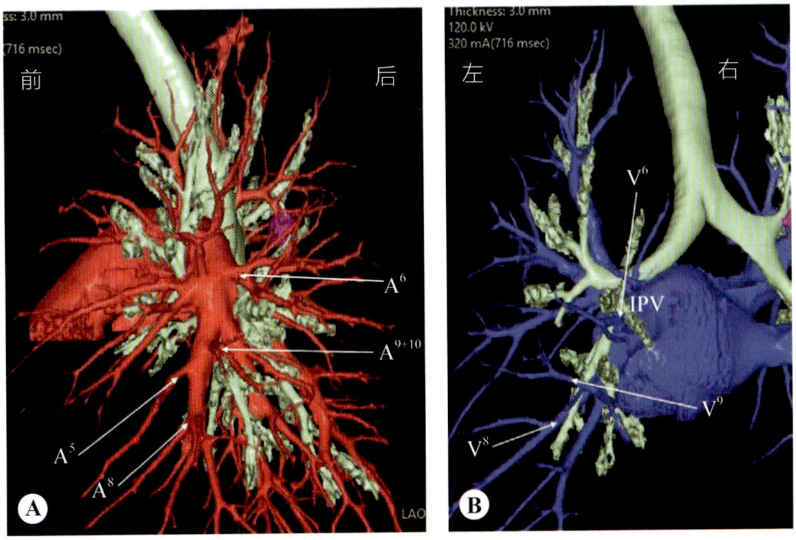

▲ **图 27-1**　**A.** 左下叶前基底段和外基底段的动脉分支；**B.** 左下叶前基底段和外基底段的静脉分支

成。类似地，V^9 由 V^{9a}（来自 S9a 和 S9b）组成，V^{9b} 来自 S9b 和 S10b 之间的肺段间平面。

（三）支气管分支

B^8 和 B^9 支气管分支提供肺段 S8 和 S9 的通气。从叶间裂方向入路时，这些结构位于动脉分支 A^8 和 A^9 的后面（图 27-2）。最常见的是，有 80% 的概率 B^8 作为一个独立的分支出现，而 B^9 和 B^{10} 共用同一个主干。这些支气管段分支中的每一个在远端分成外侧亚肺段支气管（B^{8a} 和 B^{9a}）和基底亚肺段支气管（B^{8b} 和 B^{9b}）。B^8、B^9 和 B^{10} 可以作为独立的分支出现（概率为 16%）。

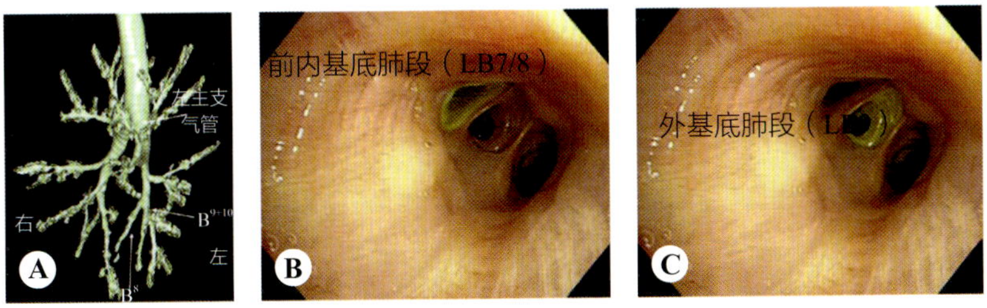

▲ **图 27-2**　左下叶前基底段和外基底段的支气管分支

B^8 可以与 B^9（B^{8+9}）共用同一个主干，并有单独的 B^{10} 分支（概率为 4%）。

二、手术步骤

（一）打开肺裂

手术开始时，对胸腔进行探查，寻找粘连或可能改变手术指征的转移病变。

分离发现的任何可能的粘连后，在下叶表面寻找靶病变的证据，发现后使用电烙术进行标记。

然后，夹住左下叶（left lower lobe，LLL）并首先向颅侧牵开，以分离肺韧带并切除 9 组、8 组和 7 组淋巴结。

此时可识别下肺静脉（inferior pulmonary vein，IPV），并牵开 LLL 显露肺门。然后，使用钩子、烧灼器或能量器械从腹侧向下和背侧解剖覆盖肺门的脏胸膜，识别两条肺静脉。

然后，用环钳夹住左上叶（left upper lobe，LUL）的舌段，向颅侧牵开，露出叶间裂。用能量器械或电烙术清扫并分离叶间肺动脉上方的脏胸膜，以显露动脉并识别其分支（A^5、A^6、A^8 和 A^{9+10}）（视频 27–1），同时对应患者 CT 中检查的解剖结构。

在这一点上，必要时可将肺裂的前部分离，可通过建立从上肺静脉和下肺静脉之间的空间到 A^5 和 A^8 分支上方的空间的隧道来实现。建立隧道的标志是位于肺门两肺静脉之间支气管上方的 10 组和 11 组淋巴结，以及位于 A^5 和 A^8 之间的 12 组淋巴结（图 27–3，视频 27–1）。

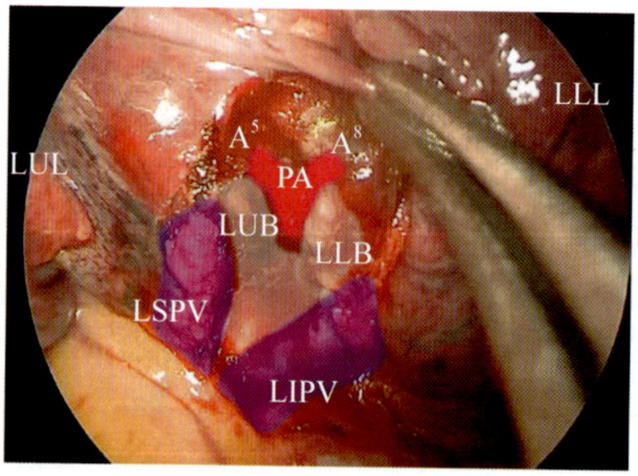

▲ 图 27–3　打开左肺叶间裂的标志

最后，可以将缝合器的砧座放置在动脉上方，并根据目标组织的厚度使用不同种类的钉匣来缝合。分离肺裂后，切除指定淋巴结并进行病理分析。

提示与技巧 #1

如果肺裂不完整，可以通过在肺动脉（pulmonary artery，PA）上方从 A^8 向 A^6 分支进行清扫来将其分离，从而为放置和发射缝合器的砧座创建一个通道。这种操作可行，因为其通过 VATS 入路的操作切口提供了 30° 的胸腔镜视野。该步骤可以分两个阶段完成：首先，使用前面描述的隧道技术打开肺裂的最前面部分，朝向 A^5 和 A^8 之间的空间（图 27–3，视频 27–1），然后完成朝向 A^6 的隧道。

提示与技巧 #2

使用穿过隧道的线有助于安全快速地定位缝合器（视频 27–2）。

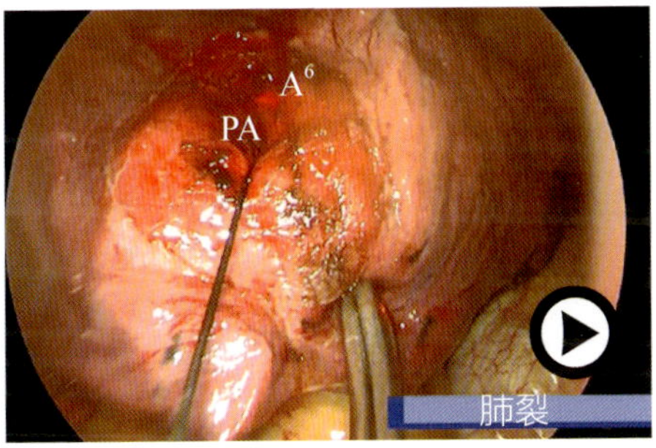

▲ 视频 27–2　在困难肺裂病例中打开肺裂

（▶ https://doi.org/10.1007/000-ajv）

风险与警示 #1

获得隧道的正确视图并正确识别不同的分支至关重要，从 A^8 上方到 A^6 及以上分支，排除在缝合器的发射线上插入任何这些元素。可以通过在 CT 影像上仔细检查患者的解剖结构来实现。

风险与警示 #2

通过下肺韧带进行基底肺段切除术有一种替代入路[2]，但是通过这种方式入路肺段结构具有一定挑战性。即便如此，这种策略也可以在解剖结构上不存在肺裂可供解剖的情况下实施。

（二）解剖和离断 A^8 和 A^9

在分离肺裂和识别 PA 的分支后（图 27–4），识别肺段结构并使用钝性和能量解剖相结合的方法小心解剖；这一步骤将使手术更安全快捷。先入路、解剖 A^8 分支，并将其离断。接下来识别、解剖 A^9 分支，稍后离断（视频 27–3）。

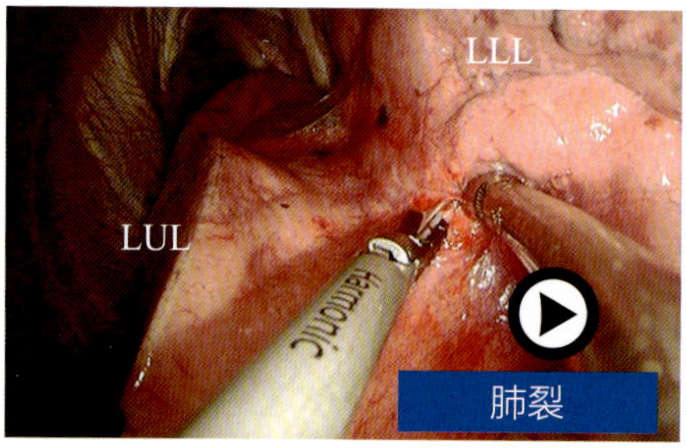

▲ **图 27–4　左肺叶间裂前方入路时的肺段结构处理。打开肺裂进行左侧 S8+S9 双肺段切除术**

（参见视频 27–1，▶ https://doi.org/10.1007/000-ajr）

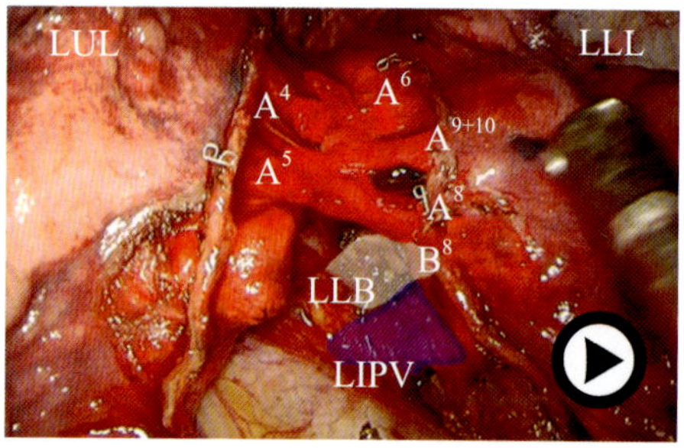

▲ **视频 27–3　识别、解剖和离断左侧 A^8 和 A^9**

（▶ https://doi.org/10.1007/000-ajs）

提示与技巧 #3

为了安全入路动脉血管，首先，首先应切除发现的第 11 组和 12 站淋巴结并进行病理分析；有助于解剖和分离操作。

提示与技巧 #4

B^8 支气管在后面平行于 A^8 分支；动脉准备的解剖操作应该通过在其后的支气管上施加压力来执行，这有助于防止动脉分支的撕裂。

提示与技巧 #5

使用防滑血管夹来分离小直径动脉血管可能会产生一个“雷区”，并对随后的复杂操作构成障碍，例如缝合和分离肺段间平面。我们的首选方案是用 3–0 丝线系住这些血管的近端，并使用先进的能量器械在远端横断。

提示与技巧 #6

通常用血管缝合器切断宽于 5mm 的血管。

风险与警示 #3

小直径肺段血管非常脆弱，容易在解剖过程中受损。如果这些血管出现撕裂，即使有轻微出血，也应在继续手术前进行近端控制，建议结扎止血。

解剖变异

据报道，16% 的患者可以出现一个总 A^{8+9} 动脉分支和一个单独的 A^{10} 分支，或者在 10% 的病例中可以发现单独的 A^8、A^9 和 A^{10} 分支（图 27–5）。

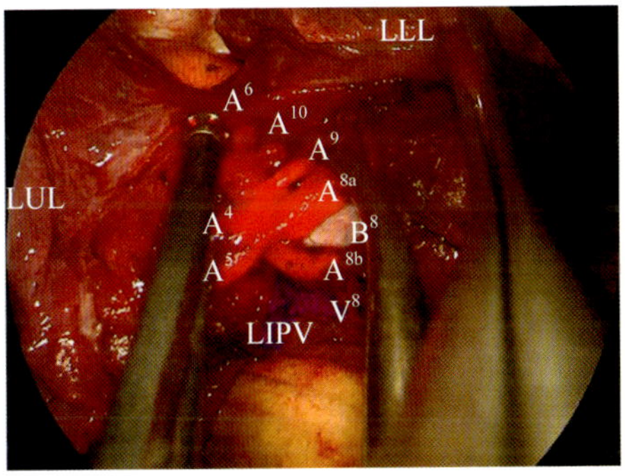

▲ 图 27–5　具有单独的左侧 A^8、A^9 和 A^{10} 分支的肺动脉解剖变异

仔细识别动脉分支很重要，因为有时难以确定 A^{8a} 和 A^{9a} 的分支。极少数情况下，A^{9+10} 的 A^{8a} 分支和 A^9 的 A^8 分支。为了准确识别，应首先定位并在外围解剖 A^8。如果其流向或分支模式不清楚，可以切断最前外侧的 A^8 分支，这将显露后面的 B^8 支气管，以便识别沿着 B^8 方向的其他 A^8 分支。然而，如果在这一点上，解剖结构不够清楚，可以横断并提起 B^8，以便识别走行至远端 B^8 残端的 A^8 分支的剩余部分。

定位 A^9 分支时也会发生类似的情况。如果很难正确识别，应切断最前外侧的分支，以便看到 B^9 在该分支后面的走向，并且可以执行相同的操作以识别沿着 B^9 走行的其他 A^9 分支，与 A^{10} 分支相反，其将沿 B^{10} 走行。

（三）识别并离断 B^8 和 B^9，界定肺段间平面

在切除淋巴结并离断动脉血管后，识别并解剖 B^8 和 B^9 支气管分支。如前所述，A^8 的离断有助于接近在后面穿过的 B^8（图 27–6）。离断 A^9 后识别 B^9 时，发生同样的情况。必须仔细解剖两个支气管分支，以避免撕裂相应地在支气管分支后面延伸的 V^8 和 V^9。解剖 B^9 时需要注意的另一个非常重要的结构是 A^{10}，它在 B^{9+10} 离断后位于 B^9 和 B^{10} 之间（视频 27–4）。

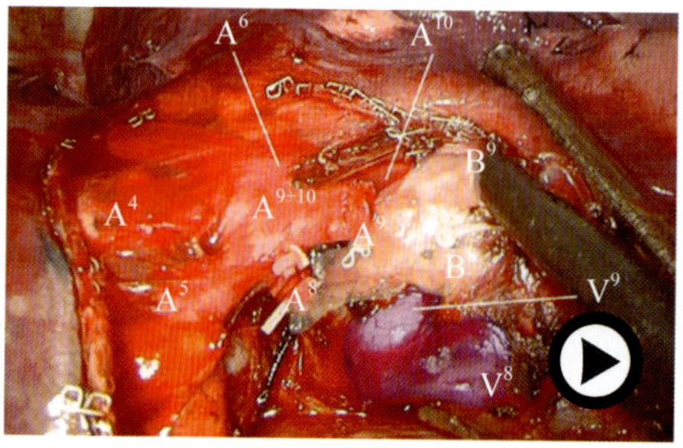

▲ **图 27–6** 在离断左侧 A^8 和 A^9 后识别左支气管段 B^8 和 B^9。识别和离断左侧 B^8 和 B^9
（参见视频 27–4，▶ https://doi.org/10.1007/000-ajt）

为了实现解剖性肺段切除术，需要精确界定肺段间平面。为此，离断 B^8 和 B^9 前，可以在近端打结，用剪刀在打结的远端切开一部分。之后，将中央静脉导管插入远端段支气管，并向目标段充气以界定段间平面的（视频 27–5）。这是我们用于肺段间定界的优选技术，以前的出版物 [3] 对此有所报道，下文也将对此及实现该技术的其他现有选择加以描述。此后，使用绿色或蓝色钉匣缝合器离断支气管。

提示与技巧 #7

在回顾 CT 影像上的解剖结构不足以确定目标肺段支气管的情况下，如果需要，术中纤维支气管镜检查可用于通过支气管分支的透照进行解剖确认。

提示与技巧 #8

在这一点上可以使用喷射通气来对目标肺段充气。即用穿过双腔管插入的 3.5mm 纤维支气管镜向目标肺段支气管充气。如此，通过术中透照直接观察可以识别正确的肺段。充气后，将肺段支气管系紧并向近端横断，保持充气以显示肺段间平面 [4]。

提示与技巧 #9

另一种方法是夹住目标肺段支气管，随后对肺部进行通气，通过目标肺段的不张来帮助确认解剖结构 [5]。使用这种方法时，界线不够清晰，并减小了工作空间。

提示与技巧 #10

膨胀 – 萎陷技术（见第 4 章）：夹住目标肺段的支气管，然后肺过度充气，让目标肺段侧支通气。一旦对夹住的肺段充气，再次排除肺的其余部分的通气，约 15min 后，未夹住的肺段将出现塌陷，而目标肺段将保持充气，显示出待切除的肺段间线 [6]。

提示与技巧 #11

开放式充气技术（见第 4 章）：我们划分目标肺段的优选方法基于以安全、耗时更少且具有均衡成本效益的方式对排除肺段进行选择性充气的操作。该方法所需的器械是连接到 60 ml 滑索接口注射器的中央静脉导管。
一旦显露目标支气管，就使用 3–0 丝线系在它的近端部分将其排除。接下来，在支气管前部向远端部分切开。这可以方便中央静脉导管的尖端插入其内腔。随后，用注射器向受影响的肺段充气，直至注意到肺段间的分界线（图 27–7，视频 27–5）。
通过这种方法，我们认识到了比膨胀 – 萎陷技术更好的分界线等优点，这可能是因为涉及的侧支通气更少，潜在实现了更准确的边际定界。另一个优点是在这个过程中投入的时间：没有在膨胀 – 萎陷之后等待肺放气的延时。此外，无须特殊或昂贵的设备（支气管镜、高频振荡装置或近红外成像系统）。这是一种实现这一步的可行且可能更有效的入路方法 [7]。

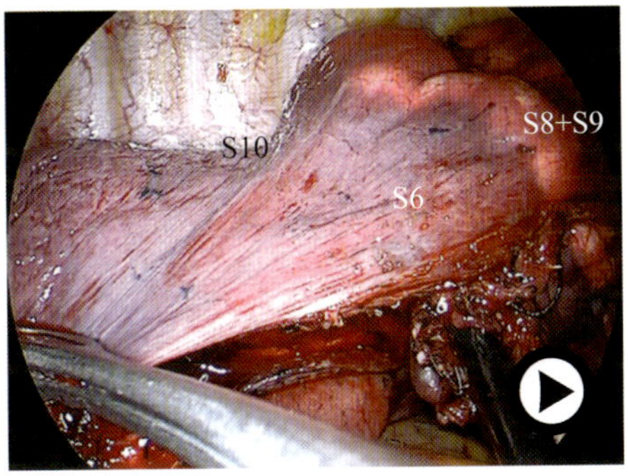

▲ 图 27–7 开放式充气技术提供的肺段间线，用于肺段间平面定界的开放式吹气技术
（参见视频 27–5，▶ https://doi.org/10.1007/000-ajq）

解剖变异

文中图显示了 B^8 分支和 B^{9+10} 支气管分支展现出的肺段支气管解剖最常见的表现（图 27–6，视频 27–4）。有约 16% 的概率出现 B^8、B^9 和 B^{10} 的独立分支。有约 4% 的概率 B^{8+9} 可以共享一个共干，并有一个独立的 B^{10} 支气管分支。

（四）V^8 和 V^9 解剖和离断

肺段静脉 V^8 和 V^9 跟随支气管的路径，但与肺段动脉相反（图 27–6）。

离断支气管分支后，提起 B^8 和 B^9 远端残端，以识别和解剖 V^{8a} 和 ^{b}，以及朝向提起的残端的 V^{9a}（图 27–8，视频 27–6）。在这一点上，可以确定 V^{9b} 流动到 S9 和 S10 之间的肺段间定界线。如果观察到 V^{9b}，应将其保留并避免损害 S10 静脉引流。

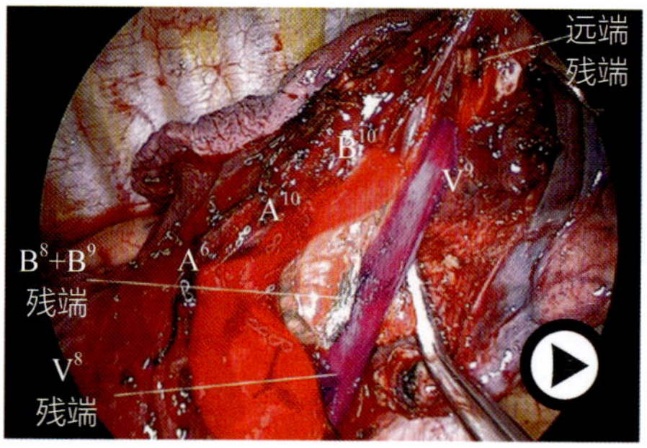

▲ **图 27–8　提起远端动脉和支气管残端，以识别流向它们的肺段静脉，解剖和离断左侧 V^8 和 V^9**

（参见视频 27–6，▶ https://doi.org/10.1007/000-ajw）

提示与技巧 #12

用 3–0 丝线打结，在近端控制静脉。实现近端控制后，用血管缝合器钉匣横断。或者，可以在打结后夹住静脉，并使用能量器械离断。

风险与警示 #4

如果在 CT 或手术过程中，病变看起来相对靠近 S9–S10 肺段间平面，则缝合器应超出相邻段的肺段间线，且可横断 V^{9b}，以提供足够的手术切缘，防止局部复发 [8]。此外，离断 V^{9b} 不会造成相关术后并发症 [1]。

（五）分离肺段间平面

如前所述，肺段 S8 的一部分与 S6 的一部分一起面对叶间裂，而 S9 和 S10 不面对叶间裂。必须从作为排除肺段一部分的分离部分的远端残端找到并沿着该区域的肺段间平面（图 27–9）。

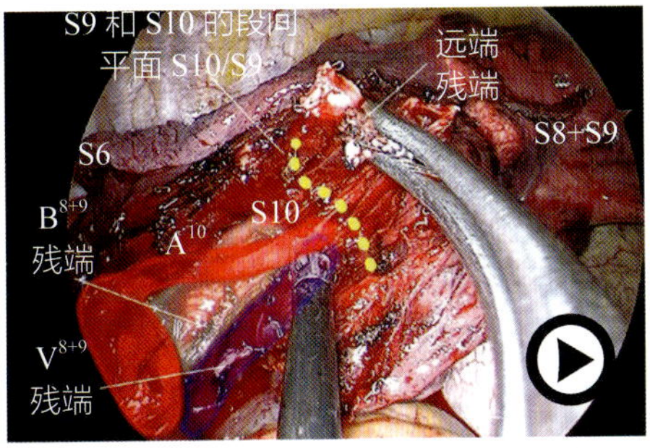

▲ **图 27–9 提起远端残端可以识别左侧 S9 和 S10 之间的肺段间平面，左侧 S8+S9 肺段切除术的肺段间平面分离**
（参见视频 27–7，▶ https://doi.org/10.1007/000-ajx）

分离支气管和静脉分支后，提起远端支气管残端，使用烧灼器沿其背面进行解剖，分离 S10 和 S9 之间的部分肺段间平面（视频 27–7）。解剖旨在将目标肺段从剩余肺段松解开，为稍后的缝合器定位提供空间，同时分离肺段间平面的中心部分。

从肺段间分离开始，沿着并分离由充气的目标肺段给出的定界线。使用厚钉匣缝合器，首先入路外围和较薄的肺组织，引导缝合器砧座朝向在需切除的肺段中心部分处的远端肺段残端后侧产生的空间。

一旦分离沿着充气线的外周段组织，缝合器就位于远端残端的下方—在由上述肺段间平面解剖产生的空间中—面向标记 S9 和 S6 之间的切缘的充气线。达到正确位置后，击发缝合器。之后，使用相同策略在 S9 和 S10 之间分离平面，完成目标肺段 S8+S9 的切除（图 27–10，视频 27–7 和视频 27–8）。

（六）淋巴结评估

解剖目标肺段结构时，入路肺门和肺段结构的同时移除来自 10 组、11 组、12 组和 13 组的淋巴结，并进行病理分析。此外，切除 B^6 周围的 12 组和 13 组，因为它们占据了从 S9 到 7 组淋巴结的淋巴路径的一部分[1]。

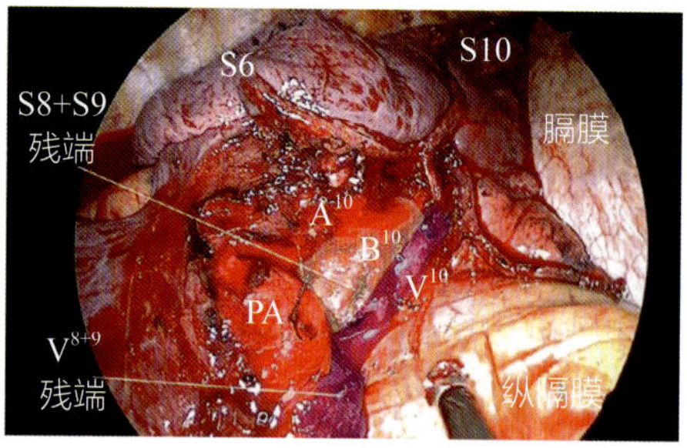

▲ 图 27-10　左侧 S8+9 双肺段切除术后剩余的左侧肺段 S6+S10

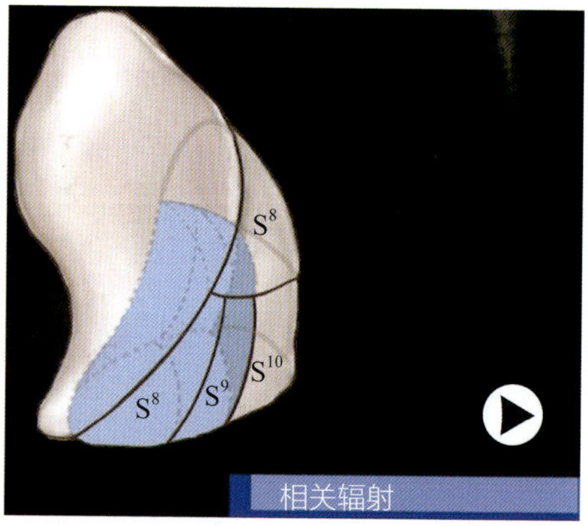

▲ 视频 27-8　目标肺段 S8+S9 的切除术
（▶ https://doi.org/10.1007/000-ajy）

术前诊断为浸润性腺癌时，我们选择系统性淋巴结切除术[9]。

（七）关胸

手术结束前，检查有无漏气，止血是否得到控制，并在切口后部放置 28Fr 胸腔引流管。在引流管周围闭合肋间肌层。在闭合皮下组织和皮肤层之前，在引流管周围放置 U 形缝针。

关键信息

1. 入路肺门，确定解剖结构，安全分离肺裂的前部，从而避开 PA 或其分支的边缘线。
2. 识别 PA 的动脉分支并在分离前切除淋巴结可使手术更安全和快速。
3. 分离每个肺段动脉后，有助于识别肺段支气管。
4. 切断支气管分支后，提起 B^8 和 B^9 远端残端，以识别和解剖朝向提起残端的肺段静脉。
5. 我们提出开放式充气技术作为一种可行和有效的肺段间平面定界策略。
6. 分离支气管和静脉分支后，提起远端残端，并且使用烧灼器沿着它们的背侧进行清扫，为缝合器提供空间以稍后分离 S9 和 S10 之间的肺段间平面。
7. 开始从外围较薄的组织向中心缝合段间定界线。最后，以相反方式完成 S9 和 S10 之间的分离，即从切除肺段的中心面向外。